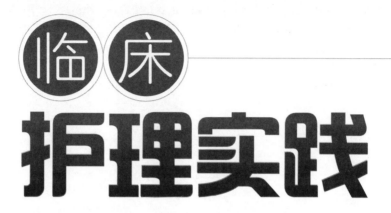

临床护理实践

魏凌 等编著

LINCHUANG

HULI

SHIJIAN

U0296731

 化学工业出版社

·北京·

内 容 提 要

护理学是一门应用学科，必须注意在临床实践中积累丰富的经验，要掌握熟练的技术，不断学习国内外先进的护理技术。《临床护理实践》主要介绍内科、外科、妇产科、儿科常见疾病的临床护理，内容主要包括护理评估、护理诊断、护理目标、护理措施、健康教育、护理评价。力求贴近临床护理工作需求，突出对内科、外科、妇产科、儿科常见疾病的护理技能，简明实用，指导性强。

本书适合低年资护理人员、护士生阅读参考。

图书在版编目（CIP）数据

临床护理实践/魏凌等编著 . —北京：化学工业出版社，2020.7

ISBN 978-7-122-37445-5

Ⅰ.①临… Ⅱ.①魏… Ⅲ.①护理学 Ⅳ.①R47

中国版本图书馆 CIP 数据核字（2020）第 134077 号

责任编辑：戴小玲　　　　　　　　文字编辑：何 芳
责任校对：宋 夏　　　　　　　　装帧设计：史利平

出版发行：化学工业出版社（北京市东城区青年湖南街 13 号　邮政编码 100011）
印　　刷：北京京华铭诚工贸有限公司
装　　订：三河市振勇印装有限公司
710mm×1000mm　1/16　印张 21　字数 448 千字　2021 年 1 月北京第 1 版第 1 次印刷

购书咨询：010-64518888　　　　　　售后服务：010-64518899
网　　址：http://www.cip.com.cn
凡购买本书，如有缺损质量问题，本社销售中心负责调换。

定　　价：78.00 元

编写人员名单

编著者：魏　凌　青岛大学附属医院

黄　霞　青岛大学附属医院

高　站　青岛大学附属医院

苏佳伶　湛江中心人民医院

李伟霞　中国科学院大学深圳医院（光明）

付美华　广州市民政局精神病院

朱林倩　滨州市人民医院

张　贞　苏州大学附属第一医院

姜　艳　佳木斯大学附属第一医院

雷　倩　四川大学华西医院

王秀梅　佳木斯大学附属第一医院

胡珺海　内蒙古赤峰市赤峰学院附属医院

石赞华　中南大学湘雅医院

李苗苗　保定德润医院

谢爱丽　深圳市龙华区人民医院

陈　瑜　广东省韶关市粤北人民医院

黄芸芳　广州市民政局精神病院

前 言

护理是一门技术性很强的综合性应用科学，在保护和增进人类健康事业中扮演着重要角色。随着现代科学技术的发展和医疗技术的进步，护理新理论、新技术、新项目和新方法不断涌现，临床护理技术和水平得到了很大的发展和提高。

我们组织了临床丰富经验的护理专家，参考国内外专科护理文献，编写了《临床护理实践》，以期为临床护理实践提供最新参考。本书力求符合目前护理人员临床实际工作需求，并使之行之有效。本书力求突出三个特点：一是贴近临床，全书共列出内科、外科、妇产科、儿科的护理内容，在内容上分别介绍了各种常见疾病的护理评估、护理诊断、护理目标、护理措施、健康教育、护理评价，便于临床护士查找，掌握疾病的关键护理环节；二是贴近患者，贯穿以患者为中心的整体护理思想；三是贴近实际，以循证护理为主导，参考了大量国内外护理文献，收纳了近几年的新技术、新理论。

本书编写过程中得到了青岛大学附属医院多位同仁的支持和关怀，他们在繁忙的医疗、教学和科研工作之余参与撰写本书，在此表示衷心的感谢。

由于编写时间仓促，专业水平有限，书中难免有不妥和纰漏之处，敬请读者和同仁批评指正。

编著者
2020 年 6 月

目 录

第一章

内科护理实践

第一节 呼吸系统疾病

一、支气管哮喘

支气管哮喘是一种以嗜酸粒细胞、肥大细胞为主的气道变应性炎症和气道高反应性为特征的疾病，易感者对此类炎症表现为不同程度的可逆性气道阻塞症状。其病理变化是以支气管平滑肌痉挛、支气管黏膜分泌亢进、黏膜肿胀为主，病理生理的特征是支气管内气流阻力增加，出现血氧分压和二氧化碳分压的变化。

>>> 护理评估

（1）病史　在收集哮喘病人的病史时，应注意从外源性和内源性两个方面寻找，包括过敏（例如鼻炎、湿疹）与个人的过敏疾病医疗史，下面就以外源性与内源性两个方面来收集护理资料。

① 外源性哮喘：大多数外源性哮喘起病年龄为儿童或青少年，这些外源性哮喘的病人对特定的过敏原会产生过敏反应，所以当他们暴露于很少量的过敏原中时，会使支气管黏膜细胞释放出组胺而诱发急性哮喘发作。此外外源性哮喘发病有较多明显的季节性，一般好发于春秋季。

② 内源性哮喘：在任何年龄皆可发生，但常以中年后多见，其特定的原因不易确认，少有家族史与过敏史。而诱发的原因是在上呼吸道（鼻腔、鼻窦）或下呼吸道（支气管、肺）感染的基础上，出现气道反应性过度增高、鼻息肉或鼻窦炎，以致发展成终身的慢性病或哮喘持续状态。

（2）主要临床表现　呼气性呼吸困难是本病的主要临床表现，也是护士对病人评估的重点，护士应详细了解支气管哮喘的前驱症状及呼吸困难的程度和持续时间等。

① 前驱症状：典型的支气管哮喘发作前数秒到数分钟可有黏膜过敏先兆症状，如鼻痒、打喷嚏、流涕、干咳、胸闷等，随后出现以呼气为主的呼吸困难伴哮鸣音。

② 程度及持续时间：哮喘发作时，严重者可被迫采取坐位或呈端坐呼吸，干咳或咳大量白色泡沫样痰，甚至出现发绀等，但一般持续几十分钟可自行缓解或经

药物治疗后缓解，某些患者在缓解数小时后可再次发作或表现为顽固的夜间哮喘，严重的哮喘发作持续 24h 以上，经一般支气管扩张剂治疗无效者为哮喘持续状态。

（3）心理社会评估　在哮喘发作时，病人会感到胸部紧缩，气体不易进出肺脏，尽管病人努力地进行呼吸，但仍觉呼吸十分困难，极易产生焦虑不安心理，表现为脾气暴躁、问话不愿回答等；哮喘持续状态时，由于体力的消耗，病人精疲力竭，有濒死感，显示出连说话或喝水的力气都没有，会对家人、医护人员或药物产生依赖感。

（4）护理体检　哮喘发作时，病人颈静脉怒张，胸廓饱满、呈吸气状，肺部叩诊呈过清音，双肺可闻及散在或弥漫性以呼气期为主的哮鸣音。合并呼吸道感染时可闻及湿啰音。重症哮喘病人出现大汗淋漓，唇指（趾）发绀，脉搏加快，有奇脉，明显肺气肿体征，双肺满布哮鸣音。如呼吸微弱或痰栓阻塞支气管，哮鸣音可不明显。

（5）辅助检查

① 实验室检查：血嗜酸粒细胞、血清总 IgE 在外源性哮喘均增高，内源性哮喘时多为正常。如并发感染时可有白细胞总数增高；痰液涂片在显微镜下可见较多嗜酸粒细胞、尖棱结晶、黏液栓和透明的哮喘珠。

② 血气分析：PaO_2 有不同程度降低。轻中度哮喘时，由于过度通气，可使 $PaCO_2$ 下降，pH 值上升，表现为呼吸性酸中毒；重症哮喘时，气道阻塞严重，$PaCO_2$ 上升，表现为呼吸性酸中毒或代谢性酸中毒。

③ 胸部 X 线检查：哮喘在缓解期一般无异常。发作期由于肺充气过度，透明度增高。并发慢性支气管炎者肺纹理增强。

④ 肺功能检查：在哮喘发作时，有关呼气流速的全部指标均显著下降。

a. 第一秒用力呼气容积（FEV_1）。

b. 第一秒用力呼气容积占用力肺活量比值（FEV_1/FVC）。

c. 呼气流速峰值（PEFR）。

当吸入 0.2% 沙丁胺醇（舒喘灵）雾化剂后，上述指标可有改善，如果 FEV_1（或 PEFR）增加 15% 以上，有助于诊断支气管哮喘。

由于上述指标的下降，结果引起残气量（RV）增加，功能残气量（FRV）和肺总量（TLC）增加，残气量占肺总量（RV/TLC）百分比增高。

⑤ 皮肤敏感试验：在哮喘缓解期，用可疑的过敏原做皮肤划痕或皮内试验。

>> **护理诊断**

（1）活动无耐力　与氧供需失调有关。

（2）低效性呼吸形态　与支气管炎症和气道平滑肌痉挛有关。

（3）清理呼吸道无效　与过度通气、机体丢失水分过多、痰液黏稠有关。

（4）焦虑　在哮喘发作时，若无法使症状缓解，会使病人极度的焦虑或近于惊恐的状态。

（5）医护合作性问题　潜在并发症如下。

① 水、电解质紊乱：哮喘发作时，交感神经兴奋，加之用力呼吸，病人会大量流汗，此外，过度通气使水分过多排出而造成脱水；加之缺氧、二氧化碳潴留可导致水、电解质紊乱及酸碱平衡失调。

② 自发性气胸：严重发作时，肺内压明显升高，肺大疱破裂引起自发性气胸。

③ 肺功能不全：哮喘持续发作，气道阻塞，呼吸肌疲劳，缺氧和二氧化碳潴留加重，出现呼吸功能不全。

>> 护理目标

① 病人能保持最佳活动水平，无活动后气促发生。

② 维持最佳呼吸形态，表现为呼吸频率/形态正常和呼吸平稳。

③ 病人能有效地咳出痰液，保持呼吸道通畅。

④ 焦虑减轻，表现为平静、合作。

⑤ 病人能够识别引起哮喘发作的原因，了解疾病的过程和诱发因素。

⑥ 病人了解药物的作用与不良反应，以及气雾剂的使用方法及注意事项。

>> 护理措施

1. 去除诱发因素，减少疲劳

（1）心理护理 哮喘发作常常与精神因素有关，要关心病人，随时了解病人心理活动，发生情绪激动或精神紧张时，做好劝导工作，以避免因条件反射或心理失衡等因素导致发病。当病人由于呼吸困难、喘憋严重甚至有窒息感时，病人极度紧张、烦躁不安、疲倦、不能休息，此时不能用抑制呼吸的镇静药，要安慰病人，耐心地满足病人的合理要求，减轻其紧张情绪。

（2）饮食护理 给予营养丰富、易消化的食物，多食蔬菜、水果。严禁食用与发病有关的食物，如蛋类、鱼类、虾、蟹及生姜等刺激性食物。同时协助多饮水，以补充由于喘憋、出汗过多而失去的水分；注意保持大便通畅，减少因排便用力所致的疲劳。

（3）环境适宜 将病人安置在清洁、安静、空气新鲜、阳光充足的病室，避免接触过敏原，做护理操作时防止灰尘飞扬，注意保护病人。

（4）卧位舒适 病人哮喘发作，呼吸困难呈端坐呼吸时，应给予适宜的靠背架或过床桌，请病人伏桌而坐，以帮助病人用力呼吸保持舒适，减少疲劳。

（5）观察哮喘发作先兆 如病人主诉有鼻部发痒、咽部发痒、眼部发痒、咳嗽、流鼻涕等黏膜过敏症状时，应报告医师及时采取措施，减轻发作症状，尽量控制病情。

2. 控制急性发作，保持呼吸道通畅

哮喘发作时，应采取解痉、抗炎、去除气道黏液栓等综合治疗措施，以保持呼吸道通畅，护理人员一定要遵医嘱准确用药，并观察效果及有无不良反应发生。

（1）支气管解痉药物的应用及护理

① β受体兴奋药：$β_2$受体兴奋药可缓解支气管平滑肌痉挛，有较强的支气管舒张作用，但不能减轻气道炎症，因此β受体兴奋药必要时仅用于减轻急性症状，不宜长期使用。沙丁胺醇（舒喘灵）2～4mg，每日 3 次；特布他林（博利康尼）1.5～2.5mg，每日 3 次。亦可用雾化吸入剂，使较高浓度药物迅速直接达到局部气道，平喘效果迅速，全身不良反应轻，指导病人在喷药时深吸气，以便药物迅速吸入细小支气管发挥更好疗效。偶有心悸、头痛、手颤等不良反应。

② 茶碱类：作用机制为抑制磷酸二酯酶和促进内源性肾上腺素释放，还可促进气道纤毛运动和强心、兴奋呼吸中枢及呼吸肌的作用。常用氨茶碱 0.1g 每日 3 次，其控释片如长效氨茶碱（葆乐辉）0.4g，每日 1 次，临睡前服用为佳，以控制夜间哮喘；此外，也可静脉给药，由于茶碱的有效浓度与引起毒性的血药浓度接近，所以浓度过高或滴速过快会引起心律失常、血压下降、抽搐甚至死亡；在使用过程中还可能发生恶心、呕吐、头痛、烦躁、失眠等不良反应。

（2）抗炎药物的应用及护理

① 肾上腺糖皮质激素（简称激素）：激素可抑制炎性细胞的趋化和活化，降低微血管通透性，减少腺体分泌，是改善气道高反应性最有效的药物，泼尼松每日 30～40mg，短疗程 7 天，最长不宜超过 15 天，少数需长期使用维持量者应采用每日清晨顿服或隔日顿服方式，维持量最好≤10mg/d。气雾剂中常用的有二丙酸倍氯米松（必可酮），每次 50～200μg，每日 3～4 次，吸入治疗极少发生激素不良反应，局部副作用有口咽部真菌感染、声嘶，喷药后清水漱口，可减轻局部不良反应。严重哮喘发作可用氢化可的松 100～200mg 或地塞米松 10～20mg 加入 500mL 液体中静脉滴注。激素久用可有水钠潴留、血钾降低、溃疡病加重、高血压、糖尿病、骨质疏松、停药反跳等，如果发现以上现象，要及时报告医生予以处理。

② 炎性细胞稳定剂：能降低气道的嗜酸粒细胞数量，稳定肥大细胞膜，抑制递质释放，减轻气道高反应，常用色甘酸钠气雾剂，每日 3～4 次；酮替芬 1mg，每日 2 次，其不良反应有倦怠、嗜睡等，驾驶车辆及操作机器人员慎用。

3. 促进排痰，改善缺氧状态

（1）祛痰　痰液黏稠可形成痰栓，阻塞小气道，导致严重的呼吸不畅，除遵医嘱给予祛痰剂外，还可用生理盐水加入药物，进行蒸气或超声雾化吸入，同时给病人更换体位，叩击背部，使气道内分泌物松动容易排出体外。

（2）积极控制感染　感染可诱发哮喘，哮喘也可继发感染。根据痰液药物敏感试验选用抗生素。

（3）吸氧　根据病人缺氧情况调整氧流量，一般流量 3～5L/min，输氧方式最好是不增加病人的焦虑，通常选用双鼻吸氧管吸氧。

4. 重症哮喘的护理

（1）病情监护　哮喘发作过程中，除持续的心电生命体征监测外，还应严密观察有无自发性气胸、肺不张、脱水、酸碱失衡、电解质紊乱、呼吸衰竭、肺性脑病等并发症，如发现异常及时配合抢救。

（2）氧疗护理　重症哮喘往往伴有二氧化碳潴留，宜给予持续低流量吸氧，如氧疗效果不佳，缺氧严重，护理人员需做好气管插管或气管切开以及机械通气的准备。

（3）做好基础护理，防止并发症的发生　危重期病人生活不能自理，应及时擦干身上的汗液，更换干爽、柔软的衣被，保持舒适；定时协助翻身，更换体位，按摩受压部位，保持皮肤完好，防止压力性损伤发生；病人食欲不佳并伴有恶心、呕吐时，则要做好口腔护理，防止口腔炎发生，神志不清者应注意防止误吸。为保持机体足够的热量，不能进食者应给予鼻饲。此外，做好病人会阴部的清洁护理，防止发生泌尿系统感染。

（4）遵医嘱准确给予药物治疗

① 维持酸碱和水电解质平衡：宜静脉补给等渗液体，每日用量 2000～3000mL，以纠正失水，稀释痰液。因缺氧、进液量少等，可并发代谢性酸中毒，应静脉滴注 5%碳酸氢钠。低血钾者注意钾的补充。

② 糖皮质激素：一般用琥珀酸氢化可的松静脉滴注，每日用量 300～600mg，个别可用 1000mg。或用甲泼尼龙琥珀酸钠静脉注射或静脉滴注，每日量 40～80mg。

③ 氨茶碱静脉注射或静脉滴注：如果病人 8～12h 内未用过茶碱类药，可用氨茶碱 0.25g 加入 0.9%氯化钠（生理盐水）40mL 中静脉缓慢注射，15～20min 推完为宜。1～2h 后仍不缓解，可按每小时 0.2～0.4mg/kg 的氨茶碱进行静脉滴注，每日总量不超过 1.5g。

④ 抗生素：病人大多数伴有肺部感染，应选用有效抗生素。

>> 健康教育

（1）环境指导　居住环境保持空气清新、温湿度适宜，房间布局力求简单，尽可能不使用地毯、毛毯；在家中最好安装空气净化装置，同时家中以不养宠物为宜。

（2）饮食指导　日常饮食中，以营养丰富清淡食物为宜，除避免诱发哮喘的食物外，也应尽量避免一些碳酸饮料、含色素或防腐剂的熟食以及刺激性食物，同时注意不要暴饮暴食。

（3）出院指导

① 保持情绪稳定，多参加文娱活动，调整紧张情绪。

② 在冬季或气候多变期，预防感冒，以减少发病的次数。

③ 坚持医生、护士建议的合理化饮食。

④ 生活规律化，保证充足的睡眠和休息。

⑤ 鼓励病人参加力所能及的体育锻炼，如太极拳、气功等，增强机体抗病能力。

⑥ 正确使用药物，教会病人气雾剂的吸入方法，以免过度使用而发生反弹性支气管痉挛。

⑦ 在医生指导下，坚持进行脱敏疗法。

二、肺结核

结核病是由结核杆菌引起的慢性传染病，可累及全身多个脏器，但以肺结核最为常见。排菌病人是主要传染源。人体感染结核杆菌后不一定发病，仅于抵抗力低下时方始发病。它的流行环节与以下因素有关。

① 传染源：开放性肺结核病人的排菌是结核传播的主要来源。结核杆菌属于分枝杆菌，对人类致病主要是人型菌，其次为牛型菌。涂片染色具有抗酸性，亦称抗酸杆菌。

② 感染途径：结核菌主要通过呼吸道传播。健康人吸入病人咳嗽、打喷嚏时喷出的带菌飞沫，可引起肺部结核菌感染。次要途径是经消化道进入体内。

③ 易感人群：婴幼儿、青春后期和成人早期尤其是该年龄期的女性以及老年人结核病发病率较高，可能与宿主免疫功能不全或改变有关。

>>> 护理评估

1. 病史

注意询问有无结核病接触史，既往健康状况和生活环境等。

2. 主要临床表现

以低热、乏力、咳嗽、咯血为主要临床表现，护理人员在评估时应详细了解全身症状的表现及咳嗽、咳痰的性质、痰量及咯血的程度、胸痛的性质、程度等。此外，作为临床护士需掌握结核的分型，以有助于对病情的判定及护理。

（1）全身症状　表现为疲乏、午后低热伴颧部潮红、食欲缺乏、体重减轻、盗汗等，重者可有高热，妇女可有月经失调或闭经。

（2）呼吸系统症状

① 咳嗽、咳痰：早期为干咳或只有少数黏液痰。病灶发展时痰量增多，伴发感染时，痰呈黏液脓性或脓性。

② 呼吸困难：慢性重症结核病人呼吸功能明显减低时，可出现渐进性呼吸困难，甚至发绀。并发气胸或大量胸腔积液时，则有急骤发生的呼吸困难。

③ 胸痛：炎症波及壁层胸膜可引起相应部位的刺痛，一般不很剧烈，但随呼吸和咳嗽而加重。

④ 咯血：约有半数病人有咯血。炎性病灶的毛细血管扩张引起痰中带血，小血管损伤、空洞内血管瘤破裂时有中等量咯血，空洞壁上大血管和动脉瘤破裂引起大咯血。咯血与病变的严重程度不一定成正比，咯血后持续高热常提示病灶播散。

（3）肺结核的分型

① 原发型肺结核（Ⅰ型）：人体初次感染结核杆菌后多在肺上叶底部、中叶或下叶上部、邻近胸膜部位形成病灶，结核杆菌由原发病灶经淋巴管到肺门淋巴结，引起淋巴管炎和淋巴结炎，三者组成原发综合征。多发生于儿童，症状不明显，少数有程度不等的毒性症状，如发热、盗汗、食欲缺乏、消瘦、易哭闹。若肿大淋巴结压迫支气管，可引起肺不张出现咳嗽、喘鸣。本型肺结核多数预后良好，一般于数周后病灶逐渐吸收、淋巴管炎消散、肺门淋巴结缩小钙化。

② 血行播散型肺结核（Ⅱ型）：多由原发型肺结核发展而来，当原发综合征病灶破溃后，结核杆菌进入肺动脉，则可通过肺循环播散到全身。急性者起病急，全身毒血症症状严重，可有高热、盗汗、气急，胸部 X 线摄片可见两肺野有分布均匀、大小相等、密度一致的粟粒状阴影。亚急性及慢性血行播散型肺结核病程较长，全身毒血症症状较轻。胸部 X 线检查可见两肺上中野有分布不均、大小不等、密度不一的斑点状阴影。此期若早期治疗，病灶可逐渐消散。

③ 浸润型肺结核（Ⅲ型）：为继发性肺结核中最常见的类型，多见于成人。由内源性感染和外源性感染所致。病灶多在肺尖或肺上野，症状依病灶性质、范围及机体反应性而不同。胸部 X 线显示上肺野边缘模糊、片状或絮状阴影。此期经适当治疗后，病灶可逐渐吸收或钙化愈合，少数治疗不当，病灶可发生干酪样坏死。

④ 慢性纤维性空洞型肺结核（Ⅳ型）：由于浸润型肺结核治疗不彻底，病灶常好转后又复发，空洞壁周围大量纤维组织增生而发展为慢性纤维性空洞型肺结核。胸部 X 线检查，除结核病外，严重的一侧尚有胸廓塌陷，气管和心脏向患侧移动，肺门上举，肺纹理呈垂柳状等征象。病人有气急、咯血及咳嗽，好转与恶化交替出现，使病程迁延。好转时仅有咳嗽、咳痰，能保持劳动力。恶化时毒血症症状明显，由于肺组织破坏和呼吸功能损害、气急加重，病人长期排菌，成为重要的社会传染源。

⑤ 结核性胸膜炎（Ⅴ型）：干性胸膜炎以胸痛为主要症状，深吸气、咳嗽时加重，可闻及胸膜摩擦音，胸部 X 线检查无异常。渗出性胸膜炎全身毒性症状明显，胸痛减轻或消失，胸部 X 线检查可见肋膈角变钝或中下野呈一片均匀致密阴影，上缘呈外高内低凹面向上的弧形曲线，大量积液时纵隔被推向健侧。

3. 心理社会评估

病人对结核病往往缺乏正确认识，病后因治疗时间较长，影响到生活和工作，病人会出现焦虑、恐慌、情绪不稳定心理。结核病是慢性传染性疾病，需隔离治疗，病人会产生孤寂感，甚至由此感到被嫌弃，产生自卑、多疑心理。

4. 护理体检

早期病变小或位于肺组织深部，可无异常体征。病变范围较大，患侧呼吸运动减低，叩诊呈浊音，听诊有时呼吸音减弱或为支气管肺泡呼吸音。因肺结核好发于肺尖，故在肩胛间区域锁骨上下部位，于咳嗽后闻及湿啰音时，对诊断具有重要意义。

5. 辅助检查

（1）实验室检查 血象一般无异常，严重病例可有继发性贫血；病灶活动时血沉加速，胸腔积液检查呈渗出性改变。痰结核杆菌检查是确诊肺结核的重要依据，痰菌阳性，说明病灶是开放性的，其检查方法有直接涂片、集菌法、培养法和动物接种。

（2）结核菌素皮肤试验　是检查机体有无结核菌感染的常用有价值的手段。结核菌素有粗制品旧结核菌素（OT）和纯蛋白衍生物（PPD）两种。目前已多用 PPD，以 0.1mL PPD 稀释液，在前臂屈侧皮内注入形成皮丘，48～72h 后观察有无红肿硬结，测其直径，世界卫生组织推荐 5U 结核菌素试验，如直径小于 5mm 为阴性反应（－），5～10mm 为弱阳性反应（＋），10～19mm 为阳性反应（＋＋），大于 20mm 以上或局部发生水疱与坏死者为强阳性反应（＋＋＋）。结核菌素试验阳性反应，仅表示曾有结核菌感染并不表示患病，一般对 3 岁以下婴幼儿诊断价值较大，提示患有活动性结核病。成人如高稀释度（1∶10000 或 1U）呈强阳性，亦常提示体内有活动性结核灶。结核菌素试验阴性反应一般可视为没有结核菌感染。某些情况（如重症结核病、应用免疫抑制药、严重营养不良等），结核菌素反应也可暂时消失。

（3）胸部 X 线检查　是早期诊断肺结核的主要方法，并能判断病变的性质、范围和部位。结核病灶在 X 线上的表现有：浸润性病灶（云雾状、密度较淡、边缘模糊）、干酪性病灶（密度较高、浓度不一）和空洞（有环形边界的透光区）。以上三者均属活动性病变。此外尚有纤维钙化的硬结病灶（斑点、结节状、密度较高、边缘清晰）为静止病变。

>>> 护理诊断

（1）舒适的改变　结核病人常伴有全身症状，低热、盗汗、疲倦等不舒适感觉。

（2）体温过高　与结核杆菌所致毒血症有关。

（3）营养失调　低于机体需要量，与代谢需要增加有关，而且多数病人往往有食欲缺乏致使营养摄入不足。

（4）执行治疗方案无效　与病人及家属缺乏耐心与信心有关，表现为不能积极配合治疗或中断放弃治疗。

（5）知识缺乏　与对疾病的过程、防治方法缺乏了解有关。

（6）有孤独的危险　与呼吸道隔离，使病人感到孤独、无聊有关。

（7）潜在保持健康能力改变　与缺乏信心、毅力和家庭社会的支持有关。

>>> 护理目标

① 减轻和消除发热、胸痛等带来的不适感觉。

② 病人的感染得到控制，体温正常。

③ 病人饮食种类符合营养需要，体重增加。

④ 病人能坚持治疗，表现为按时用药，咳嗽减轻，体重增加。

⑤ 病人能描述防治肺结核的基本知识。

⑥ 病人主诉无聊感减轻，情绪稳定。

⑦ 病人积极寻求健康帮助，增进信心、能力。

>> 护理措施

（1）发热、肺代偿功能不全时，卧床休息，协助生活护理，满足病人生活需求。当毒性症状消失、病灶活动性减退时可以恢复适当体力活动，活动计划可在病人与家属的参与下，根据实际情况共同拟订，活动量以不引起疲劳或不适为宜。

（2）观察痰的性状、颜色、量，鼓励病人将痰尽量咳出。若痰黏稠不易咳出，可给予辅助叩背，协助多饮水，必要时给予雾化吸入。

（3）注意室内通风，保持室内空气新鲜。有盗汗症状时，及时用温毛巾擦干身体汗液，并换掉潮湿内衣、被单等。

（4）胸痛时，评估疼痛的程度及病人的耐受能力。可给患侧卧位，必要时给予镇痛药。胸腔积液需抽吸时，护士应协助医生进行胸腔穿刺，做好配合及护理工作。

（5）注意体温、脉搏、呼吸等变化。若持续高热不退、脉搏快速、呼吸急促，均提示病情加重，应及时报告医生。

（6）严格执行消毒隔离制度。对开放性肺结核病人，应有单独一套用物（如包括餐具、痰杯等），碗筷等餐具在用餐后煮沸 5min 再洗涤，吃剩的饭菜煮沸 5min 后弃去。便器、痰具消毒可用煮沸法或 1‰ 过氧乙酸浸泡 1h，被褥、书籍在强烈日光下暴晒 2h。痰吐入硬纸盒内用火焚烧，或吐在痰杯内加等量 1‰ 消毒灵后加盖浸泡 1h 灭菌。病室可用 15W 紫外线灯照射，早、晚各 1h，或以 1‰～2‰ 过氧乙酸喷雾消毒，每日 2 次，病人出院后病室及室内用具均需彻底消毒。

（7）遵医嘱准确用药　对活动性结核的药物治疗必须坚持早期、规律、联合、适量、全程的原则。目前常用的抗结核药物有：异烟肼、利福平、链霉素、乙胺丁醇、对氨水杨酸、吡嗪酰胺等。治疗方案需依据病理情况、药物特点合理制定。

① 标准治疗方案：分为强化治疗，一般为 3 个月；巩固治疗，一般为 9～15 个月。强化治疗阶段常选用两种杀菌药物加一种抑菌药物。经强化治疗后，痰菌转阴或病灶吸收好转，则转入巩固治疗，即选用一种杀菌药和一种抑菌药。总疗程为 12～18 个月，重症最长可至 24 个月。

② 短程治疗：短程化疗全程 6～9 个月，是联用 2 个以上高效抗结核药物，不但可杀死正在繁殖的结核菌，而且可影响代谢趋于静止和细胞内的结核杆菌。一般认为前 2 个月强化阶段用 SM、INFI、RFP 和 PZA，后 7 个月巩固阶段用 INH、RFP 的方案较为满意。短程治疗目前正以疗效高、病人易坚持、药物不良反应小等优点而逐渐被推广。

③ 糖皮质激素治疗：应用指征是病情严重、病变广泛并伴重度症状的急性粟粒型肺结核或干酪性肺炎，或急性结核性脑膜炎及其他浆膜炎症。常用泼尼松，每

日 30mg，分 3 次口服，症状减轻后逐渐减量直至停用，一般疗程 4～6 周。

>> **健康教育**

（1）心理指导 由于肺结核是一种不愿被人们所接受的疾病，往往给病人及家属造成很大心理负担，护理人员应及时对病人与家属进行心理援助，并在家属的配合下，使病人保持良好的心态，积极进行治疗。

（2）饮食指导 以高蛋白、高热量、高纤维素食物为宜。肺结核容易引起蛋白质的大量损失，蛋白质的摄取量每日需保持在 100～120g，同时注意多食富含钙、B 族维生素、维生素 C 与维生素 D 的饮食，例如肉、蛋、奶及水果。

（3）出院指导 尽可能让病人了解有关消毒、隔离、服药等的注意事项，及生活安排、定期复查等方面知识。

① 居住环境注意空气流通，活动性结核病人有条件者尽可能与家人分室、分床就寝，若无条件可分头睡。

② 掌握饮食原则并坚持合理化饮食结构。

③ 教会病人有关隔离知识，避免传染他人。

④ 讲解按疗程坚持服药的重要性，同时使病人了解用药原则及不良反应的观察方法，可向病人提供有关药物的书面材料，指导病人按疗程正确用药。

⑤ 指导病人门诊随访知识。

>> **护理评价**

① 评价病人疼痛是否得到缓解。

② 病人能识别并报告体温异常的表现，高热时能配合相关降温措施。

③ 病人重视饮食营养，了解营养摄入的重要性。

④ 病人掌握用药原则，了解药物作用与不良反应，并能按疗程坚持服药。

⑤ 评价病人对结核病的了解程度是否掌握疾病相关知识。

⑥ 评价病人能否正确对待疾病，克制不良情绪。

⑦ 病人保持健康能力得到恢复与提高。

三、呼吸衰竭

呼吸衰竭（简称呼衰）是各种原因引起的肺通气和（或）换气功能严重障碍以致不能进行有效的气体交换，导致缺氧伴（或不伴）二氧化碳潴留，从而引起一系列生理功能和代谢紊乱的临床综合征。在海平面大气压下，于静息条件下呼吸室内空气，排除心内解剖分流和原发于心排血量降低等情况后，动脉血氧分压（PaO_2）低于 60mmHg，或伴有二氧化碳分压（$PaCO_2$）高于 50mmHg 起，即为呼吸衰竭（简称呼衰）。临床上常见的病因有以下几种：①呼吸道病变，如慢性支气管炎、支气管哮喘，上呼吸道肿瘤、异物；②肺部疾病，如肺气肿、肺心病、肺纤维化等；③胸部疾病，如胸廓畸形、高压性气胸等；④呼吸中枢病变，如脑部炎症、损伤、肿瘤等；⑤神经肌肉疾病，如脊髓灰质炎、多发性神经根炎等；⑥其他，如成人呼吸窘迫综合征、高原性低氧血症、胸部手术引起的通气限制等。以上情况可导致肺泡通气不足，肺内气体弥散障碍，通气血流比例失调和静动脉分流量增加，发生缺氧和二氧化碳潴留。

临床上，呼衰有几种分类方法。

（1）按病变部位　可分为中枢性和周围性呼吸衰竭。

（2）根据动脉血气分析　可分为Ⅰ型呼吸衰竭和Ⅱ型呼吸衰竭。

① Ⅰ型呼吸衰竭：为低氧血症型，$PaO_2 < 60mmHg$，$PaCO_2$正常或降低。

② Ⅱ型呼吸衰竭：为高碳酸血症型，$PaO_2 < 60mmHg$，$PaCO_2 > 50mmHg$。

（3）根据起病的缓急　分为急性呼吸衰竭和慢性呼吸衰竭。急性呼吸衰竭是呼吸功能原来正常，因溺水、电击、药物中毒、神经肌肉疾病等，使肺功能突然衰竭所致。慢性呼吸衰竭是继发于慢性呼吸系统疾病，其呼吸功能损害逐渐加重，虽有缺氧和二氧化碳潴留，但通过代偿作用仍能适应日常生活，属代偿性慢性呼吸衰竭；当呼吸道发生感染等原因而失代偿时，则出现严重缺氧和二氧化碳潴留症状，转变为失代偿性慢性呼衰。本节重点介绍失代偿性呼吸衰竭。

>>> 护理评估

1. 病史

了解病人有哪些慢性呼吸系统疾病，此次发病的原因，有无上呼吸道感染等诱因的存在。

2. 主要临床表现

除原发病症状外，主要是缺氧和二氧化碳潴留所致的多脏器功能紊乱的表现。

（1）呼吸困难　表现在频率和节律方面的改变。如中枢性呼衰呈潮式，间歇或抽泣样呼吸；慢性阻塞性肺疾病（慢阻肺）则由原来慢而较深的呼吸变化浅快或不规则呼吸。辅助呼吸肌活动加强，表现为点头或提肩呼吸匀缓、昏睡，严重肺心病病人发生二氧化碳麻醉时，可没有明显的呼吸困难。

（2）发绀　是缺氧的典型症状。当$PaO_2 < 50mmHg$时，一般可见到发绀，但伴有贫血者，发绀可不显著。

（3）神志改变　轻度缺氧可引起判断力减退、轻度共济失调、焦虑不安、眩晕等，缺氧加重可逐渐出现烦躁不安，高碳酸血症能引起头痛、嗜睡、昏迷、肌肉震颤和颅内压升高等症状。

（4）循环系统症状　缺氧和二氧化碳潴留，可引起心律失常和血压的改变。

（5）其他　可出现上消化道出血、肝肾功能损害、弥散性血管内凝血等表现。

3. 心理社会评估

呼吸衰竭的病人由于缺氧和呼吸困难，用力呼吸已不能满足用氧需要时，病人会感到受到死亡的极大威胁，产生濒死感，表现为异常的恐惧和烦躁不安。随着呼吸困难的加重或人工气道的建立、机械通气的进行，影响了病人与他人情感上的交流，如果所表达的愿望得不到很好理解和满足时，病人会出现烦躁不安、情绪低落，甚至拒绝配合治疗及护理。在使用呼吸机的过程中，常出现两种不同的心理反应：一种是拒绝使用，认为插管所导致的痛苦不能耐受；另一种是过于依赖，一旦脱离呼吸机则情绪紧张，对自主呼吸缺乏信心。

4. 护理体检

注意缺氧和二氧化碳潴留的表现。表现为发绀，呼吸的改变，外周体表静脉充盈，皮肤温暖多汗，血压升高，球结膜充血、水肿等。

5. 辅助检查

（1）血气分析　显示低氧血症或高碳酸血症。

（2）血电解质测定　呼吸性酸中毒合并代谢性酸中毒时，血 pH 明显减低或伴高钾血症；呼吸性酸中毒伴代谢性碱中毒时，常伴有低血钾和低血氧。

▶▶· 护理诊断

（1）气体交换受损　与通换气功能障碍有关。

（2）清理呼吸道无效　与痰液黏稠、呼吸肌疲劳、咳痰无力有关。

（3）自理缺陷　与缺氧和二氧化碳潴留所致多脏器功能紊乱，自我照顾能力丧失有关。

（4）语言沟通障碍　与呼吸困难和气管插管或气管切开有关。

（5）低效性呼吸形态　与呼吸中枢抑制和呼吸肌疲乏有关。

（6）体液过多　与体循环淤血及水钠潴留有关。

（7）营养失调　低于机体需要量，与食欲缺乏和呼吸困难影响进食有关。

（8）有皮肤完整性受损的危险　与病人长期卧床不能自主活动有关。

（9）医护合作性问题潜在并发症

① 感染：分泌物的积滞使感染加重，人工气道通气时也可反复发生感染。

② 水电解质紊乱：二氧化碳潴留时造成呼吸性酸中毒，水、电解质紊乱。

③ 消化道出血：缺氧抑制消化系统功能，使消化道黏膜水肿、充血、糜烂而发生出血。

④ 窒息：因呼吸道分泌物增多，咳痰无力，易发生痰液阻塞，或食物误入气管等导致窒息。

▶▶· 护理目标

① 缺氧和二氧化碳潴留症状得到改善。

② 痰液能咳出或吸出，呼吸道通畅。

③ 病人掌握活动技巧，活动量增加。

④ 病人的呼吸形态得到纠正，逐渐好转。

⑤ 维持体液平衡，水钠潴留减轻。

⑥ 病人能识别导致营养下降的原因及诱因，并能认识增加营养物质摄入的重要性。

>> **护理措施**

（1）病人宜安排在呼吸监护室，进行持续的心电监护，除监测生命体征外，注意观察血氧浓度、心率、发绀等情况。

（2）取半卧位，给予吸氧，一般用鼻导管、鼻塞、空气面罩吸氧，对低氧血症伴高碳酸血症者，应给低流量（1～2L/min）、低浓度（25%～29%）持续给氧。氧疗时应严密观察病人的神志、面色、咳嗽和排痰能力、发绀程度、呼吸幅度和节律，注意有无呼吸抑制，做好氧疗效果观察。若呼吸频率正常，心率减慢，发绀减轻，尿量增多，神志清楚，皮肤转暖，提示组织缺氧改善，氧疗有效。

（3）对体质较弱或病情较重的病人要进行主动有效的咳嗽训练，促使病人及时排出呼吸道内分泌物。方法如下。①暴发性咳嗽：先吸气而后声带关闭，随之胸膜肌骤然收缩，咳嗽一声将气流冲出。②分段咳嗽：连续性小声咳嗽，此种方法排痰效果差，病人易疲劳，目前已较少采用。③发声性咳嗽：嘱病人深吸气，而后张口保持声门开放后咳嗽。

（4）咳嗽无力或痰液黏稠、痰液难以咳出时，给予辅助排痰措施。辅助咳嗽是在病人呼气或咳嗽时，用双手在胸壁上加压以加强咳嗽效果。手法：①震动胸壁即当病人慢慢呼气时，用手震动胸壁，促使黏附在呼吸道的分泌物松动，易于咳出。②叩击法即将五指并拢，向掌心微弯曲呈覆腕状，自下而上，自边缘到中央顺序反复叩击背部，促使黏附在气管、支气管壁上的黏稠分泌物松动。同时遵医嘱给祛痰药，如氯化铵、溴己新等，无效时采用雾化吸入。

（5）鼓励神志清楚的病人自行进食，给予高蛋白、高热量、易消化、少刺激性、富含维生素食物，对昏迷或吞咽障碍的病人，应首选鼻饲，鼻饲液的选择应在营养师的指导下进行，鼻饲期间，观察病人有无腹胀、腹泻或便秘等不适应症状，同时，将病人的饮食情况及时向营养师反馈。

（6）控制感染　遵医嘱给予抗生素治疗，痰菌培养及其药敏试验是选择有效抗生素的依据，护士应指导或协助病人准确留取痰液标本。

（7）监测血液气体分析与电解质，及时纠正酸碱失衡与电解质紊乱。应熟练掌握采取动脉血气的方法和注意事项。

（8）气管插管和气管切开的护理　对于经过积极治疗和护理，病情仍趋于加重者，应及时建立人工气道和机械通气支持。

① 行气管插管或气管切开前向病人及家属讲明其目的及简单过程，打消顾虑，取得合作。

② 气管插管或气管切开固定要牢固，松紧适宜，防止脱落或扭曲。清醒病人应指导病人勿抓气管套管或松紧系带，烦躁不安者有自行拔管的危险，应加强安全防范措施，可行约束带加强防护。此外，护士应随时检查气管导管插入深度，及时

发现导管插入一侧或脱出。

③ 保持气管切开伤口的干净，注意气道分泌物的外观，及时留取分泌物样品，做痰培养及药敏试验。按正规要求定期清洁、更换气管内套管。

④ 充气气囊每 4h 放气一次，放气时间 5～10min，以防止气体长期压迫气管黏膜引起溃疡或坏死，为防止气囊以上部位分泌物流入下气道而加重感染，气囊放气之前应吸净积聚在口咽部的分泌物。

⑤ 加强气道湿化，由于气管插管或气管切开，上呼吸道的湿化作用丧失，造成下呼吸道失水，黏膜干燥，分泌物干结，排痰不畅，发生气道阻塞、肺不张和继发感染，所以气道湿化是一项重要的护理工作，可以采用间断或连续气管内滴注法进行气道湿化；间断注入，每隔 15～30min，每次 2～3mL，每天湿化总量不应少于 200mL。

⑥ 吸痰时严格遵守无菌操作规程，护士应洗手，最好戴无菌手套。插入吸痰管时阻断负压，吸痰动作要轻柔、迅速、左右旋转，向上提拉，避免黏膜损伤，每次吸痰时间不超过 15s，以免加重缺氧，吸痰过程中，注意观察监护仪所示 SaO_2 的变化。行机械通气的病人，吸痰前先高浓度氧吸入 1～2min，吸痰后再用纯氧吸入 1～2min，然后把吸入氧浓度调至吸痰前水平，在吸引气管分泌物时，鼓励病人咳嗽，以吸出深部分泌物。痰液过稠不易吸出时，可先向气管内注入 3～5mL 的湿化液，然后再吸引。吸痰管必须每次更换，不得重复使用。

⑦ 对建立人工气道和使用呼吸机的病人，应经常询问病人的自然感受，可用手势、点头或摇头、睁闭眼等方法交流；也可做一些卡片和病人交流，增加视觉信息传递；有书写能力者，可以让病人把自己的感觉和要求写出来。以便及时了解病人的心理活动，必要时也可请病人家属与病人进行交流，有时会使病人获得更大的精神支持。

⑧ 行机械通气时，护士应熟悉所使用呼吸机的性能和特点，做好呼吸机的管道管理及消毒工作，及时清除报警，保障呼吸机的正常工作。按呼吸机护理常规进行护理。

≫· 健康教育

（1）心理指导　多与病人交谈，了解病人心理动态，以耐心、细致的护理工作取得病人的信任和合作，同时，在家属的配合下，帮助病人克服不良情绪，树立战胜疾病的信心。

（2）休息、活动指导　气短症状明显时，指导病人卧床休息。随疾病的好转，呼吸困难明显减轻，可先让病人进行适量床上活动，活动量以不引起气短或其他不适为宜。

（3）饮食指导　慢性呼吸衰竭病人体力消耗大，饮食以高热量、高蛋白、易消化、少刺激、富含维生素为宜。伴有心功能不全者，宜少量多餐，同时限制钠盐的摄入。

（4）出院指导

① 注意休息，避免过度劳累，掌握活动的方法及原则，鼓励病人进行呼吸功能锻炼。

② 预防感冒及慢性支气管炎急性发作，指导病人进行耐寒训练（如用冷水洗脸）。

③ 坚持医生、护士建议的合理化饮食。

④ 教会病人及家属识别与自身疾病有关的诱发因素，如吸烟、刺激性气体的吸入、呼吸道感染等。

⑤ 教给病人及家属家庭氧疗知识，使病人在出院后仍能达到持续性治疗与保健的目的。

第二节 循环系统疾病

一、心力衰竭

心力衰竭是指在适当静脉回流的情况下，由于原发性心脏损害（包括原发性心肌损害和心室负荷过重）引起心排血量减少，不能维持机体代谢需要的一种临床综合征。其主要特点是肺循环和（或）体循环淤血及组织血液灌注不足，又称充血性心力衰竭，常是各种心脏病的终末阶段。按其发展的速度分为急性和慢性两种，以慢性居多。

（一）慢性心力衰竭

慢性心力衰竭是常见的临床综合征，其发病率高，病死率亦高，是心血管病死亡的主要原因。在我国，充血性心力衰竭的病因仍以瓣膜病居首位，其次是高血压和冠状动脉粥样硬化性心脏病。任何原因引起的心力衰竭都可引起血流动力学异常。

>> · **护理评估**

1. 病史

询问病人原有心脏病史，如有无心肌梗死、心肌缺血、心肌炎、扩张型心肌病、肥厚型心肌病、限制型心肌病以及结缔组织病等引起心肌损害的情况；有无维生素 B_1 缺乏、糖尿病性心肌病、心肌淀粉样变性等引起的心肌代谢障碍的情况；有无高血压、主动脉瓣狭窄、肺动脉瓣狭窄等引起心脏后负荷过重的情况；有无引起容量负荷过重的情况，如二尖瓣、三尖瓣、主动脉瓣关闭不全等瓣膜反流性疾病，有无房间隔缺损、室间隔缺损、动脉导管未闭等心内外分流性疾病及甲状腺功能亢进症、慢性贫血、动静脉瘘等引起的全身血容量增多等。询问有无心悸、呼吸困难和水肿等，这些症状的出现或加重是否由下列因素所诱发：如感染、心律失常、水电解质紊乱、体力过劳、精神压力、环境的急剧变化、妊娠、分娩、洋地黄或利尿药使用不当等。

2. 主要临床表现

可分为左心、右心和全心衰竭。临床上以左心衰竭最常见和最重要；右心衰竭单独出现可见于肺动脉瓣狭窄、房间隔缺损等，但多继发于左心衰竭；全心衰竭临床上也常见，此时左、右心均已衰竭。

（1）左心衰竭　以肺循环淤血和心排血量降低为主要表现。

① 呼吸困难：最初在体力劳动时出现即劳力性呼吸困难，随后病人为减轻呼吸困难被迫采取半坐位或端坐位呼吸。根据坐位的高低可估计左心衰竭的程度，因坐位越高，左心衰竭越严重。夜间入睡 1～2h 后病人常突感胸闷、气急而被迫坐起即阵发性夜间呼吸困难。有的病人伴支气管痉挛，双肺有明显的哮鸣音，类似支气管哮喘，故又称心源性哮喘。一般坐起后 30min 以上才缓解。

② 咳嗽、咳痰和咯血：咳嗽常发生在夜间，是较早发生的症状，痰呈白色泡沫状，有时痰内带血丝或呈粉红色泡沫样痰，是由肺毛细血管压增高或肺水肿、血浆外渗至肺泡所致。

③ 心排血量降低的症状，如疲乏、无力、尿少、头昏、失眠、心率增快、皮肤苍白、血压下降，甚至出现休克即心源性休克，主要由于心排血量减少导致组织器官血液灌注不足引起。

（2）右心衰竭　以体循环淤血为主要表现。由于脏器慢性持续性淤血、水肿，病人可有食欲缺乏、恶心、呕吐、腹胀、腹痛、体重增加、尿少、夜尿增多等。

（3）全心衰竭　左、右心衰竭的表现同时存在。因有右心衰竭，右心排血量减少，肺淤血的表现减轻。

根据临床表现可将心功能分为以下四级。

① 一级：体力活动不受限制，日常活动不引起乏力、心悸、气急、心绞痛等症状。

② 二级：体力活动轻度受限，休息时无症状，日常活动可引起乏力、心悸、气急或心绞痛。

③ 三级：体力活动明显受限，休息无症状，轻于日常活动即可引起上述症状。

④ 四级：不能从事任何体力活动，休息时也有症状，活动后加重。

3. 心理社会评估

病人可因呼吸困难、心慌的痛苦而紧张不安，也可因病程长、反复发作而焦虑，还可因药物的不良反应、活动受限而出现恐惧，特别是当心力衰竭严重、病人有生命危险时，更易出现恐惧心理。

4. 护理体检

（1）左心衰竭　一般病人可有心脏增大并发现原有心脏病的体征，常有心率增快，心尖区可闻及舒张期奔马律，肺动脉瓣区第二心音亢进。双肺底可闻及啰音，若单纯左侧闻及啰音，提示有肺栓塞可能。若伴有支气管痉挛，可出现哮鸣音，严重者有发绀，也有出现交替脉、脉压减小者。

（2）右心衰竭 病人可出现以下表现。①颈静脉充盈或怒张：取半卧位或坐位时可见到充盈的颈外静脉，当压迫病人的肝或上腹部时，颈外静脉充盈加剧或怒张即肝颈反流征阳性。②肝大和压痛：急性肝淤血时，压痛明显；但当发展为肝硬化时，压痛和肝颈反流征均不明显。肝大常出现在皮下水肿之前。③水肿：首先出现于身体下垂部位，能下床活动者以足、踝内侧明显。长期卧床者以腰骶部最明显。常于晚上出现，夜间休息后消失。水肿为对称、凹陷性，也可出现全身性水肿，甚至出现胸腔积液、腹水。胸腔积液多由右心衰竭或全心衰竭引起，腹水多与心源性肝硬化有关。

5. 辅助检查

（1）胸部 X 线检查 对诊断左心衰竭最有帮助。衰竭早期，由于肺淤血可见肺上叶静脉扩张，随后病情加重出现肺间质水肿和肺泡水肿，两肺野下部肋膈角处可见密集而短的水平线（Kerley B 线），肺门阴影呈蝴蝶状。

（2）超声心动图 可测定左心室的收缩和舒张功能。放射性核素心血管造影可测定左、右心室收缩末期、舒张末期容积和射血分数。磁共振显像（MRI）能更精确地计算收缩末期、舒张末期容积、心搏出量和射血分数。

（3）运动耐量和运动峰耗氧量测定 可反映心脏储备功能。运动峰耗氧量测定可将心脏储备功能定量分级，标准如下：A 级 20mL/(kg·min)；B 级 15～20mL/(kg·min)；C 级 10～15mL/(kg·min)；D 级 <10mL/(kg·min)。

（4）创伤性血流动力学检查 应用漂浮导管和温度稀释法测定肺毛细血管楔嵌压（PCWP）、心排血量（CO）和心脏指数（CI）。肺淤血时，肺毛细血管楔嵌压升高，心排血量降低，心脏指数降低。

▶▶· 护理诊断

① 心排血量减少：与心肌损害、心室负荷过重有关。

② 体液过多：与排尿量减少、水钠潴留有关。

③ 活动无耐力：与心排血量减少有关。

④ 睡眠形态紊乱：与焦虑、恐惧、气短和夜尿过多有关。

⑤ 知识缺乏：缺乏有关心力衰竭的知识。

⑥ 医护合作性问题：潜在并发症（电解质紊乱）。

▶▶· 护理目标

① 病人心排血量良好，表现为血压、心率正常，脉搏有力，尿量 >30mL/h，无呼吸困难，两肺呼吸音清。

② 病人体液平衡，尿量正常，水肿减轻。

③ 病人主诉活动耐力增加，能掌握活动量和进行日常活动。

④ 病人主诉睡眠效果好。

⑤ 病人及家属了解并能讲述慢性心力衰竭的病因、治疗及护理原则。

▶▶ 护理措施

1. 减轻心脏负荷

（1）休息　限制体力活动，但不应长期绝对卧床休息，以防发生静脉血栓、肺栓塞、压力性损伤等问题。注意心理护理，使病人身体、心理都得到放松。

（2）限制钠盐摄入，并做好出入液量的记录。

（3）遵医嘱给予利尿药　利尿药可分为排钾和保钾两大类，排钾利尿药常用氢氯噻嗪、呋塞米；保钾利尿药常用螺内酯、氨苯蝶啶。但应注意：①排钾和保钾利尿药合用时，不必补充钾盐；保钾利尿药不宜和钾盐长期合用，以防引起高血钾，肾功能不全病人禁用保钾利尿药。②严密观察水、电解质，以防出现低钾、低镁、低钠血症。肺心病应用大量利尿药时应注意补充氯化钾。③经常测量血压，防止过度利尿降低血容量，出现直立性低血压甚至休克。用药可行"阶梯治疗"：a. 开始限制食盐，用噻嗪类利尿药；b. 需要时增加剂量合用卡托普利，利尿效果明显者（24h 尿量超过 2000mL）考虑补钾；利尿效果不明显者改用或加用呋塞米；c. 顽固性水肿可静脉给予呋塞米 80～120mg。

（4）血管扩张药　通过扩张小静脉和（或）小动脉降低心脏的前、后负荷，起到改善肺淤血和（或）增加心排血量的作用。其主要副作用是降低血压，故应在用药期间严密监测动脉血压。常用制剂如下。①硝普钠：同时扩张小动脉和小静脉，开始剂量 10mg/min，每 5min 增加 5～10mg/min，最大量 300mg/min。②硝酸酯类：硝酸甘油 0.3～0.6mg 含服，硝酸异山梨酯 20～40mg 口服，每 4h 一次。③血管紧张素转换酶抑制药（ACEI），同时抑制 RAS 和 SNS 兼有扩张小动脉和静脉作用。但不宜用于肾脏疾病伴肾衰竭、双侧肾动脉狭窄和低血压的病人。一般不与钾盐和保钾利尿药合用，以防发生高血钾。卡托普利始量 6.25mg，以后逐步增量至 25mg，每日 3 次。依那普利 2.5mg，逐步增量至 10～15mg，每日 1 次。

2. 增加心排血量

（1）遵医嘱给予洋地黄类药物　洋地黄通过抑制心肌细胞膜上的 Na-K-ATP 酶的活性和改变细胞内 Ca^{2+} 浓度而发挥其正性肌力作用。在心力衰竭时主要作用是改善循环和降低心房颤动和心房扑动的心室率。常用制剂有：①快速作用类，如毛花苷 C 每次 0.2～0.4mg，静注，24h 总量 1～1.6mg。毒毛花苷 K 每次 0.25～0.5mg，静注。②中速和缓慢作用类，包括洋地黄毒苷和地高辛。常用地高辛先给负荷量 0.25mg，每日 3 次，共 2～3 日，以后改维持量。病情较急者，应先用速效制剂静注，以后口服维持，维持量每日 0.25～0.5mg，5～7 日后可达稳定治疗血药浓度。

应用洋地黄时，要注意以下几点：①主动脉瓣及瓣下狭窄等、左心室流出道梗阻性病变、预激综合征并发房颤、甲状腺功能亢进症伴发快速房颤禁用洋地黄。②肺心病、心肌梗死并发心力衰竭、心肌炎慎用洋地黄。③缺氧、酸中毒、儿茶酚胺增高、低血钾、低血镁、高血钙及其他应激状态病人对洋地黄的敏感性增高。④肾功能低下，与奎尼丁、胺碘酮、维拉帕米、硝苯地平合用，血液洋地黄浓度相对增高。⑤识别洋地黄中毒的临床表现：胃肠道反应为出现食欲缺乏，继而恶心、呕吐；神经系统表现为头痛、嗜睡、视物模糊、黄视、绿视；心脏毒性表现为各种类型的心律失常，但心电图出现 ST-T 鱼钩样改变并不代表洋地黄中毒。

一旦出现洋地黄毒性反应，应立即进行处理：①无生命威胁者可停药观察。②应用苯妥英钠或利多卡因，苯妥英钠 100mg 溶于 20mL 注射用水中，每 5～10min 缓慢静脉推注一次，总量不超过 250～300mg，以后改为口服维持 400～600mg/d；利多卡因 50～100mg 溶于葡萄糖液 20mL 中，每 5～10min 缓慢静脉推注一次，总量不超过 300mg，以后以 1～4mg/min 的速度静脉滴注维持（室性心律失常）。③补充钾盐：可静脉滴注给药，房室传导阻滞者禁用。④补充镁盐：25%硫酸镁 5mL 加入 10%葡萄糖 40mL 试探静脉注射，若呼吸、血压、脉搏无明显改变，1h 后重复注射硫酸镁 10mL，第 2～4 天每日 1～2 次。

（2）环磷酸腺苷正性肌力药　有 β 受体激动药和磷酸二酯酶抑制药，能用于慢性顽固性心力衰竭。

① β 受体激动药：常用有多巴胺和多巴酚丁胺。多巴胺宜用小剂量 2～5μg/(kg·min)，大于 10μg/(kg·min) 反而抑制左心室功能。多巴酚丁胺常用剂量为 2.5～7.5μg/(kg·min)，因增加心率和收缩血管的作用均较弱，因而优于多巴胺。

② 磷酸二酯酶抑制药：有氨力农、米力农等。通过抑制磷酸二酯酶活性，使心肌细胞钙内流加速，从而发挥其正性肌力作用。其对正常心肌的强心作用大于受损心肌。可静脉给药。短期应用，长期疗效尚不肯定。

③ β 受体阻滞药：主要用于治疗扩张型心肌病，尚不能列于治疗心力衰竭常规。试用时宜从小剂量开始，并严密观察不良反应，如低血压、心功能恶化、缓慢型心律失常等。

>>· 健康教育

（1）心理指导　鼓励病人表达恐惧，告诉病人出现夜间阵发性呼吸困难、心悸时可以采用的缓解方法，避免情绪激动。

（2）饮食指导　宜进高蛋白、高维生素、易消化的饮食，适量增加纤维素，限制钠盐摄入，且应少量多餐，避免过饱。

（3）休息和活动指导　卧床病人应每小时进行有节律的肢体锻炼，以防静脉血栓形成。活动时避免过度劳累。

（4）用药指导　教会病人识别药物的不良反应，如洋地黄中毒反应，利尿药引起的水、电解质紊乱等。

（5）出院指导

① 合理调整饮食，坚持执行饮食计划。

② 注意休息和适当活动。

③ 教会病人正确的用药方法，出院带药。

④ 发现病情变化及时就诊。

▶▶▶ 护理评价

① 病人血压、脉搏正常，尿量正常，水肿减轻。

② 病人活动耐力增加。

③ 病人睡眠后能解除疲劳。

④ 病人学会自我护理，坚持治疗。

（二）急性心力衰竭

急性心力衰竭是指由于急性心脏病变或心脏负荷突然加重引起的心排血量骤然且显著降低，导致组织、器官灌注不足和急性淤血的综合征。临床以急性左心衰竭常见，表现为急性肺水肿，重者伴心源性休克。

▶▶▶ 护理评估

（1）病史　常见原因为急性广泛性心肌梗死，急性瓣膜反流，高血压危象，严重心律失常，输液过多、过快等。

（2）主要临床表现　病人呼吸困难，呈端坐呼吸，咳嗽、咳粉红色泡沫状痰，烦躁不安，面色苍白、发绀，大汗淋漓、湿冷。

（3）心理社会评估　因病情急剧变化，有濒死感而焦虑和恐惧。

（4）护理体检　血压先升高后降低，心率、脉搏增快，呼吸急促。听诊双肺布满湿啰音和哮鸣音，心尖区奔马律。

（5）辅助检查　胸部 X 线检查可见大片蝴蝶状阴影。

▶▶▶ 护理诊断

（1）气体交换受损　与急性肺淤血有关。

（2）焦虑与恐惧　与呼吸困难、对生命的安全与否有关。

▶▶▶ 护理目标

① 病人呼吸困难、缺氧的症状和体征改善。

② 病人主诉恐惧减轻，表现舒适、放松。

▶▶▶ 护理措施

（1）立即取坐位，双腿下垂。

（2）高流量吸氧，湿化瓶内加 20%～30% 的酒精，以改善肺泡通气。

（3）收住加强监护病房，遵医嘱使用：①吗啡5～10mg皮下注射，注意有无呼吸抑制，伴颅内出血、神志障碍，慢性肺部疾病时禁用吗啡。②呋塞米20～40mg静注，注意记录尿量。③硝普钠20～40mg，每5min增加5μg/min，维持量300μg/min，注意监测血压以调整药量。④洋地黄适用于有心房颤动伴快速型心室率者或心脏增大伴心室收缩功能不全者。⑤氨茶碱0.25g加入葡萄糖溶液稀释后缓慢静脉推注。

（4）给予心理支持　呼吸困难时陪伴病人，态度镇定、热情，各项操作前作必要的解释，以减轻病人的焦虑和恐惧。

>>> **护理评价**

病人呼吸困难减轻，情绪稳定、放松。

二、冠状动脉粥样硬化性心脏病

冠状动脉粥样硬化性心脏病是指冠状动脉粥样硬化使血管腔阻塞导致心肌缺血、缺氧而引起的心脏病，与冠状动脉功能性改变所致者一起，统称为冠状动脉性心脏病，简称冠心病，亦称缺血性心脏病。

根据冠状动脉病变的部位、范围和程度的不同，本病有不同的临床特点，一般可分为五型：①隐匿型，目前倾向于称为无症状性心肌缺血；②心绞痛型；③心肌梗死型；④心力衰竭和心律失常型；⑤猝死型。

临床上心绞痛型和心肌梗死型较常见，下面重点分别进行讨论。

（一）心绞痛

心绞痛是冠状动脉供血不足，心肌急剧的、暂时的缺血和缺氧所引起的临床综合征。引起心绞痛的主要病因是冠状动脉粥样硬化，冠状动脉痉挛也可引起心绞痛。心绞痛病人至少有一支冠状动脉的主支管腔显著狭窄达横切面的75%以上。心绞痛发作时可出现左心室收缩力和收缩速度降低、射血速度减慢、左心室收缩压下降、心搏量和心排血量降低、左心室舒张末压和血容量增加等变化。心脏对机械性刺激并不敏感，但心肌缺血缺氧则引起疼痛，当冠状动脉的供血与心肌的需求之间发生矛盾，冠状动脉血流量不能满足心肌代谢的需要，引起急剧的、暂时的缺血缺氧时，即产生心绞痛。

>>> **护理评估**

（1）病史　了解病人是否摄入过多热量、脂类，是否吸烟、情绪激动。是否有高血压、糖尿病、高脂血症及家族史等。

（2）主要临床表现　以发作性胸痛为主要临床表现。是护士对病人进行评估的重点，应详细了解病人疼痛的部位、性质、诱发因素、持续时间及缓解方式。其疼痛发作有以下特征。

① 部位：疼痛多在胸骨后或心前区，常放射至左肩并沿左臂内侧至环指及小指。

② 性质：疼痛常呈沉重的压榨、紧缩、烧灼、炸裂、憋闷或窒息感。发作时，病人往往不自觉地停止原来的活动，直至症状缓解。

③ 诱因：体力活动或情绪激动是常见的诱发因素。饱食、冷空气等亦可诱发疼痛。

④ 持续时间及缓解方式：发作持续 2~3min，一般不超过 15min。去除诱因、休息或舌下含化硝酸甘油后，能在几分钟内缓解。

（3）心理社会评估　由于心绞痛发作时病人有濒死感，尤其是病情反复、频繁发作者，易产生焦虑甚至恐惧的心理反应。

（4）护理体检　多数病人常无阳性体征。心绞痛发作时可见心率加快、血压升高、面色苍白、出冷汗。心脏听诊可有第三心音或第四心音奔马律。

（5）辅助检查　注意收集实验室检查资料，如血脂、血糖、心电图、冠状动脉造影等，以便于比较病情变化。

① 心电图检查：静息心电图约半数病人在正常范围。心绞痛发作时可出现暂时性心肌缺血引起的 ST 段移位。目前采用运动负荷心电图及 24h 动态心电图检查可明显提高心肌缺血的检出率。

② 放射性核素检查：用放射性铊或锝显像所示灌注缺损提示心肌供血不足或消失区域，对心肌缺血诊断极有价值。

③ 冠状动脉造影：本检查具有确诊意义，并对治疗方案的选择和预后判断极为重要。

护理诊断

（1）疼痛　与心肌缺血、缺氧有关。
（2）活动无耐力　与氧的供需失调有关。
（3）焦虑　与疾病反复发作有关。
（4）知识缺乏　对疾病的过程及预后不够了解有关。
（5）医护合作性问题　潜在并发症：有发展为急性心肌梗死的可能。

护理目标

① 病人主诉疼痛次数减少，程度减轻。
② 病人能够识别引起疼痛的原因及诱发因素，并能够运用有效的方法缓解疼痛。
③ 病人能够掌握活动规律并保持最佳活动水平，表现为活动后不出现心律失常和缺氧表现。心率、血压、呼吸维持在预定范围。
④ 病人能够运用有效的应对机制减轻或控制焦虑。
⑤ 病人能够了解疾病的过程，说出所服药物的名称、用法、作用和副作用。

>>· 护理措施

（1）心绞痛发作时，立即让病人卧床休息，协助病人满足生活需要，减少探视，避免刺激。

（2）给予持续吸氧 2～4L/min。

（3）心绞痛发作时，遵医嘱给予：①硝酸甘油 0.3～0.6mg 舌下含化，1～2min 见效，约半小时后作用消失或用硝酸甘油 10mg 加 5% 葡萄糖注射液 500mL 静脉滴注。②硝酸异山梨酯 5～10mg，舌下含化或口服，每日 3 次，2～5min 见效，作用维持 2～3h。③心绞痛缓解期给予长效硝酸甘油制剂 2～2.5mg 口服，每 4～8h 1 次，联合应用钙通道阻滞药，可适合于预防夜间心绞痛发作。④肾上腺素能受体阻滞药：其主要作用是减慢心率，降低血压，减低心肌收缩力和氧耗量，从而避免或缓解心绞痛。不良作用有心室射血时间延长和心脏容积增加。对心功能不全、心动过缓、变异型心绞痛和支气管哮喘者不宜应用。常用制剂：普萘洛尔 10mg，每日 3～4 次；美托洛尔 50～100mg，每日 3 次；阿替洛尔 25mg，每日 2 次。⑤钙通道阻滞药：其主要作用是抑制心肌收缩，减少心肌氧耗；扩张冠状动脉，解除冠状动脉痉挛；扩张周围血管，降低动脉压；改善心肌微循环。对变异型心绞痛疗效最好。常用制剂：维拉帕米，每次 40～80mg，每日 3 次；硝苯地平 10～20mg，每日 3 次。

（4）持续心电及生命体征的监测，观察病人有无心律失常，面色、心率、呼吸及血压变化，并记录。

（5）向病人解释引起疼痛的原因，指导病人避免心绞痛的诱发因素。按心绞痛发作的规律，在必要的活动前给予硝酸甘油预防发作心绞痛，并教会病人采用放松技术，如深呼吸、全身肌肉放松。

（6）根据病人的心功能分级决定病人的活动量，鼓励病人及家属参与制定活动计划、活动量并根据病情逐渐增加，以不引起不适症状为度，避免过度疲劳。

（7）配合医师做好经皮腔内冠状动脉成形术和外科手术治疗。

>>· 健康教育

1. 心理指导

保持良好的心态，说明精神紧张、情绪激动、焦虑等不良情绪可诱发和加重病情。

2. 饮食指导

饮食宜清淡、易消化、低盐、低脂、低胆固醇，避免暴饮暴食，戒烟、酒，禁咖啡、浓茶等刺激性食物。肥胖者应限制饮食，减轻体重。

3. 活动、休息指导

① 保持充足的睡眠。

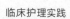

② 逐渐增加活动量，以不感到疲劳为宜。

③ 心绞痛发作时应立即停止活动。

4. 用药指导

① 指导病人正确的用药方法，讲解药物的作用、副作用及用法等，如硝酸甘油是缓解心绞痛的首选药物，发作时可用 1~2 片舌下含化，而不是吞服。

② 向病人讲解可能出现的不良反应，如头昏、头胀痛、心悸等，防止直立性低血压时所引起的晕厥。

5. 出院指导

① 根据病情调整饮食结构，坚持医生、护士建议的合理化饮食。

② 掌握活动的方法及原则，进行适当的体育锻炼。

③ 教会家属正确测量血压、脉搏、体温的方法。

④ 教会病人及家属识别与自身有关的诱发因素，如吸烟、情绪激动等。

⑤ 出院带药，给病人提供有关的书面材料，指导病人正确用药。

⑥ 教给病人门诊随访知识。

≫· 护理评价

① 病人自述心绞痛发作次数减少，并能说出诱发疼痛的因素和缓解疼痛的措施。

② 病人能进行间歇活动并掌握活动规律，活动量逐渐增加，没有出现心律失常、血压升高、心绞痛发作等。

③ 病人能识别引起疲劳的因素。

④ 病人能够合理安排生活，克制不良情绪。

⑤ 病人掌握了有关预防心绞痛发作的知识，了解药物的作用和不良反应。

（二）心肌梗死

心肌梗死是心肌的缺血性坏死。当冠状动脉粥样硬化造成管腔严重狭窄甚至完全闭塞，相应心肌的血液供应急剧减少或中断，发生严重缺血、缺氧，出现不可逆性的坏死时即形成心肌梗死。50% 心肌梗死发生于左冠状动脉前降支供血区即左心室前壁、心尖部及室间隔前三分之二，25% 心肌梗死发生在右冠状动脉供血区即左心室下后壁、室间隔后三分之一及右心室大部分。此外，还可见左冠状动脉左旋支供血区即左心室侧壁或下壁。单独右心室梗死罕见。心肌梗死时主要出现左心室收缩和舒张功能障碍，因而可发生心律失常、心力衰竭、心源性休克等的血流动力学变化。

≫· 护理评估

1. 病史

询问病人是否有重体力劳动、外科手术、情绪激动、饱餐、用力排便、肺部感染史，多数病人发病前有乏力、胸部不适，活动时心悸、气急、烦躁、心绞痛等先兆症状。

2. 主要临床表现

（1）疼痛 多于早晨发生，是最早出现的症状，其性质和部位与心绞痛相同，但诱因不明显、疼痛程度重、持续时间长，且不能因休息和含用硝酸甘油而缓解。少数病人无疼痛，一开始即出现休克和心力衰竭，也有疼痛在上腹部、放射部位不明显者。

（2）其他症状 病人可出现恶心、呕吐、上腹胀、腹泻，少数病人出现难治性呃逆。疼痛发生后 24～48h 还可出现发热、心动过速、白细胞增高和血沉增快等。体温很少超过 39℃。

（3）病人可因休克而出现面色灰白、嗜睡、出冷汗、发绀、尿少，也可因急性左心衰竭而出现呼吸困难、咳嗽、烦躁，随后因右心衰竭而出现颈静脉怒张、肝大、水肿等表现，心律失常则以室性心律失常为主，严重者出现心室颤动。

3. 心理社会评估

病人由于感到死亡逼近而恐惧，想知道如何配合才能有利于治疗，也可能由于反复发作、发生合并症，需要延长恢复期而产生焦虑。

4. 护理体检

（1）心脏体征 症状出现后 48h 内心脏触诊常见心尖或心尖与胸骨左缘之间在收缩期向外隆起，持久的收缩期向外隆起提示可能发生了左心室室壁瘤。叩诊心浊音界扩大，听诊心尖区第一心音减弱，可出现心房奔马律，少数病人出现第三心音奔马律（意味着明显的心室功能不良和左心室充盈压升高）；若心尖区出现粗糙的收缩期杂音或伴收缩中晚期喀喇音，说明有二尖瓣乳头肌功能失调或断裂；胸骨左缘第 3～4 肋间闻及新的全收缩期杂音，并伴有震颤，提示为室间隔穿孔。在梗死后 2～3 天可闻及心包摩擦音，可持续数天或数周；若摩擦音延迟出现或持久存在，应怀疑为心肌梗死后综合征。

（2）早期，心肌梗死患者常出现心动过缓和低血压，左心衰竭时肺底部闻及湿啰音。外周动脉搏动的评估对诊断并发血栓或栓塞有重要的意义。

5. 辅助检查

（1）心电图检查

① 心电图的特征性改变为：a. 宽而深的 Q 波（病理性 Q 波），在面向坏死区的导联上出现；b. ST 段抬高呈弓背向上型，在面向坏死区周围心肌损伤区的导联上出现；c. T 波倒置，在面向损伤区周围心肌缺血区的导联上出现。

在背向心肌梗死区导联上则出现相反的改变，即 R 波增高、ST 段压低和 T 波直立并增高。

② 心电图的动态改变为：a. 起病数小时内，可尚无异常或出现异常高大、两肢不对称的 T 波；b. 数小时后 ST 段明显抬高、弓背向上与直立 T 波相连接，形成单相曲线，1～2 日内出现病理性 Q 波，同时 R 波振幅降低，4 日内稳定不变，

以后 70%～80%永久存在；c. ST 段抬高持续数日至 2 周左右，逐渐回到基线水平，T 波变为平坦或倒置；d. 数周至数月后，T 波呈 V 形倒置，两肢对称、波谷尖锐，T 波倒置可永久存在，也可在数月至数年内逐渐恢复。

（2）心向量图　心肌梗死的心电向量图特点为起始向量指向梗死区的相反方向及 QRS 环继续背离梗死区。QRS 环不闭合，有 ST 段向量。

（3）实验室检查

① 血白细胞增高，中性粒细胞增多，嗜酸粒细胞减少或消失。红细胞沉降率增快。

② 血清酶水平：a. 门冬氨酸氨基转移酶（AST），起病 6～12h 开始升高，18～36h 达峰值，3～6 日恢复正常；b. 肌酸磷酸激酶（CPK），起病 4～6h 开始升高，24h 达峰值，3～4 日恢复正常；c. 乳酸脱氢酶（LDH），起病 8～10h 开始升高，2～3 日达峰值，1～2 周恢复正常水平。这几种酶中 CPK 最有价值。

③ 血清肌红蛋白较血清酶出现早，恢复快。血清肌凝蛋白轻链增高也是心肌梗死的诊断指标。

（4）放射性核素　静脉注射 ^{99m}Tc-焦磷酸盐（也可用 ^{99m}Tc-甲氧基异丁异腈），用 γ 照相机进行"热点"扫描或照相，适用于急性心肌梗死。静脉注射 ^{201}Tl 后，进行"冷点"扫描或照相，适用于陈旧性心肌梗死。二者均可估计心肌梗死的部位和范围。放射性核素心腔造影可观察心室壁的动作和左心室的射血分数，有助于判断心室功能，诊断梗死后造成的室壁运动失调和室壁瘤。

（5）超声心动图　有助于了解左心室功能和室壁的运动情况，诊断室壁瘤和乳头肌功能失调等。

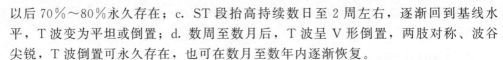

护理诊断

（1）疼痛　与心肌缺血缺氧有关。

（2）知识缺乏　与缺乏对疾病、治疗、危险因素的正确认识有关。

（3）活动无耐力　与疼痛、氧的供需失调、焦虑有关。

（4）心排血量减少　与心肌梗死有关。

（5）焦虑　与病情反复，发生心律失常、心力衰竭、休克等并发症有关。

（6）医护合作性问题　潜在并发症：心力衰竭、心律失常和心源性休克。

护理目标

① 病人主诉疼痛次数减少，程度减轻。

② 病人能够说出药物的名称、作用和不良反应，描述心肌梗死的危险因素。

③ 病人的活动耐力增加。

④ 病人的生命体征正常。

⑤ 病人能够说出焦虑的感觉和控制焦虑的方法。

▶▶· 护理措施

（1）休息　发病第一周卧床休息，协助病人满足生活需要。保持环境安静，减少探视，防止不良刺激。

（2）氧气吸入　流量为 2～4L/min，视病情持续或间断吸氧 3～7 日。

（3）严密监护　急性心肌梗死病人，应进冠心病监护病房（CCU），严密观察和监测病人的心电图、血压、呼吸等，注意心功能和尿量，必要时进行血流动力学监测，发现异常及时采取防治措施。经 5～7 日监护，病情稳定、无并发症者可转入普通病房继续治疗和护理。

（4）镇静镇痛　解除疼痛可防止梗死面积扩大和并发症的发生。可选用以下药物：①硫酸吗啡 5～10mg，皮下注射，必要时可重复，最好与阿托品合用，并注意有无呼吸抑制。②哌替啶 50～100mg，肌内注射，4～6h 重复。③疼痛轻者还可用可待因或罂粟碱 30～60mg，肌内注射或口服。④舌下含化硝酸甘油 0.3mg 或硝酸异山梨酯 5～10mg，并注意脉搏和血压。保证病人有充足的睡眠。

（5）饮食和静脉输液　饮食宜清淡、易消化、低盐、低脂。发病 4h 内要禁食，以后可进流质或半流质饮食，避免过冷、过热和过饱，少量多餐，禁烟酒。适当增加纤维素类食物，以防止便秘，便秘者可用缓泻药或开塞露。一般起病 3 天开始持续静脉补液，以维持静脉管道通畅，起到补充营养、用药和急救的作用。每日输液量以 1000～2000mL 为宜，滴速 20～30 滴/分。但血容量不足者可酌情增加输液量。而老人、心功能不全病人必须严格控制入水量。常用液体有极化液（GIK 溶液）、右旋糖酐-40、羟乙基淀粉 40、能量合剂或 5%～10% 葡萄糖液，低钠者酌情补葡萄糖氯化钠溶液，也可加入适量的复方丹参液、川芎嗪等。

（6）抗休克　对休克者采取抗休克措施，如补充血容量，应用升压药、血管扩张药以及纠正酸中毒，避免脑缺氧，保护肾功能。无效者可用主动脉内气囊反搏术辅助循环，做选择性动脉造影后行坏死心肌切除和主动脉冠状动脉旁路移植手术。护士应做好术前准备、手术配合和术后护理。

（7）控制心律失常　出现室性心律失常应及时处理，可用利多卡因 50～100mg 静脉注射，必要时隔 5～10min 重复一次，至期前收缩消失或总量达到 300mg 时，改用静脉滴注，速度 1～3mg/min。病情稳定后再改用美西律口服。出现心室颤动者，立即采用非同步直流电除颤。缓慢型心律失常者可用阿托品 0.5～1mg 肌内或静脉注射。

（8）心力衰竭的处理　主要处理急性左心衰竭，按急性心力衰竭的护理常规进行护理。

（9）溶栓疗法、激光疗法、经皮腔内冠状动脉成形术可重建冠状动脉血流，使心肌再灌。溶栓疗法常用尿激酶、链激酶、组织型纤溶酶原激活剂等。治疗过程中应注意观察有无出血倾向，尤应注意有无危及生命的出血，如颅内、脊髓、纵隔或心包出血。同时应注意监测胸痛减轻的程度、心电图变化，实验室检查如血常规、血小板、纤维蛋白、凝血酶原时间、激活的全血凝固过程等，并应在溶栓前做好抢救准备，发现室性心律失常及时处理。

（10）其他　还可应用促进心肌代谢药物、极化液疗法、右旋糖酐-40或羟乙基淀粉40、β受体阻滞药、钙通道阻滞药和转换酶抑制药，也可应用抗凝疗法。

（11）与病人一起制定活动计划。

>> · 健康教育

（1）心理指导　针对病人的思想顾虑给予解释，消除病人的紧张心理。

（2）饮食指导　发病后48h内给予清淡流质饮食，严格控制饱和脂肪和单糖类，如有可能用不饱和脂肪代替。嘱病人进食勿过饱，戒除烟酒等不良嗜好。

（3）防止便秘　排便时勿用力，对便秘者可用开塞露或缓泻药。

（4）休息和活动指导　绝对卧床休息期间，训练病人养成床上排便的习惯。当病情稳定后，允许病人在床上翻身，做被动运动等，以后逐渐增加活动量，鼓励病人下床活动。但应密切观察病人的生命体征，教会病人识别运动过量的征兆，如呼吸困难、胸痛、心率加快以及疲乏的感觉等。

（5）用药指导　向病人讲解药物的作用及不良反应，发现异常及时与医护人员联系。

（6）出院指导

① 出院前进行运动试验，告诉病人活动时逐渐增加运动量，并随时监测心率的变化。

② 注意保暖、预防感染：寒冷和感染可引起胸痛发作，故应劝告病人在严寒的冬天应避免户外活动。

③ 教会病人控制疼痛的方法；并随身携带急救药物，如硝酸甘油。

④ 教育病人按时服药，定期到医院复诊。

>> · 护理评价

① 病人疼痛减轻。

② 病人能遵医嘱服药，说出治疗的重要性。

③ 病人的活动量增加、心率正常。

④ 生命体征维持在正常范围。

⑤ 病人看起来放松。

三、原发性高血压

原发性高血压是指原因不明的高血压，可引起严重的心脑肾并发症，是脑卒中和冠心病的主要危险因素之一。成人高血压：收缩压（SBP）≥140mmHg和（或）舒张压（DBP）≥90mmHg。其基本病理为小血管主要是小动脉平滑肌的痉挛和平滑肌细胞增殖。发病机制尚不太清楚。目前认为，交感神经-肾上腺髓质系统（SAS）激活、肾素-血管紧张素系统（RAS）激活，血管平滑肌细胞膜阳离子转运异常，三者引起血管收缩，血管平滑肌细胞增殖而使管腔变窄，血管壁对血管活性物质的敏感性和反应性增高。再加遗传易感性与环境因素，如摄盐过多、肥胖、饮酒、情绪紧张、过劳等因素共同作用，造成血压调节失常，外周血管阻力增高、心排血量和血容量增加而导致高血压。

>>· 护理评估

1. 病史

应询问有无高血压家族史，有无高盐、低钙、低钾的饮食习惯和烟酒嗜好，是否长期处在精神紧张和过度疲劳的状态，体重指数（BMI）是否偏高等。

2. 主要临床表现

（1）高血压分类 1999 年世界卫生组织/国际高血压联盟制定了高血压诊断治疗标准。

（2）心血管危险绝对水平的分层

① 低危组：一级高血压患者，无心血管疾病的危险因素。

② 中危组：一级高血压伴 1～2 个危险因素。

③ 高危组：包括 3 个危险因素，有糖尿病或靶器官损害的一级或二级高血压，以及不伴其他危险因素的三级高血压患者。

④ 极高危组：三级高血压，有一种或一种以上的危险因素，以及有临床心血管疾病或肾脏疾病的所有患者。

（3）靶器官损害 左心室肥厚；蛋白尿和（或）血肌酐浓度升高（1.2～2.0μg/dL）；动脉粥样硬化斑块；视网膜动脉狭窄。

（4）相关临床情况

① 脑血管疾病：缺血性脑卒中，脑出血，TIA。

② 心脏疾病：心肌梗死，心绞痛，冠脉重建术，心力衰竭。

③ 肾脏疾病：糖尿病肾病，肾功能衰竭，血浆肌酐＞2.0μg/dL。

④ 血管疾病：夹层动脉瘤，有症状性动脉疾病。

⑤ 视网膜病变：出血或渗出，视盘水肿。

3. 心理社会评估

高血压病人可出现情绪紧张不安，希望能尽快去除疾病，常不能坚持长期治疗，对饮食控制不理解，出现并发症后病人容易丧失信心，情绪低落。

4. 护理体检

护士应监测病人的血压，测量身高、体重，注意颈动脉、上下肢动脉的搏动情况，颈、腹部有无血管杂音以及病人的眼底等。尚需注意有无心、脑、肾并发症的体征。

5. 辅助检查

为一般性的检查，如全血细胞计数、尿液分析、血清钾浓度、血清钠浓度、空腹血糖、血清胆固醇、血清尿素氮、血清肌酐、心电图和胸部 X 线检查等。近年来，已能用小型携带式血压记录仪测定 24h 动态血压。

>>· 护理诊断

（1）活动无耐力　与疲乏、头晕和心脏受损有关。

（2）知识缺乏　缺乏对疾病、治疗、饮食控制的正确认识。

（3）心、脑、肾及外周组织灌注不足　与血管外周阻力增加有关。

（4）执行医疗方案无效　与治疗复杂、需长期坚持有关。

（5）营养失调　高于机体需要量与饮食过多、活动减少有关。

（6）医护合作性问题　潜在并发症：脑卒中、心力衰竭、尿毒症、高血压危象。

>>· 护理目标

① 病人能够说出活动耐力差的原因，主诉活动时舒适感增加。

② 病人能够说出常用药物的名称、剂量、作用和不良反应，并能参与讨论饮食控制的方法。

③ 病人能够保持足够的组织灌流量。

④ 病人能够描述和愿意配合治疗计划。

⑤ 病人能够保持理想体重。

>>· 护理措施

（1）控制体重　体重与血压呈正相关，减轻体重能使高血压的发生率减少 28%～48%。减轻体重的方法有两种：一是限制过量饮食，二是增加运动量。护士应与病人一起制定饮食计划和活动计划。

（2）限制钠盐　高钠可使交感神经兴奋，外周阻力增加，血压升高。对盐的摄入控制在 5～6g/d，限盐常不易被患者所接受，可采用下述方法：①将盐集中放在一个菜中；②用糖醋调味；③避免食用腌制品。

（3）限制烟酒和咖啡　酒精和咖啡也会影响血压，故建议高血压病人限制饮酒量，必要时完全戒烟酒，饮咖啡亦应限制。

（4）活动　如快步行走、慢跑、游泳、骑自行车等活动，不但能够降压，而且还能减轻体重，一般从小运动量开始，逐渐增加，且应观察有无呼吸困难或胸痛等症状，以防猝死。事先最好做运动试验，以选择合适的强度和时间。

（5）松弛疗法　如缓慢地深呼吸，全身肌肉放松等，适合于中老年人及有心血管并发症的高血压病人。

（6）药物治疗及护理　常用的抗高血压药包括利尿药、肾上腺素能受体阻滞药、血管扩张药、血管紧张素转换酶抑制药、钙通道阻滞药等。

① 利尿药：由于排钠利尿使血容量降低而降压。噻嗪类应用普遍，因长期使用可致血糖、血脂及血尿酸升高，血钾降低，使冠心病发病率升高，故不再作为一线抗高血压药，但对肥胖病人和容量依赖性高血压病人疗效较好。氢氯噻嗪12.5mg，每日 1～2 次。保钾利尿药螺内酯与噻嗪类合用能防止钾丢失。非噻嗪类利尿药吲达帕胺 2.5mg 每日一次，1 周后血压明显下降，4 周后血压趋稳定水平。不良反应少，被推荐为一线抗高血压药。

② 肾上腺能受体阻滞药：β 受体阻滞药阿替洛尔 12.5～50mg，每日 1～2 次，美托洛尔 25～100mg，每日 2 次，支气管收缩和外周血管收缩较轻，适合长期服用。

③ 血管扩张药：利尿药和 β 受体阻滞药联合仍不能控制血压时，可用血管扩张药。

④ 血管紧张素转换酶抑制药：抑制转换酶（ACE），使血压下降。卡托普利宜从小剂量 12.5mg 开始，每日 2～3 次，可增至 25mg，每日 2～3 次，副作用有干咳、味觉异常、皮疹等。但肾功能不全者或肾血管性高血压时慎用。

⑤ 钙通道阻滞药：阻滞 Ca^{2+} 内流和细胞内 Ca^{2+} 移动，使心肌和外周血管收缩性降低，阻力降低，血压下降。常用硝苯地平 15～60mg，分 3 次服用。维拉帕米 120～360mg，分 3 次服用，地尔硫草 90～180mg，分 3 次服用。氨氯地平 5～10mg，每日 1 次。拉息地平 4～8mg，每日 1 次。

护士应劝告病人利尿药勿与巴比妥类、麻醉药同服，以防直立性低血压，注意监测血清电解质、尿素氮、尿酸的浓度等。

应用 β 受体阻滞药，应教会病人测脉搏以防心动过缓等心律失常，并且不可突然停药，注意有无心力衰竭症状。

服用钙通道阻滞药特别是硝苯地平，应注意有无低血压，服用维拉帕米应监测脉搏是否有心动过缓。

应用转化酶抑制药需检查尿中蛋白和白细胞，以判定有无肾损害及其程度。该类药物可引起味觉丧失、食欲降低。

（7）高血压危象的护理 高血压危象包括恶性高血压等需立即降压的情况。

① 病人进入加强监护病房：吸氧并接受严密监测，监测的项目包括尿量、血压、中心静脉压和微血管楔嵌压。继续监测心电图，以评估心肌的缺血情况和心律失常。

② 卧床休息：翻身时宜慢。

③ 遵医嘱给予抗高血压药、镇静药和脱水药，但应注意降压不宜太快，也不宜降得太低。

④ 硝普钠是治疗高血压危象的首选药，使用过程中用输液泵，每 24h 更换溶液，用不透光材料包裹输液瓶和输液器，调节点滴速度使其稳定降压至预定水平。并应监测血中氰化物水平＞10mg/mL，立即停药。

⑤ 防止病人受伤。

（8）密切观察病情 及早预测和发现心、脑、肾并发症并协助医师处理。

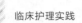

>>· **健康教育**

（1）饮食指导　教会病人改变膳食结构：①限制钠盐；②增加钾摄入（绿叶菜、豆类、根茎类蔬菜和香蕉、杏、梅类水果含钾丰富）；③增加钙摄入（牛奶、豆类、新鲜蔬菜）；④增加优质蛋白（动物蛋白和豆类蛋白）；⑤保持脂肪酸的良好比例（以植物油为主）；⑥限制饮食中的热量。

（2）活动指导　督促病人执行活动计划，以控制及减轻体重。

（3）戒烟酒　讲明烟酒与心血管病的关系，使病人自觉禁烟酒。

（4）用药指导　教给病人抗高血压药物的基本知识，使其了解药物的作用、常用剂量及不良反应等。

（5）出院指导

① 指导病人坚持合理的饮食及适当的活动。

② 教会病人测量并记录血压。

③ 教会病人使用松弛疗法，以减轻压力。

④ 出院带药，并予以指导。

>>· **护理评价**

① 病人活动后不感疲乏。

② 病人能描述高血压的症状，了解所用药物的作用及不良反应，饮食结构合理。

③ 病人血压、脉搏正常，皮肤温暖。

④ 能遵医嘱服药、配合治疗。

⑤ 体重降至预定范围。

第三节　消化系统疾病

一、消化性溃疡

消化性溃疡主要是指发生在胃和十二指肠球部的慢性溃疡，因溃疡的形成有多种因素，其中酸性胃液对黏膜的消化作用是溃疡形成的基本因素，故称消化性溃疡。临床上十二指肠溃疡比胃溃疡多见，两者之比约为 3：1。十二指肠溃疡好发于青壮年，胃溃疡发病年龄较十二指肠溃疡约迟 10 年。

>>· **护理评估**

（1）病史　询问病人饮食习惯，有无食用过冷、过热、粗糙、酸辣等刺激性食物；有无慢性胃炎、十二指肠球炎病史；是否长期服用阿司匹林、糖皮质激素药物；是否有吸烟嗜好，以及精神长期处于紧张情况；并了解其家族史。

（2）主要临床表现　消化性溃疡的表现以慢性、周期性、节律性疼痛为特点，病史少则几年，多则十几年甚至更长。

① 上腹疼痛：上腹节律性疼痛为主要症状。性质为钝痛、灼痛、胀痛或剧痛。有时呈饥饿样不适。溃疡疼痛与饮食之间的关系密切。十二指肠溃疡于餐后 3～4h 发生疼痛，进餐后缓解，也有午夜疼痛。胃溃疡于餐后 0.5～1h 发生疼痛，下次餐前自行消失。十二指肠溃疡的疼痛位于中上腹或脐上方，或脐上方偏右处；胃溃疡疼痛也多位于中上腹，在剑突下或剑突下偏左。

② 胃肠道症状：病人有恶心、呕吐、畏食、嗳气、反酸、体重减轻。部分病人有失眠、缓脉、多汗等表现。

（3）心理社会评估　由于消化性溃疡具有反复发作，节律性疼痛，病人易产生紧张、焦虑心理，并发出血、梗阻时，病人易产生恐惧的心理，而紧张恐惧的精神因素又可诱发和加重病情。

（4）护理体检　发作期常有上腹部局限性压痛。出现并发症时可有相应体征。

（5）辅助检查

① 胃镜检查：是确诊消化性溃疡、评定溃疡活动程度，有无恶变以及疗效评定的最佳方法。并能通过活检管道采取活体组织做病理学检查。

② X 线钡餐检查：多采用气-钡双重造影，发现龛影是诊断溃疡的直接证据。

③ 幽门螺杆菌检查：采用活体组织做尿素酶试验、细菌培养、组织涂片等方法，可获阳性结果。

④ 胃液分析：胃溃疡病人胃酸分泌正常或稍低，十二指肠溃疡胃酸分泌过多。一般以基础排酸量和用五肽胃泌素刺激后的最大排酸量为明显。如果最大排酸量很低或缺乏，应高度怀疑溃疡恶变，如果基础排酸量和最大排酸量分泌均升高，提示有胃泌素可能。

⑤ 粪便潜血试验：活动期消化性溃疡常有少量渗血，粪便潜血试验呈阳性。但应排除假阳性。

>>· 护理诊断

（1）舒适的改变　上腹痛，与胃酸分泌过多有关。

（2）营养失调　低于机体需要量，与畏食、呕吐、梗阻有关。

（3）睡眠形态紊乱　与十二指肠溃疡节律疼痛有关。

（4）焦虑　与溃疡反复发作、病程长有关。

（5）医护合作性问题　潜在并发症：上消化道出血、穿孔、幽门梗阻、癌变。

>>· 护理目标

① 病人主诉上腹疼痛缓解或消失。

② 病人消化道症状得以控制，营养状况改善，体重增加。

③ 病人能根据疼痛发生规律，合理安排工作与休息时间。

④ 病人能够运用有效的应对措施，缓解疼痛，克制紧张、焦虑心理。

⑤ 病人能够配合治疗和护理，防止并发症发生。

▶▶ 护理措施

1. 休息

轻症者适当休息。可参加轻微的工作。急性活动期应卧床休息。

2. 饮食

宜选用营养丰富、清淡、易消化食物，以利促进胃黏膜修复和提高抵抗能力。急性活动期应少食多餐，以牛奶、稀饭、面条等偏碱性食物为宜，少食可中和胃酸，减少胃饥饿性蠕动，少食也可避免过饱所引起的胃窦部扩张增加胃泌素分泌。忌食生冷、油炸、浓茶等刺激性食物。

3. 心理护理

不良的心理因素可诱发和加重病情，而消化性溃疡的病人因疼痛刺激或并发出血，易产生紧张、焦虑等不良情绪，使胃黏膜保护因素减弱，损害因素增加，使病情加重，故应为病人创造安静、舒适的环境，减少不良刺激；同时多与病人交谈，使病人了解本病的诱发因素、疾病过程和治疗效果，使其克服焦虑、紧张心理，增强治疗信心。

4. 药物治疗与护理

（1）降低对黏膜侵袭力的药物

① H_2 受体拮抗药：能阻止组胺与其 H_2 受体相结合，使壁细胞胃酸分泌减少。常用西咪替丁 800mg，雷尼替丁 300mg，法莫替丁 40mg 等，分 2 次服用或夜间 1 次服用。胃溃疡疗程 6～8 周，十二指肠溃疡 4～6 周。西咪替丁作用最弱，法莫替丁作用最强。

② 质子泵抑制药：奥美拉唑，每日 20～40mg，能抑制 24h 胃酸分泌的 90%，对基础胃酸和刺激后的胃酸分泌均有作用。服药后 2～3 天控制症状，并使溃疡很快愈合，疗程 6～8 周。不良反应很少见。

③ 制酸药：胶体铝镁合剂（氢氧化铝和镁铝合剂）15～30mL，每日 3 次，餐间服用中和胃酸作用可达 3～4h，并能促进黏膜修复。长期服用后可致骨质疏松。

（2）增强胃黏膜防御力的药物

① 枸橼酸铋钾：在酸性胃液中，能与溃疡面渗出的蛋白质相结合，形成保护膜覆盖溃疡，使溃疡面免受胃酸侵袭，并能杀灭幽门螺杆菌。常用 120mg，每日 4 次，餐前口服，疗程 8 周。可使大便变成黑色，此药含铋的吸收量很少，但有积蓄作用，故不能长期服用，防止中毒。

② 硫糖铝：作用与枸橼酸铋钾相同，常用 1g，每日 4 次口服。能引起便秘，有肾衰竭者不宜服用。

（3）根除幽门螺杆菌药物 临床采用 H_2 受体拮抗药或质子泵抑制药与阿莫西林二联合用，或再加用甲硝唑三联合用，细菌根除率可达 90%，十二指肠溃疡复发率下降到 10% 以下。常用阿莫西林 0.5～1.0g、甲硝唑 0.2～0.4g、呋喃唑酮 0.1g，每日 3～4 次口服。

（4）抗胆碱能药 可选用阿托品 0.3mg，溴丙胺太林 15mg，颠茄合剂 10mL，每日 3～4 次口服。主要作用减少胃酸分泌、解痉、镇痛等。同时还可延缓胃排空时间，故适用于十二指肠溃疡，青光眼、幽门梗阻者禁用。此类药不良反应较多，如口干、心动过速、视物模糊、尿潴留等。

5. 并发症的观察及护理

应定时测量生命体征、面色变化，密切观察腹痛部位、性质、时间与饮食、气候、药物、情绪等关系；同时应注意观察呕吐物、粪便颜色、量、性状等，以利及时发现和处理出血、穿孔、梗阻、癌变等并发症。

（1）出血 上消化道出血是本病最常见的并发症之一，有 15%～25% 的病人并发出血，部分病人还以上消化道出血为首发表现。若发现病人腹痛症状加重，恶心、心慌，提示有出血先兆，应嘱病人立即卧床休息，并继续观察。出血量的多少与被侵蚀的血管大小有关，当溃疡侵蚀到大血管时，可引起大量呕血，当出血量超过 1500mL 时会发生周围循环衰竭、休克等，应立即配合医生，紧急输血，补充血容量，给予氧气吸入、止血药物等处理。

（2）穿孔 穿孔是消化性溃疡最严重的并发症。当病人在饱餐、剧烈活动、饮酒或劳累后，突然发生上腹部剧烈而持续性疼痛，应高度怀疑有穿孔的可能。穿孔是指溃疡穿透浆膜层而达游离腹腔，十二指肠或胃内容物流入腹腔，导致急性弥漫性腹膜炎，并可迅速波及全腹。病人卧床，双腿卷曲，不愿移动，有烦躁不安、面色苍白、四肢湿冷、心动过速、休克，腹壁呈板样僵直，有压痛和反跳痛，肠鸣音减低或消失，腹部 X 线透视可见膈下游离气体。应早期发现病情，立即给予禁食、禁水、胃肠减压、静脉输液等处理，争取在穿孔后 6～8h 内明确诊断，及时手术则预后良好。

（3）幽门梗阻 大多由十二指肠溃疡或幽门溃疡引起。由溃疡周围组织炎性充血、水肿或幽门痉挛引起的梗阻称暂时性梗阻（亦称功能性梗阻）；由溃疡愈合瘢痕收缩或粘连引起的梗阻称持续性梗阻（亦称器质性梗阻）。当病人出现上腹持续性胀痛、嗳气、反酸，且餐后加重，常呕吐大量发酵宿食，为幽门梗阻的典型表现；严重而持久的呕吐，可致失水或低氯低钾性碱中毒、营养不良等。腹部可见胃型、蠕动波、振水音。严重者应立即禁食，给予胃肠减压、静脉输液和补充电解质，以维持水、酸碱平衡。必要时可每晚睡前用 3% 盐水做胃灌洗。准确记录出入液量。完全性梗阻需手术治疗时，应立即配合做好术前准备。

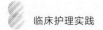

>>> **健康教育**

1. 心理指导

指导病人了解紧张、焦虑的心理可增加胃酸的分泌，诱发疼痛加重或溃疡复发。指导病人采用放松技术，如转移注意力、听音乐、全身放松等，保持乐观精神，促进溃疡愈合。

2. 活动与休息指导

① 根据病情严格掌握活动量，以不感到劳累和诱发腹痛、穿孔为原则，餐后避免剧烈活动，起床和如厕时动作宜慢，防止直立性低血压而晕倒跌伤。

② 有夜间疼痛时，指导病人夜间加服 1 次制酸药，保证夜间睡眠。

3. 饮食指导

指导病人应定时进餐，不宜过饱，生活应有规律，有烟、酒嗜好者应戒除。

4. 用药指导

① 指导病人服药方法、时间。如制酸药片剂应咬碎，餐后 1～1.5h 服用，可增加疗效；保护胃黏膜药宜餐前服。

② 指导病人了解可能出现的药物不良反应，如口干、视物模糊、尿潴留、头痛、乏力、皮疹等，停药后会恢复正常。

5. 出院指导

① 坚持消化性溃疡饮食原则，避免过度的精神紧张。

② 坚持消化性溃疡正规治疗，按疗程服药，不能自行停药或减量，防止复发。

③ 禁用或慎用非甾体抗炎药物，在秋冬或冬春变换季节应注意保暖，防止诱发溃疡。

④ 注意劳逸结合，选择合适的锻炼方式，提高机体抗病能力。

⑤ 出院带药：介绍药名、剂量、服法，必要时提供书面资料。

⑥ 指导病人门诊随访知识，如有疼痛持续不减、疼痛规律消失、排黑粪等应立即门诊检查。

>>> **护理评价**

① 病人主诉疼痛缓解或消失。

② 病人及家属能回答消化性溃疡饮食的重要性及饮食原则，病人食欲增加，营养改善，贫血纠正，体重增加。

③ 病人腹痛消失，夜间安睡，保证了充足的睡眠。

④ 病人能采用应对措施，克服焦虑心理，保证轻松愉快的心情。

⑤ 病人未发生并发症。

二、肝硬化

肝硬化是一种常见的由一种或多种病因长期反复作用引起的慢性、进行性、弥漫性肝病。

>>· **护理评估**

1. 病史

了解病人有无感染乙型、丙型病毒性肝炎史；了解病人居住环境和职业，是否有疫水接触史，是否长期接触四氯化碳、磷、砷剂等化学毒物史；是否长期服用双醋酚丁、四环素、甲基多巴等药物史；是否长期酗酒以及有无慢性肠炎、慢性心力衰竭、缩窄性心包炎等病史，有无肝豆状核变性等代谢疾病史。

2. 主要临床表现

肝硬化起病隐匿，发展缓慢，病程长，其临床表现分为代偿期和失代偿期，但两期界限不明显。

（1）代偿期　临床表现常不明显，或缺乏特异性，常见乏力、食欲缺乏、口干、恶心、厌油、嗳气及腹胀等，重者可出现呕吐、腹痛、腹泻等。多呈间歇性，劳累时出现或加重，休息和治疗后缓解。

（2）失代偿期　主要出现肝功能减退和门脉高压症两大类临床表现。

① 肝功能减退的临床表现

a. 全身症状明显：病人消瘦、乏力、低热、营养状况差、皮肤干枯粗糙、面色灰暗黝黑呈肝病面容；可出现口角炎、多发性神经炎、夜盲及水肿等。其原因与进食少、热量不足及糖、蛋白质、脂肪代谢障碍等有关。

b. 消化道症状：明显食欲缺乏、畏食、上腹饱胀、对脂肪和蛋白质耐受性差，容易出现恶心、呕吐、腹泻等。以上症状与肝硬化门脉高压时胃肠道淤血、水肿、消化吸收障碍和肠道菌群失调有关。若出现黄疸，提示肝细胞严重损害和广泛坏死。

c. 出血倾向和贫血：摩擦处皮肤易见出血点，常有鼻出血、牙龈出血、皮肤紫癜、月经过多，严重时出现胃肠黏膜弥漫性出血等。出血的原因是多方面的，与肝合成凝血因子减少、脾功能亢进和毛细血管脆性增加有关。2/3 的病人呈轻到中度贫血。贫血原因有营养不良、肠道吸收障碍、胃肠失血和脾功能亢进等。

d. 内分泌失调：肝功能减退时对雌激素的灭活能力降低，致使雌激素、雄激素平衡失调，表现雌激素增多、雄激素减少。男性表现性欲减退、睾丸萎缩、乳房发育和毛发脱落。女性病人有月经不调、闭经、不孕等。并可在面部、颈部、前胸、肩背和上肢出现蜘蛛痣或毛细血管扩张。肝掌是指在手掌的大、小鱼际和指端腹侧出现红斑，与雌激素增多、血管舒张有关。肝功能减退时致继发性醛固酮和抗利尿激素增多，引起水、钠潴留，尿量减少，促进腹水形成。还可见病人面部和其他暴露部位皮肤色素沉着，与肾上腺皮质功能减退有关。

② 门脉高压症表现：门脉系统阻力增加和血流量增多，是形成门脉高压的机制；脾大、侧支循环的建立与开放，腹水是诊断门脉高压症的特征性表现。

a. 脾大：脾因长期淤血而引起轻中度肿大，部分可达脐下。上消化道大出血后，脾可暂时缩小，甚至不能触及。晚期可有脾功能亢进，表现有白细胞、血小板和红细胞计数减少。

b. 侧支循环的建立与开放：门静脉压力增加后，来自消化道和脾的回心血液流经肝受阻，导致门静脉系统许多部位与体循环之间建立侧支循环。较重要的侧支循环有：食管下段与胃底静脉曲张，系门静脉系的胃冠状静脉和腔静脉系的食管静脉、肋间静脉、奇静脉等开放沟通。在各种诱因刺激下，可导致曲张静脉破裂出血，发生呕血、黑粪、出血性休克等；腹壁与脐周静脉曲张，门脉高压时脐静脉重新开放，与附脐静脉、腹壁静脉等连接，在脐周和腹壁可见迂曲的静脉，并以脐为中心向上及向下腹壁延伸；痔核形成即门静脉系统的痔上静脉与腔静脉系统的痔中、痔下静脉吻合扩张形成痔核，破裂时可引起便血。

c. 腹水：腹水是肝硬化失代偿期最突出的表现。失代偿期 75% 以上有腹水。轻者腹胀，大量腹水时出现呼吸困难、心悸、腹部隆起，皮肤绷紧发亮、脐疝、下肢水肿。部分病人出现胸腔积液。

3. 心理社会评估

因为肝硬化病程长，预后差，病人易产生焦虑、悲观心理。

4. 护理体检

肝病面容、消瘦，面部、颈、上胸可见蜘蛛痣，肝掌。早期肝脾大，表面光滑、质中等，晚期可触及结节或颗粒状，一般无压痛。部分病人腹膨隆呈蛙状腹，可见脐疝，有移动性浊音和低热。

5. 辅助检查

（1）血常规　失代偿期有贫血，脾功能亢进时白细胞、红细胞和血小板计数减少。

（2）尿常规　黄疸时可出现胆红素，并有尿胆原增加，可见尿蛋白、管型和血尿。

（3）肝功能　失代偿期血清白蛋白降低，球蛋白增高，白蛋白/球蛋白比例降低或倒置。转氨酶轻中度增高，GPT 增高较明显。

（4）B 型超声波　显示脾大，脾静脉和门静脉增宽。腹水时可见液性暗区。

（5）腹水检查　一般为漏出液，如并发腹膜炎时可呈渗出液。

（6）食管吞钡 X 线检查　食管静脉曲张，X 线显示虫蚀样或蚯蚓状充盈缺损；胃底静脉曲张，可见菊花样充盈缺损。

（7）免疫学检查　IgG 增高明显，IgA、IgM 亦增高，HBsAg 可呈阳性反应。

（8）内镜检查　可直接窥视静脉曲张及其部位和程度。

≫· 护理诊断

（1）舒适的改变　腹胀、肝区疼痛，与门脉高压腹水有关。

（2）营养失调　低于机体需要量，与门脉高压胃肠道淤血、消化吸收障碍有关。

    （3）活动无耐力 疲乏无力，与肝功能减退有关。

    （4）体液过多 腹水，与门脉高压、低蛋白血症有关。

    （5）焦虑 与病程长、预后差有关。

    （6）医护合作性问题 潜在并发症：上消化道出血，肝性脑病、感染，肝肾综合征，原发性腹膜炎。

>>· 护理目标

    ① 病人主诉腹胀、肝区痛消失或减轻。

    ② 病人消化功能改善，食欲增加，营养状况好转。

    ③ 病人主诉软弱无力消失或减轻，活动耐力增加。

    ④ 病人腹水消退，腹围减小。

    ⑤ 病人能够采用有效的防卫措施，克制焦虑、悲观心理。

    ⑥ 积极避免和尽量减少减轻并发症的发生。

>>· 护理措施

    （1）合理安排休息，肝功能代偿期可适当参加轻工作，防止劳累；失代偿期或有并发症者，应卧床休息，有利减轻肝负担，改善肝血液循环，促进肝功能恢复，促进腹水消退，减轻腹痛症状。

    （2）饮食宜选用高热量、高蛋白、富含维生素、适量脂肪和易消化食物。每日热量供给 8～13kJ，每日蛋白质 100g 左右，以促进肝细胞修复，但有肝性脑病时，应禁食蛋白质；多吃新鲜蔬菜、水果，忌食粗糙、油炸、辛辣等刺激性食物。

    （3）药物治疗与护理 肝硬化目前尚无特效治疗方法，关键在早期诊断，加强一般治疗，延长代偿期；对失代偿期病人应加强对症治疗，改善肝功能，防治并发症，以及手术治疗。

    ① 支持治疗：补充多种维生素和助消化药物，如 B 族维生素、维生素 C、维生素 A、维生素 D、维生素 E、维生素 K、酵母片，畏食、恶心、呕吐症状明显者可静脉输入高渗葡萄糖以补充热量，并加维生素 C、氯化钾、胰岛素，必要时可输注复方氨基酸、人体白蛋白、血浆、鲜血等，以促进肝细胞修复，维持水、电解质、酸碱平衡。有出血倾向、营养不良者，可按医嘱给予维生素 K、维生素 B_1、叶酸、肌苷等口服。

    ② 抗纤维化治疗：秋水仙碱有抗炎症和抗纤维化作用，对肝储备功能尚好的代偿期肝硬化有一定疗效。剂量每日 1g，分 2 次服，每周服药 5 天。副作用有胃肠道反应、粒细胞减少，长期服用应定期检查血象。另外还可采用中药活血化瘀，能改善症状和肝功能，如丹参注射液每日 10～20mL（相当于生药 15～30g）加入10%葡萄糖注射液 250mL 静滴，30 天一个疗程，一般用三个疗程，或丹参饮片每日 15～30g，水煎服，用 3～6 个月；桃仁 8～15g 煎汤，每天分 2～3 次服。还有

苦杏仁苷注射液、当归、黄芪、冬虫夏草等均可选用。

（4）腹水病人的护理

① 大量腹水取半卧位，使膈下降，增加肺活量，改善呼吸困难症状。

② 加强皮肤清洁护理，定时变换体位，保持床垫柔软平整，避免压伤或擦伤皮肤引起感染。有下肢、阴囊水肿者，可用小海绵垫起保护，防止破损渗液导致感染。

③ 低盐或无盐饮食：钠盐限制在每日 2g（氯化钠 0.8g）；入水量限制在每日 1000mL 左右，低钠血症明显者，入水量应限在 500mL 以内。

④ 观察利尿药效果：利尿药一般以联合、间歇、交替应用为原则，如螺内酯 20~40mg 每日 2 次，必要时同时加用氢氯噻嗪或呋塞米，用排钾利尿药时注意补钾。准确记录 24h 出入液量，定时测量体重、腹围，观察腹水消长情况。利尿效果以每周体重减轻不超过 2kg 为宜，过快或过强利尿会引起有效血容量和电解质大量丢失，诱发肾衰竭、电解质紊乱和肝性脑病。

⑤ 用甘露醇导泻，增加水、钠排出。此外，对大量顽固性腹水需做腹腔穿刺放液，腹水浓缩回输时应做好相应护理。根据需要按医嘱静脉输注血浆、白蛋白和新鲜血等治疗，以提高血浆胶体渗透压。

⑥ 对肝功能损害轻和无并发症者，可做各种分流术、断流术和脾切除术等手术治疗，降低门脉压力和消除脾功能亢进症状。

（5）心理护理　护士应多关心、体贴病人，主动满足护理需求，介绍肝硬化的基本知识，说明保持良好心理、树立治疗信心可以推迟和延长代偿期，并发动家属和同事多给予支持与鼓励，使病人缓解和消除不良心理。

（6）并发症的观察与护理

① 上消化道出血：为本病最常见的并发症。由门脉高压食管-胃底静脉曲张破裂引起。应经常观察病人有无恶心、呕吐、黑粪等表现。如发现大呕血，应立即卧床、禁食，迅速建立静脉通道，及时补充血容量、输液、输血、止血等抢救处理，保持呼吸道通畅，防止诱发肝性脑病。对需急诊进行内镜下食管静脉硬化治疗或静脉套扎治疗术者，应做好术前准备。做好双气囊三腔管压迫止血的护理准备。

② 肝性脑病：是本病最严重的并发症，也是最常见的死亡原因。病人正在出血、服用利尿药等诱因存在时，应密切观察神志变化，如发现有性格改变、行为异常时，应及时告知医师，按肝性脑病护理原则护理。

③ 感染：肝硬化病人由于营养障碍、脾功能亢进，机体抵抗力低下，常易并发各种感染，如肺炎、胆道感染、大肠杆菌败血症和自发性腹膜炎等。应密切观察病人一般情况、体温变化、腹痛变化、腹水变化等，发现感染应及时处理，以免加重肝细胞损害。

④ 肝肾综合征：由于大量腹水，使有效循环血容量不足，引起功能性肾衰竭。病人表现有自发性少尿或无尿、氮质血症、稀释性低钠血症和低尿钠症，但肾无重要病理改变，主要是肾血管收缩导致肾皮质血流量减少和肾小球滤过率持续降低。应积极配合抢救处理，控制和消除诱发因素，严格控制输液量与速度，按医嘱输入

右旋糖酐、白蛋白和血管活性药物如多巴胺，改善肾血流量，避免强烈利尿。准确记录出入液量。

⑤ 原发性肝癌：短期内肝迅速增大，持续性肝区疼痛，发现肝表面肿块、血性腹水等，应考虑原发性肝癌。需做进一步的检查确诊，选用治疗方法，应做好对症护理。

>>· 健康教育

（1）心理指导　鼓励病人及时反映心理问题，解除思想顾虑和压力，保持心情愉快，树立治疗信心，可促进康复。

（2）饮食指导　坚持肝硬化饮食原则，避免摄入大量蛋白质、粗糙、油煎食物，以免诱发出血、昏迷等，戒除烟、酒嗜好，防止便秘。注意饮食卫生，防止病毒性肝炎、寄生虫及慢性肠道感染。

（3）活动、休息指导

① 根据肝功能代偿或失代偿期掌握活动原则，活动量以不感到劳累和诱发出血等发生为宜。

② 生活应有规律性，合理安排休息时间，按时就寝，保证充足睡眠。

（4）用药指导

① 指导病人正确用药方法及注意事项，如片剂、丸剂应碾碎后服用，避免诱发出血，通过静脉给予护肝药时宜缓慢滴入，不能自行调速。

② 避免应用对肝有损害的药物，应在医生指导下用药，不能自行滥用护肝药。

（5）出院指导

① 指导病人根据病情随时调整饮食结构。告诉病人及家属少盐、无盐的具体概念和称量方法。

② 注意劳逸结合，避免劳累，适当进行体育锻炼，如散步、做体操、打太极拳等，注意保暖，防止感染。

③ 教会病人正确测量体温、脉搏、呼吸、血压、腹围、体重等的方法，并学会观察呕吐物、排泄物的异常变化。

④ 指导病人加强劳动保护，防止各种化学毒物中毒。

⑤ 出院带药介绍药物名称、剂量、用法，必要时提供书面资料。

⑥ 指导病人门诊随访知识。定期门诊复诊和检测肝功能，发现并发症先兆应及时就诊。

>>· 护理评价

① 病人主诉肝区疼痛症状缓解。

② 病人肝功能改善，食欲增加，体重增加，营养状况好转。

③ 病人能掌握活动原则，活动耐力增加，活动后未出现乏力、头昏、心悸等症状。

④ 病人腹水消退，每日进、出液量基本平衡。

⑤ 病人主诉焦虑、悲观心理消失或减轻。

⑥ 病人提高了自护能力，积极配合治疗与护理，避免和减轻了并发症的发生。

三、原发性肝癌

原发性肝癌是自肝细胞或肝内胆管细胞发生的癌肿，在我国占恶性肿瘤的第三位，仅次于胃癌和食管癌。

原发性肝癌的病因目前尚未完全肯定，可能与乙型肝炎病毒、丙型肝炎病毒、肝硬化、黄曲霉毒素 B_1、饮用水污染和其他化学致癌物质等有关。

（1）病毒性肝炎　　肝癌病人血清 HBsAg 及其他乙型肝炎标志的阳性率可达 90%，近年发现丙型肝炎病毒感染与肝癌的发病密切有关。

（2）肝硬化　　原发性肝癌病人合并肝硬化者占 50%～90%。肝细胞损害引起再生或不典型增生过程中即发生肝细胞恶变。在欧美国家，肝癌常发生在酒精性肝硬化的基础上。

（3）黄曲霉毒素　　被黄曲霉毒素污染的霉玉米和霉花生能致肝癌。在粮、油等食品受黄曲霉毒素 B_1 污染严重的地区，肝癌发病率高。

（4）饮用水污染　　地面水常被有机致癌物（如六氯苯、苯并芘、氯仿等）污染。池塘中生长的蓝绿藻是强致癌植物，可污染水源。饮沟塘水与饮井水的居民肝癌病死率有明显差别，饮地面水发病率高。

（5）其他因素　　化学物质如亚硝胺类、偶氮芥类、酒精、有机氯农药及寄生虫等均是致癌因素。

>> 护理评估

1. 病史

了解病人有无乙型、丙型病毒性肝炎感染史，肝硬化病史，感染时间长短以及治疗情况；了解病人生活习惯及生活环境，是否长期食用发霉粮食或霉制品，是否长期饮用被致癌物污染的沟塘水；了解病人职业，是否长期接触有机氯农药、亚硝胺类、酒精等致癌因素。

2. 主要临床表现

本病起病隐匿，早期缺乏典型症状，常经 AFP 普查检出的早期肝癌可无症状和体征，一旦症状明显，则多属中晚期。

（1）肝区疼痛　　肝区疼痛是常见症状，约半数以上病人有肝区疼痛，呈持续性胀痛或钝痛，与肿瘤增长快速、肝包膜被牵拉有关。肿瘤生长缓慢，可无痛或轻微钝痛，如病变侵犯膈，疼痛可牵涉右肩，如肝表面癌结节破裂，可引起剧烈腹痛，产生急腹症表现，出血量大会引起晕厥和休克的表现。

（2）肝大　　肝进行性大，质坚硬，表面凸凹不平，有大小不等的结节或巨块，边缘钝而不整齐，有压痛。癌肿在膈面者可使膈明显抬高。癌肿在右肋弓下或剑突下时，上腹可呈局部隆起或饱满。位于肝下缘的癌结节最容易触到。

（3）黄疸 晚期出现，可因肝细胞损害或肿瘤压迫侵犯肝门附近胆管或癌组织和血块脱落引起胆道梗阻所致。

（4）肝硬化征象 肝癌伴肝硬化门脉高压者有脾大、腹水、静脉侧支循环等表现。腹水迅速增多，一般为漏出液。血性腹水多因癌肿侵犯肝包膜或向腹腔内破溃而引起，或因腹膜转移癌引起。

（5）全身性表现 进行性消瘦、发热、食欲缺乏、乏力、营养不良和恶病质等。少数肝病病人由于癌肿本身代谢异常而致病人的内分泌或代谢异常，产生特殊的全身表现，如低血糖症、红细胞增多症较常见，高血钙、高血脂、类癌等罕见。对肝大且伴有上述表现的病人，应警惕肝癌的存在。

（6）转移灶表现 肿瘤通过血行、淋巴和种植途径转移，以血行转移最常见。肺部转移几乎达半数，其次为肾上腺、骨、肾、脑等部位。如胸腔转移可有胸腔积液征，骨骼或脊柱转移可有局部压痛或神经受压表现。

3. 心理社会评估

由于原发性肝癌是恶性肿瘤之一，一旦确诊，病人表现恐惧、惊慌感，产生恐惧、悲观心理。

4. 护理体检

慢性重病容，面色晦暗，上腹可呈现局部隆起或饱满，肋下可触及肿块，质坚硬，表面凸凹不平，有压痛。皮肤、巩膜可见黄染，部分病人有腹部膨隆、移动性浊音、脾大。有感染者体温升高。

5. 辅助检查

（1）甲胎蛋白（AFP）测定 是诊断肝细胞肝癌最特异的标志物。肝细胞癌AFP 阳性率为 $70\%\sim90\%$，诊断标准为 AFP 定量$>500\mu g/L$ 且持续 4 周，AFP由低浓度逐渐升高且不降者，$AFP>200\mu g/L$ 以上的中等水平且持续 8 周，并排除假阳性者。

（2）γ-谷氨酰转肽酶同工酶（GGT-Ⅱ） GGT-Ⅱ在原发性和转移性癌的阳性率可提高到 90%，特异性达 97.1%。在 AFP 低浓度时 GGT-Ⅱ也可有较高的阳性率，在小细胞肝癌中 GGT-Ⅱ阳性为 78.6%。

（3）异常凝血酶原（AP） 肝癌细胞本身有合成和释放谷氨酸羧化不全的异常凝血酶原的功能，用放免法测定 $AP>300\mu g/L$ 为阳性，肝细胞癌病人的阳性率为 67%。而良性肝病、转移性肝癌时，仅少数呈阳性，因此对亚临床癌有早期诊断价值。

（4）肝穿刺活体组织检查、腹腔镜检查可确诊，必要时可行剖腹探查。

（5）B 超、CT、磁共振以及选择性肝动脉造影等对肝癌定性及定位诊断均很有价值。

>> 护理诊断

（1）舒适的改变 肝区疼痛，与癌肿增大、牵拉肝包膜有关。

（2）恐惧　与确诊原发性肝癌有关。

（3）营养失调　低于机体需要量，与食欲缺乏长期消耗有关。

（4）知识缺乏　与对疾病缺乏了解有关。

（5）医护合作性问题　潜在并发症：上消化道出血、肝性脑病、继发感染、癌结节破裂出血。

▶▶▶ 护理目标

① 病人主诉肝区疼痛缓解或程度减轻。

② 病人能保持乐观精神，正确认识疾病，克制焦虑、悲观等不良情绪。

③ 病人进食量逐渐增加，营养改善。

④ 病人能够了解肝癌的发病因素、疾病过程及有关治疗。

⑤ 病人能配合治疗与护理，避免或减轻并发症发生。

▶▶▶ 护理措施

1. 缓解疼痛护理

根据病情合理安排休息，给予舒适体位。有大量腹水、呼吸困难时应半卧位和氧气吸入。观察腹痛部位、疼痛性质、有无放射等，病人往往因疼痛剧烈而影响睡眠、进食、情绪等，护士应尽一切可能减轻病人痛苦。创造安静、舒适的休养环境，避免和减少刺激；指导病人采用放松技术：如疼痛时做深呼吸、全身肌肉放松、变换体位；或转移注意力等，腹痛持续剧烈时可适当应用镇痛药和小量镇静药，应鼓励病人尽量发挥自身潜力缓解疼痛，不能完全依赖止痛药。

2. 饮食

宜选用高蛋白、高维生素、高热量、促进组织修复和易消化的食物。对食欲差、消化道反应明显病人，应供给病人平时喜爱的食品，并注意饮食的色、香、味调配，以增进病人食欲，提高抵抗力，有利化疗、放疗的顺利进行。

3. 心理护理

护士应主动关心、体贴、帮助病人，多与病人交谈，了解病人的心理活动和对治疗护理要求，有针对性地做好心身护理。对病人的心理状态、承受能力、文化修养进行全面的调查、评估后，根据不同的心理类型给予疏导和鼓励。应安慰和关心家属，保持稳定的情绪，在有限的时间内，多带给病人亲情、温情，使病人能顺利接受治疗和护理。

4. 治疗与护理

（1）手术治疗　手术切除是目前根治原发性肝癌的最好治疗方法。早期肝癌做肝叶切除有可能治愈。如果肿瘤不宜切除，可考虑做肝动脉插管进行局部化学药物灌注治疗，效果优于全身化疗；还有肝动脉结扎或门静脉分支结扎，以减少肝癌的血流供应；采用液氮冷冻或激光治疗，有条件者可做肝移植术。护士应做好术前、术后护理。

（2）放射治疗　肝癌对放射治疗不够敏感，近年常用放射能源为^{60}Co 直线加速器，以及技术改进，一些病灶较为局限、肝功能较好的早期病人，如能耐受 40Gy（400rad）以上的放射剂量，疗效则显著提高。

（3）化学抗癌药物治疗

① 肝动脉栓塞化疗：采用肝动脉栓塞化疗，效果明显优于全身化疗。经皮穿刺股动脉，在 X 线透视下将导管插至肝固有动脉及其分支，然后注射抗癌药和栓塞剂，阻断肿瘤血供，肝脏局部可获得较高的化疗药物浓度，现多采用抗癌药加吸收性明胶海绵或抗癌药加碘化油。一般每 4～6 周重复肝动脉栓塞化疗 1 次，经 2～5 次治疗，使肝癌明显缩小，可获得手术切除机会。肝动脉栓塞化疗后病人有伤口处出血、消化道反应、发热、右上腹疼痛等不良反应；应做好对症护理，如穿刺部位以沙袋压迫 12h，病人绝对平卧 12h，卧床休息 24h，定时观察伤口渗血情况及体温、脉搏、呼吸、血压变化；呕吐时，保持呼吸道通畅，做好口腔护理；发现体温持续升高、剧烈腹痛等，应考虑有无肺部感染、急性胰腺炎等并发症发生。

② 经皮穿刺乙醇注射疗法：用无水乙醇直接注射到肿瘤中，使癌细胞脱水变性，肿瘤血管凝固、栓塞而产生疗效。

③ 联合化疗：如顺氯氨钠 20mg＋氟尿嘧啶 750～1000mg 静脉滴注 5 天，每月 1 次，3～4 次为 1 个疗程。多柔比星 40～60mg 第 1 天，继以氟尿嘧啶 500～750mg 静脉滴注 5 天，每月 1 次，连续 3～4 次为 1 个疗程。

（4）生物和免疫治疗　如用干扰素、肿瘤坏死因子、白介素-2 进行治疗。主要通过激活体内杀伤细胞起攻击肿瘤细胞的作用。

5. 并发症的观察与护理

观察病人呕吐物、排泄物颜色，发现有呕血、黑粪应立即配合医师按上消化道出血原则处理；在观察中发现病人有性格改变、行为异常，提示有肝性脑病，应做好安全护理和给予降氨药物。发现病人突发右上腹剧痛、体温升高等，应考虑有无癌结节破裂出血、感染等并发症，应及早做有关检查和处理。

>> **健康教育**

（1）心理指导　说明原发性肝癌早期发现后做手术切除可能治愈，另外还有肝动脉栓塞、化疗等多种治疗方法，使病人树立治疗信心，保持乐观精神，消除焦虑、悲观心理，促进康复。

（2）饮食指导　注意饮食、饮水卫生，养成良好饮食习惯，不吃发霉食物和发霉制品，戒除饮酒嗜好，多吃新鲜蔬菜、水果，以提高机体抵抗力，降低癌症发病率。

（3）活动休息指导

① 掌握活动原则，避免剧烈运动、提拿重物，防止外力对肝区撞击，以免诱发出血。

② 长期卧床的重症病人，应指导床上活动，防止肌肉萎缩。

③ 生活应有规律，劳逸结合，保证充足的睡眠。

（4）用药指导　避免应用对肝损害的药物，应在医生指导下用药。化疗药物有消化道反应、静脉炎等，可在实施化疗前先口服镇吐药，减慢输液速度等可减轻反应。

（5）出院指导

① 坚持饮食原则，保证营养摄入，提高机体抗病能力。

② 适当进行体育锻炼如散步、下棋等，切忌剧烈活动、劳累。

③ 注意保暖，防止受凉，以免诱发感染等。

④ 对 HBsAg 阳性者，指导其家属应检测血中乙型和丙型肝炎标志物，阴性者应注射乙肝疫苗。

⑤ 指导病人门诊随访知识，定期门诊复诊，检测有关化验指标。

≫· 护理评价

① 病人主诉肝区疼痛缓解。

② 病人能够有效调整自身情绪，主诉恐惧、悲观心理消失或减轻，主动配合治疗、护理。

③ 病人营养状况好转，食欲增加，未出现恶病质。

④ 病人及家属能回答原发性肝癌的基本知识。

⑤ 病人对疾病有了正确的认识，提高了自护能力，未发生并发症。

四、胃癌

胃癌是消化道最常见的恶性肿瘤之一，居消化道癌肿的第一位。

≫· 护理评估

（1）护理病史　了解病人是否长期食用发霉食物及发霉制品、盐腌食物、烟熏食物、饮用被污染的水源等；有无长期接触农药史；了解有无家族史；了解有无慢性萎缩性胃炎、胃手术、恶性贫血、胃溃疡、幽门螺杆菌感染等病史。

（2）主要临床表现及并发症　早期胃癌可无症状亦无体征。进展期胃癌最早出现的是上腹不适与疼痛，餐后为甚，继之上腹痛持续，不能为抑酸药所缓解，剧烈而持续性上腹痛放射至背部时表示肿瘤已穿透入胰腺。病人常同时伴有胃纳差、食无味、软弱无力、体重减轻及贫血等，胃窦癌引起幽门梗阻者常有恶心、呕吐；溃疡型癌可引起呕血或黑粪，贲门癌累及食管下段时出现咽下困难。癌肿转移至肝及腹膜而产生腹水时则有腹胀满不适。

癌肿转移症状：腹水，黄疸，肝大以及肺、脑、心、卵巢、骨髓等转移而引起的相应症状。

（3）心理社会评估　早期症状不明显易被忽视，一旦症状明显则可确诊胃癌，病人产生紧张、恐惧心理。

（4）护理体检　可见贫血貌、恶病质、皮肤巩膜黄染，上腹可触及肿块，有压痛。有远处转移时可有左锁骨上与腋下肿大的淋巴结，肝显著大并触及坚实结节。部分病人腹部膨隆，有移动性浊音。直肠指诊在直肠周围触到肿块等。

（5）辅助检查

① 实验室检查：粪便潜血试验呈持续阳性。

② 内镜检查：胃镜检查结合黏膜活检、刷取脱落细胞是目前诊断胃癌的可靠方法。

③ X线钡餐检查：为胃癌主要诊断方法之一，加压投照和气钡双重对比等检查对检出早期癌变和胃壁微小病变很有价值。进展期胃癌的 X 线比较明确，诊断率可达 90％以上。尤其是对早期胃癌的诊断价值很大。可显示充盈缺损、龛影、胃壁僵硬、皱襞中断、蠕动消失等特征。

>> 护理诊断

（1）紧张、恐惧　与持续疼痛有关。

（2）舒适的改变（疼痛）　与胃癌进展期有关。

（3）营养失调（低于机体需要量）　与食欲缺乏、能量消耗有关。

（4）活动无耐力　与胃癌晚期有关。

（5）医护合作性问题　潜在并发症：出血、梗阻、穿孔。

>> 护理目标

① 病人能够采取有效方法控制和缓解紧张、恐惧心理。

② 病人主诉上腹疼痛减轻。

③ 病人营养状况好转，食欲增加，恶心、呕吐、乏力等症状缓解。

④ 病人能掌握活动原则，进行日常活动时不感到疲乏，活动耐力增加。

⑤ 病人能配合治疗、护理，避免和减轻并发症发生。

>> 护理措施

（1）心理护理　护士应多接触病人，向病人表示关心、体贴。认真听取病人自身感受的叙述，并给予支持与鼓励，介绍有关胃癌治疗进展信息，提高病人治疗信心，解除紧张、恐惧心理。

（2）饮食护理　供给蛋白质、糖类和富含维生素食品，保证足够热量，以改善病人营养状况，提高机体抵抗力。对食欲缺乏者应少食多餐，并选用适合病人口味的食品和烹饪方法，以增进食欲。

（3）缓解疼痛的护理　轻症病人或缓解期病人可适当参加日常活动，以不感到劳累、腹痛为原则，重症病人应卧床休息，给予舒适体位，减少刺激，避免诱发疼痛。疼痛剧烈时，可腹部热敷、针灸镇痛等，必要时应用镇痛药、镇静药。指导病人采用应对措施，如听音乐、看画报、与病人交谈等以转移注意力，减轻或缓解疼痛。

（4）治疗与护理

① 早期胃癌手术切除为首选，如已有局部淋巴结转移，应同时加以清扫，还可用电灼、激光或微波做局部灼除；进展期病人无远处转移时应手术切除或扩大根治术；已有转移者，一般不做胃切除，仅做姑息手术以改善营养。护士应做好术前准备，安慰病人，使其顺利接受手术。

② 化学药物治疗：在术前、术中、术后常用抗癌药物以作为辅助手术治疗，抗癌药有抑制癌细胞扩散和杀伤残存的癌细胞作用，提高手术疗效。一般早期癌术后不用化疗；中晚期癌术后必须化疗。视病情可单一给予氟尿嘧啶、丝裂霉素或喃氟啶；或采用联合化疗。凡未做根治性切除或不能手术者，可试用联合化疗，联合化疗可增加抗癌效果而不增加药物毒性，或减低毒性而不减少疗效。常用氟尿嘧啶、丝裂霉素、喃氟啶、多柔比星和顺铂等。对化疗病人应观察药物的不良反应，如恶心、呕吐明显，应用止吐药、镇静药，或针灸合谷、足三里。保持呼吸道通畅；对白细胞减少、出现肝功能损害时，应做好相应护理，预防感染。

③ 静脉输入高能量营养以增强病人体质，使更能耐受手术和化疗。

（5）并发症的观察与护理

① 出血：观察生命体征、面色、大便颜色等，发现呕血、黑粪，应立即与医生联系，做好紧急处理。

② 梗阻：发现病人腹部胀痛、食后加重、呕吐隔夜食，提示有幽门或贲门梗阻，应立即禁食、胃肠减压、静脉输液等。完全性肠梗阻需手术治疗者，应做好术前准备。

③ 穿孔：病人突然持续性上腹剧痛、皮肤湿冷、脉搏细弱，并有腹部体征，应立即与医生联系，并做好紧急处理或术前准备。

>> 健康教育

（1）心理指导　指导病人保持良好的心理状态，安心接受治疗与护理，有利于疾病的康复，当有紧张、恐惧感时，应及时排除，如找人交谈、听轻松愉快的音乐等，使情绪稳定。

（2）饮食指导　加强饮食、饮水卫生，不吃霉变、霉制食品及烟熏、腌制食物和咸菜。多吃新鲜蔬菜、水果、乳及乳制品和优质蛋白质食物，可降低胃癌的发生。

（3）活动休息指导　生活有规律，保证充足的睡眠。根据病情及体力，掌握活动规律。

（4）用药指导　向病人讲解化疗药物的作用与不良反应，如恶心、呕吐、白细胞减少、脱发等，向病人说明疼痛发作时不能完全依赖麻醉药，以免成瘾，应发挥自身应对能力。

（5）出院指导

① 注意营养，建立良好的饮食习惯。

② 合理安排休息与活动，掌握活动原则，活动时一旦出现头晕、腹痛等不适，应立即卧床休息。

③ 教会病人及家属如何早期识别并发症，如呕吐发酵食物、排柏油样黑粪。

④ 指导出院带药，讲解药物名称、剂量、用法等，必要时提供书面资料。

⑤ 指导病人门诊随访知识。定期门诊复诊，定期检测血象及肝、肾功能等。

>>· **护理评价**

① 病人主诉紧张、恐惧感消失或减轻。

② 病人主诉上腹疼痛减轻或缓解。

③ 病人营养改善，表现食欲增加、体重增加、贫血纠正。

④ 病人主诉活动后无头昏、心慌，表现耐力增加。

⑤ 病人配合治疗与护理，未发生并发症。

五、急性胰腺炎

急性胰腺炎是指胰腺及其周围组织被胰腺分泌的消化酶自身消化的化学性炎症，是常见的消化系急症之一。急性胰腺炎的病因较为复杂，我国则以胆道疾病多见。

（1）胆道疾病　胆道结石、炎症或胆道蛔虫堵塞胆总管，壶腹部出口梗阻，胆管内压增高，胆汁、十二指肠液反流入胰管，激活胰腺消化酶，引起急性胰腺炎。胆道炎症时细菌毒素可通过胆胰间淋巴交通支激活胰腺消化酶，引起急性胰腺炎。

（2）胰管阻塞　胰管结石或蛔虫、狭窄、肿瘤等可引起胰管梗阻，胰管内压增高，胰腺腺泡破裂，胰液与消化酶溢入间质，引起急性胰腺炎。

（3）酗酒和暴饮暴食，使胰腺分泌过度旺盛；剧烈呕吐时十二指肠内压增高，导致十二指肠液反流入胰管，引起急性胰腺炎。

（4）其他　如手术与创伤、外伤、急性传染病、内分泌与代谢障碍、药物等引起。还有遗传或原因不明的特发性胰腺炎。

>>· **护理评估**

1. 病史

了解病人有无胆道结石、炎症、胆道蛔虫等病史；了解病人发病前饮食情况，有无暴饮、暴食、酗酒等病史；了解病人有无胆、胰、胃手术、腹部钝挫伤史；了解病人有无甲状腺肿瘤、糖尿病、尿毒症等病史。

2. 主要临床表现

（1）腹痛　为本病的主要症状，多在急性胆道疾病或酗酒饱食后出现急性腹

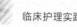

痛。腹痛多居上腹中部,亦有偏左或偏右,轻者钝痛,重者呈绞痛、钻痛或刀割样痛,可向腰背部放射,取弯腰抱膝体位可减轻疼痛。水肿型腹痛 3～5 天后缓解,坏死型者病情发展迅速,腹痛持续时间较长,发生腹膜炎时可有全腹痛。应注意少数年老体弱者有时可腹痛轻微或无腹痛。

(2)恶心、呕吐及腹胀 起病即伴恶心、呕吐,频繁剧烈的呕吐者可吐出胆汁或咖啡样液体,多同时有腹胀,出血坏死型者腹胀明显或有麻痹性肠梗阻。

(3)发热 水肿型者中度发热,少数为高热。一般持续 3～5 天,出血坏死型发热较高且持续不退,应考虑胰腺继发腹腔感染。

(4)休克 仅见于出血坏死型。病人烦躁不安,皮肤苍白、湿冷、呈花斑状,脉搏细弱。可因血液和血浆大量渗出,引起血容量不足、血压下降,也可因剧烈呕吐丢失体液和电解质、感染等引起。

(5)水、电解质及酸碱平衡紊乱 多有轻重不等的脱水,呕吐频繁可有代谢性碱中毒。出血坏死者有明显脱水与代谢性酸中毒,常伴有血钾、血镁降低。

(6)局部并发症 ①假性囊肿多于发病 3～4 周后形成,多居胰腺体尾部,破裂后可形成胰性腹水,合并感染时体温升高。②胰腺脓肿多发生于病程 2 周以后,常居体尾部或头部后方,病人出现明显感染征象。

3. 心理社会评估

急性胰腺炎易反复发作,会有剧烈的腹痛与呕吐,病人常产生紧张、恐惧心理。

4. 护理体检

急性重病容,部分病人可见皮肤巩膜黄染,体温升高,脉搏细弱或不规则,血压下降;水肿型上腹压痛,轻度腹肌紧张;坏死型腹肌紧张,压痛、反跳痛;重者腹部膨隆,有移动性浊音,肠鸣音减弱或消失,腹两侧及脐部有灰紫色斑。

5. 辅助检查

(1)血清淀粉酶 发病 2～12h 后即升高,＞350U(Somogyi)应考虑本病,＞500U 即可确诊。一般持续 3～5 天后即可恢复。但血清淀粉酶的高低并不与病情成正比,应予注意。

(2)尿淀粉酶 较血淀粉酶升高稍晚,且下降也较慢,一般发病后 12～24h 上升,可持续 1～2 周。尿淀粉酶＞500～1000U(Somogyi)具有诊断价值。

(3)血清脂肪酶测定 发病 48～72h 后,血清脂肪酶升高超过 1.5U,可持续5～10 天,其升高时间较晚,故对早期诊断价值不如淀粉酶,适用于胰腺炎恢复期。

(4)淀粉酶、肌酐清除率比值(CAm/CCr%) 正常均值＜5%,急性胰腺炎时,肾对血清淀粉酶清除率增加,而对肌酐清除率无改变,CAm/CCr 的值增加可达 3 倍。

(5)其他检查 白细胞计数升高,血糖增高,血脂增高,血钙降低,血清胆红素增高,低氧血症,腹部超声与 CT 可见胰腺弥漫增大,腹部 X 线平片可见肠麻痹或肠梗阻,心电图有异常改变。

>>> 护理诊断

（1）疼痛 与胰腺化学性炎症有关。

（2）体液不足（脱水） 与频繁呕吐、禁食、发热有关。

（3）焦虑 与剧烈腹痛时，对疾病过程缺乏了解有关。

（4）医护合作性问题 潜在并发症：消化道出血、感染、多器官功能衰竭。

>>> 护理目标

① 病人主诉腹痛缓解或减轻。

② 病人水与电解质保持平衡，表现皮肤弹性好，尿量正常，血压、心率稳定。

③ 病人组织灌注量正常，表现血管充盈良好，血压稳定在正常水平，四肢温暖。

④ 病人能够描述胰腺炎的症状、诱发因素；掌握控制疼痛和避免诱因的方法。

⑤ 病人避免或减轻并发症发生。

>>> 护理措施

1. 减轻或消除疼痛护理

病人应绝对卧床休息，给予弯腰抱膝体位可减轻疼痛，保持安静、舒适的环境，避免刺激。禁食、禁水，胃肠减压，以减少胃液与胰腺分泌，缓解腹痛、腹胀症状，指导病人缓解腹痛技术，如变换体位、深呼吸、看画报等，以转移注意力。腹痛严重者，给予解痉镇痛药，按医嘱给予阿托品 0.5mg 或山莨菪碱 10mg 肌内注射，腹痛剧烈可加用哌替啶 50～100mg；镇静可用地西泮 10mg 肌内注射，忌用吗啡。应用阿托品药物时，应注意观察阿托品不良反应与急性胰腺炎病情加重的区别。腹痛基本缓解，上腹压痛消失，可进少量低脂低糖流质，以后逐渐恢复到正常饮食。并向病人解释禁食的目的和重要性，使其能主动配合饮食护理。

2. 维持水、电解质平衡及有效循环的护理

水肿型胰腺炎，经 3～5 天治疗后，病情控制。出血坏死型胰腺炎病情重而复杂，常发生休克及水、电解质失衡。发现休克，立即给予静脉输液，配血、输血、输入白蛋白、补充电解质、维持有效循环血量，纠正休克，并给予平卧、双下肢抬高体位，吸入氧气，观察尿量，记录24h出入水量。必要时测定中心静脉压，根据压力变化调节输液量，以保护心肺功能。病人出现手足抽搐和低镁血症时，应静脉注射葡萄糖酸钙和肌内注射硫酸镁。密切观察生命体征，及时留取标本，动态观察血淀粉酶、尿淀粉酶、电解质、血气分析变化，以便综合评估病情。出血坏死型胰腺炎经内科治疗效果不好，有以下情况者应考虑手术治疗：①诊断不明，疑有腹腔脏器穿孔或肠坏死者；②伴有胆道梗阻、黄疸加深者；③腹膜炎无好转者；④并发

胰腺脓肿或假性囊肿者。护士应配合做好术前准备。

3. 药物治疗与护理

（1）抑制胃酸分泌

① 如 H_2 受体拮抗药可用西咪替丁 800mg、雷尼替丁 300mg 等均分 2 次给药。质子泵抑制药可用奥美拉唑等，通过减少胃酸，从而抑制胰液分泌。

② 生长抑素及其类似物治疗坏死型胰腺炎效果好，如生长抑素 14 肽（施他宁）首剂 $250\mu g$ 静注，随后每小时静滴 $250\mu g$，持续 5～7 天；此外还有生长抑素 8 肽（奥曲肽）可选用。

③ 胰酶抑制剂：抑肽酶每次 10 万 U，每日 2 次，静滴 5～8 天。

（2）抗生素　并发感染或胆源性胰腺炎，需及时选用抗生素。常用青霉素、氨苄西林、头孢菌素外，还可选用氧氟沙星、环丙沙星，最好合用甲硝唑，以杀灭厌氧菌。

（3）中药治疗　常用清胰汤，成分有黄连、黄芩、白芍、木香、芒硝、大黄粉、柴胡，根据病情加减。对急性水肿型胰腺炎效果好。

4. 心理护理

经常巡视、关心病人，及时解决病人的痛苦及护理要求；做各种治疗、护理时，动作应轻快，尽量减少刺激。向病人介绍本病的基本知识、治疗方法及效果，使其消除紧张、恐惧心理，主动配合饮食及各种治疗。

5. 并发症的观察与护理

（1）消化道出血　发现病人有呕血、黑粪，应按上消化道出血护理。

（2）感染　发现病人有发热，呈弛张热型，腹痛加剧，出现腹部体征，提示有胰腺脓肿、腹膜炎等感染，如出现呼吸困难逐渐加重、少尿、血 BUN 升高则提示 ARDS 和急性肾衰竭等，应立即配合给予抗感染、机械通气、腹膜透析、激素应用或气管切开等紧急处理和护理。

≫· 健康教育

（1）心理指导　说明焦虑、恐惧的心理可加重和诱发疾病，保持良好的心理状态可促进康复。如出现焦虑时，鼓励病人采取应对措施，如看画报、听音乐等，消除和减轻不良心理。

（2）饮食指导　向病人解释建立良好饮食习惯的重要性，宜用低脂、易消化饮食，避免暴饮暴食以及刺激性食品，注意饮食卫生、餐前便后洗手，防止感染蛔虫，戒除酗酒习惯。

（3）指导病人应积极治疗慢性疾病，如胆道疾病、十二指肠反流等，防止复发。

（4）活动休息指导　注意劳逸结合，保证充足睡眠，根据病情逐渐增加活动量，以不诱发腹痛为原则。

（5）用药指导　指导病人正确用药，讲解药物的作用及不良反应，如制酸药应餐后服用，生长抑素用后可能出现消化道反应、眩晕、过敏等，停药后会恢复正常。

（6）出院指导

① 注意节制饮食，防止暴饮暴食和脂肪饱餐，坚持合理的饮食结构。

② 掌握活动原则，合理安排工作和休息，避免精神紧张、情绪激动，进行适当的体育锻炼，以增强体质。

③ 教会病人及家属避免引起急性胰腺炎发作的诱发因素。

④ 出院带药：介绍药物的名称、剂量、服法，必要时写成书面资料。

⑤ 指导病人门诊随访知识，定期门诊复诊，如有病情复发，可随时就诊。

>>· **护理评价**

① 病人主诉腹痛消失或缓解。

② 病人保持水、电解质、酸碱平衡。表现皮肤有弹性、尿量正常。

③ 病人有效循环血量正常，表现生命体征稳定。

④ 病人提高了自护能力，缓解和减轻了并发症的发生。

第四节　泌尿系统疾病

一、急性肾小球肾炎

急性肾小球肾炎是由于某些微生物引起机体免疫反应而导致双侧肾脏弥漫性的炎症反应。其基本的发病机制系循环免疫复合体、原位免疫复合体形成或肾基底膜抗体的免疫反应所致。其主要病理改变为肾小球内皮和系膜细胞弥漫性增生，重者可有渗出和肾小球毛细血管样坏死。临床主要表现为起病急骤、病程短、蛋白尿、血尿、尿少、水肿、高血压、短暂肾功能损害和全身症状。治疗上以控制感染、休息和对症处理为主。急性肾小球肾炎是可以治愈的疾病。多数病例自然痊愈，部分病例病程迁延或转为慢性肾炎，少数死于高血压脑病、充血性心力衰竭和肾衰竭等严重并发症。恢复期保护肾脏甚为重要。

>>· **护理评估**

（1）病史　注意询问近期（1～3周）内有无急性呼吸道或皮肤感染病史，尿量、颜色有无改变及全身症状。

（2）主要临床表现　① 全身症状有疲乏、精神不振、腰酸、头痛、恶心等；②眼睑及面部水肿，以后逐渐波及全身；③ 80%～90%病人可出现轻至中度高血压，多呈一过性，少数病例出现持续性高血压，超过4～8周提示病情严重，有演变成慢性肾小球肾炎的可能；④血尿和蛋白尿为常见的初发症状，几乎所有病例均有明显镜下血尿，肉眼血尿 40%～70%，呈混浊洗肉水样或棕褐色呈酱油样，出现血尿症状时多兼有蛋白尿；⑤肾功能检查为暂时性血尿素氮和肌酐轻度升高，随尿量增多，肾功能恢复。

（3）常见的严重并发症　①急性心力衰竭；②高血压脑病；③急性肾功能衰竭。

（4）心理社会评估　因起病较急，全身不适，突然见到血尿后，十分恐惧，心理负担重，尤其诊断明确后，担心变为慢性，不能治愈，易产生焦虑心理。

（5）护理体验　注意观察水肿部位及严重程度、尿液改变情况及尿量。有无贫血貌。

（6）辅助检查
① 抗链球菌溶血素"O"滴度增高。
② 血沉增快。
③ 血清补体 C3 浓度降低。

▶▶· 护理诊断

（1）体液过多　与肾小球滤过率降低、水钠潴留有关。
（2）舒适的改变（疼痛）　与炎症反应及感染有关。
（3）焦虑　与全身症状明显，病人缺乏疾病的有关知识有关。

▶▶· 护理措施

① 急性期让病人卧床休息，有利于增加尿量，在肉眼血尿消失、水肿消退、血压恢复正常后可逐渐增加活动。
② 遵医嘱给利尿药、抗高血压药及抗生素治疗，并观察药物疗效，准确记录24h 出入量。
③ 尽量避免肌内和皮下注射，因水肿常致药物吸收不良。注射后需按压较长时间，以免药液自针孔处向外渗出，并注意局部清洁，防止继发感染。
④ 给易消化、富含维生素的低盐饮食，出现高血压、肾衰竭或心力衰竭症状时，限制液体入量；出现氮质血症、少尿时限制蛋白质入量，可给予优质蛋白。

▶▶· 健康教育

（1）心理指导　向病人讲解疾病的过程，耐心解答病人的疑问，解除病人思想顾虑。
（2）活动、休息指导　注意休息，避免劳累及受凉，防止呼吸道感染，尽量不去公共场所。
（3）饮食指导　给予高热量、富含维生素的食物。对于肾衰竭者应给予低盐、优质低蛋白饮食。

（4）用药指导　向病人讲解利尿药、抗高血压药物及抗生素的作用和不良反应，并注意观察药物疗效。

（5）出院指导

① 育龄女性病人近期不宜妊娠，防止疾病复发。

② 指导病人及家属在家时的自我护理，控制出入量平衡，监测血压。

③ 对反复发作的扁桃体炎，在病情稳定期可行扁桃体摘除术。

>> 护理评价

① 病人维持正常体液量。

② 病人主诉疼痛减轻或缓解。

③ 病人能够叙述疾病过程和治疗方案。

>> 附　慢性肾小球肾炎病人的护理

慢性肾小球肾炎简称慢性肾炎，是病情迁延、病变缓慢进展、最终将发展成慢性肾衰竭的一组肾小球疾病。临床以水肿、高血压、蛋白尿、血尿及肾功能损害为基本表现，15%～20%慢性肾炎是由急性肾炎发展而来，大多数慢性肾炎起病即属慢性，与急性肾炎无关。本病多发于青壮年，发病初期为免疫反应，大部分病例有免疫复合物沉积，通过激活补体、中性粒细胞等引起一系列炎症反应，但也有非免疫因素参与，如肾小球内血液灌注增加，肾小球毛细血管壁跨膜压增加及高滤过，导致肾小球硬化，疾病过程中，高血压、高血脂、细胞因子、蛋白尿等也会增加肾脏损伤。

>> 护理评估

（1）病史　注意询问本次发病前的健康情况，既往有无急性肾炎病史，其发病时间及治疗情况；病前有无上呼吸道感染、皮肤感染等病史；对病情急骤进展的病人还应询问有无感染、劳累、高血压、脱水、使用肾毒性药物等因素。

（2）主要临床表现　慢性肾炎可以发生于任何年龄，但以青年、中年为主，男性多于女性。多数病例起病缓慢、隐袭。其主要临床表现如下。①蛋白尿：尿蛋白量常在1～3g/d。②血尿：多为镜下血尿，有的病人可出现肉眼血尿。③水肿：晨起眼睑、颜面水肿明显，下午及晚上下肢明显，卧床休息后可减轻，一般无体腔积液。④高血压：肾功能不全时易出现高血压，肾衰竭时，90%以上病例有高血压。⑤肾损害：呈慢性进行性损害，进展快慢主要与病理类型相关。肾衰竭时常出现贫血。

（3）常见并发症

① 心脏并发症：由于高血压、动脉硬化、贫血等因素所致。表现为心脏扩大、心律失常，严重时出现心力衰竭。

② 感染：尿中长期丢失蛋白，引起低蛋白血症，使机体抵抗力降低，容易并发感染，尤以泌尿道及呼吸道感染为多见。其临床症状不明显，诊断与治疗均较困难。

③ 高血压脑病：可因血压骤然升高产生头痛、呕吐、抽搐甚至昏迷。

（4）心理社会评估　由于疾病呈慢性过程，病程长，加之长期药物治疗，加重病人的经济负担，病人易产生焦虑、悲观的情绪。

（5）护理体检　体检时注意观察水肿和贫血表现。主要体征有面色苍白，不同程度的水肿、高血压，也可有心脏损害体征。

（6）辅助检查　①尿常规检查可出现不同程度蛋白尿，尿沉渣中常有颗粒管型、肉眼或镜下血尿，肾浓缩功能不良时可出现尿比重偏低。②血液检查可有红细胞及血红蛋白降低，血浆蛋白减少。肾功能检查可出现内生肌酐清除率降低，血尿素氮、血肌酐升高。③肾穿刺活检可确定慢性肾炎的病理类型，为制订治疗方案提供依据。

▶▶· 护理诊断

（1）焦虑　与长期卧床、失去正常工作和学习条件，经济负担加重，水肿、高血压影响使病人感到明显不适有关。

（2）营养失调　低于机体需要量，与摄入量减少、蛋白尿引起蛋白损失、代谢紊乱有关。

（3）体液过多　与肾功能减退、肾小球滤过率降低、水钠潴留增多、低蛋白血症有关。

（4）知识缺乏　与病人缺乏对本病相关的危险因素，如感染、高血压、劳累等的了解有关。

（5）医护合作性问题　①潜在药物毒副作用；②潜在感染；③潜在心、肾功能不全。

▶▶· 护理目标

① 病人主诉心身不适减轻。
② 病人营养状况良好。
③ 病人体液平衡，体重达到要求。
④ 病人无感染和其他并发症的发生。
⑤ 病人及家属能说出本病的基本知识和自我护理方法。

▶▶· 护理措施

（1）卧床休息　能增加肾血流量和尿量，减少尿蛋白，改善肾功能，对明显水肿、大量蛋白尿、血尿、高血压或急性发作期病人，护士应指导其卧床休息，并为病人创造一个安静、舒适的环境。

（2）合理膳食 向病人解释合理膳食的重要性，高蛋白饮食能加重肾小球过度滤过，促进肾小球硬化，应当限制（每日每千克体重0.5～0.8g），尽早采用含必需氨基酸多的优质蛋白。每克蛋白质饮食中约含磷15mg，因此，限制蛋白质摄入量后亦可达到低磷饮食的目的（每天小于600～800mg）。饮食中增加糖的摄入，保证足够热量，以减少自体蛋白质分解。如有水肿或高血压应限制钠盐摄入。

（3）维持体液平衡 轻度水肿病人通过适当休息、低盐饮食，水肿可消退或减轻。重度水肿伴少尿时应限制液体摄取量，每日约1500mL左右或按24h液体出入量记录，补充每日所排出的液体量，必要时按医嘱应用利尿药或间歇补充白蛋白制剂，提高血浆胶体渗透压，以加强利尿效果。

（4）观察药物疗效及不良反应

① 利尿药：常用氢氯噻嗪25mg，每日2～3次。应注意有无低钠、低钾血症和血尿酸、血糖增高等不良反应出现。也可与氨苯蝶啶合用，效果不佳时可选用呋塞米20～60mg/d口服或静脉注射，用药期间观察利尿效果，并防止低钠、低钾血症及血容量减少等不良反应的产生。

② 抗高血压药：大部分病人经休息、限盐、利尿药的应用，可使血压降低10%左右，若利尿效果不佳时可加服抗高血压药物，常用的有钙通道阻滞药硝苯地平20～40mg/d分次口服和血管紧张素转换酶抑制药卡托普利。此类药物有降低肾小球高压作用，但不影响肾小球滤过率，可减慢病情发展。在用药过程中应定时观察血压变化，降压不宜过快或过低，以免影响肾灌注。对有头痛、头晕的病人，应嘱其缓慢改变体位，以防跌倒摔伤；洗澡时水不宜过热，以减少对迷走神经刺激；服用抗高血压药会伴有消化道刺激症状，应嘱病人在餐中或餐后服药。另外药物要在固定时间服用，服药期间饮酒或情绪激动都会使不良反应加剧。肾功能不全病人服用血管紧张素转换酶抑制药时要谨防高血钾。

》· 健康教育

（1）心理指导 做好病人的疏导工作，与家属一起使病人保持良好的心态，减轻心理负担。

（2）饮食指导

① 宜进富含维生素的新鲜蔬菜、水果。

② 出现氮质血症时应限制蛋白质的摄入量，每日每千克体重0.5～0.8g优质蛋白，多食动物蛋白如牛奶、鱼类、蛋类等。低蛋白饮食可减轻肾小球内高压、高灌注及高滤过状态，延缓肾小球硬化。

③ 高血压、少尿、水肿者应限制水、盐（<3g/d）的摄入。

（3）活动、休息指导 慢性肾炎急性发作及有并发症时应卧床休息。病情稳定后可起床活动，以不感到疲劳为宜。

（4）用药指导

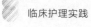

① 服用抗高血压药物应严格按规定剂量，血压不宜降得过快、过低。同时嘱病人起床时先在床边坐几分钟，然后缓慢站起，以防眩晕及直立性低血压。

② 服用利尿药的病人应同时服用氯化钾，并讲解服用氯化钾的必要性。

（5）出院指导

① 适当进行体育锻炼，保持愉快的心情，保证充足的休息和睡眠。

② 坚持药物及饮食治疗，不可随意中断。

③ 避免增加肾损害的因素，如感染、劳累、妊娠等。

④ 定期复查，发现异常，及时就诊。

>>> **护理评价**

① 病人主诉能得到充分的身心休息，并感到舒适。

② 病人能遵守饮食原则，营养状况良好。

③ 病人体重达到标准要求，体液平衡，水肿消退。

④ 病人无感染和其他并发症发生。

⑤ 病人能说出如何预防并发症，保护肾功能，及时发现药物的主要不良反应。

二、肾功能衰竭

慢性肾衰竭是指各种慢性肾脏疾病缓慢进展，肾单位逐渐硬化、数量减少，肾功能缓慢进行性减退，最终出现以代谢产物潴留，水、电解质、酸碱平衡失调为主要表现的一组临床综合征。随着肾脏病变不断发展，肾功能可进行性减退。按照肾小球滤过功能降低的进程，可将慢性肾功能不全分为三个阶段：肾功能不全代偿期、肾功能不全失代偿期、肾衰竭期。

>>> **护理评估**

1. 病史

询问病人是否有慢性肾小球肾炎、慢性肾盂肾炎、高血压肾小动脉硬化症、糖尿病肾病、狼疮肾病等病史。了解是否存在感染、摄入过多蛋白质、水盐代谢紊乱、有效循环血量减少、使用肾毒性药物、严重高血压或降压过快或过低及心功能不全等诱发因素。

2. 主要临床表现

慢性肾衰竭的病变颇为复杂，可累及人体各脏器、系统代谢，并构成尿毒症的临床表现。

（1）胃肠道表现　是本病最早和最常见的症状。初期表现为畏食、上腹饱胀等胃部不适症状，然后可发展为恶心、呕吐、腹泻，舌和口腔黏膜溃烂，口腔可闻尿臭味，甚至可有消化道出血等，消化道症状的产生与体内潴留和产生的毒性物质刺激胃肠黏膜，以及水、电解质、酸碱代谢紊乱等有关。

（2）血液系统表现　主要表现为贫血，为正细胞正色素性贫血。贫血程度与肾功能下降程度密切相关，原因为肾脏产生促红细胞生成素减少，毒素抑制促红细胞生成素的活性和红细胞成熟，导致红细胞损伤，寿命缩短。尿毒症引起消化系统病变，不能进食和吸收障碍，使造血原料不足，加重贫血。另一表现是出血倾向，可表现为皮下出血、鼻出血、月经过多或外伤后严重出血。出血倾向可能与下列因素有关：出血时间延长；由于外周血小板破坏增多，血小板数量降低；血小板功能异常，血小板聚集和黏附能力下降。透析常能迅速纠正出血倾向，所以认为可能是能被透析出的某些尿毒症毒素引起的。

（3）心血管系统症状　①高血压：约80％以上病人有高血压，与水钠潴留、肾素增高、前列腺素分泌减少有关。高血压可引起左心扩大、心力衰竭、动脉硬化以及加重肾损害。少数患者可发生恶性高血压。②心力衰竭：与水、钠潴留及高血压有关，但也有部分病人与尿毒症性心肌病有关。③尿毒症性心包炎：常伴心包摩擦音，严重者可出现心脏压塞。④冠心病：主要表现为心绞痛、心肌梗死、心力衰竭。

（4）神经、肌肉系统症状　早期有疲乏、失眠、注意力不集中。后期会出现性格改变、抑郁、记忆力减退、判断错误、对外界反应淡漠。还可出现精神异常、谵妄、幻觉、昏迷等。肾衰竭晚期常有周围神经病变，最常见呈肢端袜套样分布的感觉丧失，与毒素、水、电解质、酸碱平衡失调及高血压有关。

（5）呼吸系统表现　酸中毒呼吸深而长。代谢产物潴留可引起尿毒症性支气管炎、肺炎、胸膜炎，甚至有胸腔积液。

（6）皮肤症状　常见皮肤瘙痒，有时难以忍受。面部肤色常较深并失去光泽，有轻度浮肿感，称为尿毒症面容。尿素随汗在皮肤排出，可形成尿素霜。

（7）水、电解质、酸碱平衡失调　尿毒症时有多种紊乱，表现为高钾血症、代谢性酸中毒、低钠血症、低钙血症或低钙血症，血磷增高，水肿等，与肾脏对水、电解质、酸碱平衡的调节能力明显下降有关。

（8）易并发感染　与机体免疫功能低下、白细胞功能异常、抵抗力降低等因素有关。多次输血易感染乙型或丙型肝炎。

（9）代谢失调　可出现体温过低、糖类代谢异常、高尿酸血症。

（10）泌尿系统表现　早期为多尿、夜尿增多、水肿，晚期出现少尿甚至无尿，出现明显水肿。

3. 心理社会评估

慢性肾衰竭病人由于病程长、预后差，给病人带来巨大的身心痛苦，故易出现情绪低落，甚至悲观、绝望心理。另外，沉重的经济负担与病人的强烈求医愿望之间也产生巨大的矛盾，所以要求护理人员要评估病人及家属心理、家庭经济情况，对疾病的认识和对病人的关怀支持程度。

4. 护理体检

重点检查尿毒症特有体征和危急体征，如病人面色萎黄、色素沉着、面部浮肿、表情呆滞，形成尿毒症特有的面容。皮肤常出现白色尿素霜及多处瘀斑。当心功能不全、肺淤血时，肺底可闻及湿啰音，出现尿毒症性心包炎时可听到心包摩擦音，有心律失常时可呈相应体征。重症酸中毒时呼吸深而长，呼气带有氨味。

5. 辅助检查

（1）血常规　血红蛋白常低于 80g/L，红细胞数量减少，白细胞、血小板偏低或正常。感染时白细胞增多。

（2）尿常规　尿比重低且固定，后期尿蛋白反而减少，尿沉渣出现管型、红细胞、白细胞等。

（3）血液生化检查　血钾、血钠随时变化，血钙偏低，血磷升高，血 pH 降低，血浆白蛋白常低于 60g/L，血肌酐、血尿素氮、血尿酸增高，血气分析有代谢性酸中毒。

（4）其他　X线示双肾缩小，肾图示肾功能明显降低。

》》　护理诊断

（1）无能为力　与病程长，住院时间久，病情逐渐恶化，治疗无效，后期需依据透析治疗维持生命有关。

（2）营养失调　低于机体需要量，与厌食、呕吐、代谢障碍、透析以及限制蛋白质摄入有关。

（3）体液过多　与液体及钠摄入量过多，肾脏调节机制受损有关。

（4）活动无耐力　与贫血、营养不良、心脏病变、电解质平衡失调有关。

》》　护理目标

① 病人主诉身心不适减轻，不发生意外事故。
② 病人遵守饮食原则；维持水、电解质和酸碱平衡。
③ 病人无感染、心脏损害发生。
④ 病人基本需要得到满足。
⑤ 病人可复述疾病相关知识，配合医疗及护理工作。

》》　护理措施

1. 提高生活质量

慢性肾衰竭病人因病情迁延难治，症状日趋加重，病人住院时间长或长期待在家中，抑郁与恐惧心理与日俱增，护士应给予理解和同情，关心体贴病人，用通俗易懂的语言向家属和病人耐心讲解疾病有关知识，使他们正确对待疾病，积极参与治疗护理，争取使病情得到缓解。肾功能不全代偿期病人可起床活动，但应避免劳累和受凉；失代偿期病人应卧床休息，尽可能减轻病人思想苦闷和躯体不适，加强床旁护理和人际沟通，提高病人治疗信心，防止意外发生。

2. 饮食治疗

慢性肾衰竭的饮食管理应越早越好。病人营养状态是改善生命质量及预后的关键因素。

（1）限制蛋白质饮食 减少饮食中蛋白质含量可使尿素氮下降，尿毒症症状减轻；控制蛋白质摄入量还有利于降低血磷和减轻酸中毒。但如饮食中蛋白质太少，则会发生营养不良。要求 60% 以上的蛋白质是优质蛋白，如鸡蛋、瘦肉和牛奶等。尽可能少食含植物蛋白的物质，如花生、黄豆及其制品。

（2）摄入高热量 为摄入足够热量，可多食用人造黄油、植物油和食糖。热量每日约需 125.5kJ/kg，多食富含 B 族维生素、维生素 C 和叶酸的食物。

（3）其他 水肿、高血压和少尿的病人要限制钠摄入。尿量每日超过 1000mL，一般不需限制饮食中的钾；在氮质血症期，即应采用低磷饮食，每日不超过 600mg；对尿少、水肿、心力衰竭者应严格控制进液量。但对尿量＞1000mL 而又无水肿者，则不宜限制水的摄入。

（4）饮食治疗 可使尿毒症症状改善，对已开始透析治疗者，应立即改为透析时的饮食疗法。

3. 准确记录 24h 出入量

让病人了解限制水的重要性，由于病人少尿甚至无尿，除不显性失水及大便排出部分水分外，摄入的水基本潴留于体内，血液透析的病人直至下次透析时才能将潴留的水排出体外，病人口渴较明显，护士必须告诉病人透析间期体重增加不超过 2.5kg，否则长期水负荷过重，会导致严重心血管并发症。指导病人如何饮水，少尿、无尿病人以进食干饭为主，不能喝汤，每天测体重。对尿量多且无明显水肿、高血压及心肾功能不全者要多饮水，以利代谢产物排出，以饮茶水较好。

4. 对症护理

（1）消化系统 ①注意口腔护理：于早、晚及餐后协助病人漱口，保持口腔清洁湿润，去除口臭，减轻恶心感，防止口腔细菌及真菌生长。②减少恶心、呕吐：宜少量多餐，晚间睡前饮水 1~2 次，以免夜间脱水使血尿素氮相对增高，而致晨起发生恶心呕吐。③观察呕吐物和粪便颜色：如发现消化道出血，应给予相应护理。

（2）神经系统 如有头痛、失眠、躁动，应安置病人于光线较暗的病室，保持安静，注意安全，使用镇静药需防止蓄积中毒。注意观察有无颅内压增高的症状与体征。

（3）心血管系统 严密观察血压、心律和神志变化及抗高血压药物不良反应，有心功能不全时，应及时与医生联系并做必要处理。

（4）造血系统 贫血严重者起坐、下床动作宜缓慢，并给予必要的协助，有出血倾向者应避免使用抑制凝血药物及纤溶药物，并注意防止皮肤黏膜受损。

（5）呼吸系统 观察病人有无咳嗽、胸闷等表现，其可提示上呼吸道感染或严重氮质血症；若出现深大呼吸伴嗜睡，提示代谢性酸中毒，应及时与医师联系并做必要处理。

（6）加强皮肤护理 因尿素霜沉积对皮肤有刺激，病人常有瘙痒不适，并影响睡眠，且抓破皮肤后极易感染，故应勤用温水擦洗，保持皮肤清洁，忌用肥皂和酒精。勤换衣裤、被服。对严重水肿的卧床病人，应定时翻身、更换卧位，并按摩受压部位，预防压疮。

5. 并发症的预防及护理

（1）预防感染 最常见呼吸道和尿路感染，其次是皮肤和消化道感染。因病人抵抗力低，反应性差，常无感染后的发热等表现，而感染常导致病情恶化，甚至死亡。故应注意感染征象，如观察体温变化、咳嗽、咳痰和尿液改变。一旦发现，及时按医嘱积极控制，加强预防措施，注意保暖和室内清洁、消毒，减少探视，避免交叉感染。

（2）防止心脏继续受损 由于长期高血压、动脉硬化、贫血、电解质紊乱以及继发性甲状旁腺素升高，使心肌受损，易继发心脏扩大、心律失常和心功能不全。在积极治疗高血压和贫血基础上，应注意减轻病人心脏负担，给予适量吸氧。按医嘱应用心肌营养药物。密切观察心率、心律、血压和心功能情况，出现异常及时处理。

▶▶· 健康教育

（1）心理指导 耐心向病人讲解疾病的有关知识，解除病人的思想负担，保持良好的心态，愉快地接受各种治疗，提高生活质量。

（2）饮食指导

① 蛋白质限制在 20～30g/d，多进食优质动物蛋白，如瘦肉、牛奶等。少食花生、黄豆等植物蛋白。

② 给予高热量饮食，每日需 125.5kJ/kg，以减少蛋白质的分解。

③ 有少尿、水肿、高血压和心力衰竭者，限制水、盐摄入。

（3）活动、休息指导 有严重贫血、出血倾向、心力衰竭及骨质疏松时，要卧床休息。缓解期可适当活动，以不感到疲劳为宜。

（4）用药指导 讲解药物的作用、不良反应，使病人了解坚持疗程的意义。忌用对肾脏有毒作用的药物，如庆大霉素、卡那霉素等。

（5）出院指导

① 注意休息 避免劳累，防止骨折、跌伤。

② 注意个人卫生，长期卧床者鼓励坐起或被动运动。

③ 增加自我保健意识，预防感染，避免各种应激因素。

④ 能准确监测血压、体重的变化，警惕腹泻、腹水、高血钾等症状出现。

⑤ 了解尿、血液生化指标变化的意义，定期门诊复查，发现异常情况及时就诊。

① 病人及家属可叙述出疾病及自我保健知识，保持心理状态稳定，正确对待病情及治疗，无意外事故发生。

② 病人明确饮食治疗的重要性，愿意长期接受合理饮食，机体营养状况有一定改善。

③ 病人能很好接受指导，增强参与意识，按医嘱服药，能注意药物不良反应，懂得不用肾毒性药物。

④ 病人各系统主要症状消失或改善，肾功能较为稳定，无并发症发生。

三、透析疗法

（一）腹膜透析

腹膜透析是指灌入腹腔内的透析液与腹膜毛细血管内的血液之间水和溶质的交换过程。腹膜透析与血液透析不同，它是利用人体自身的结构达到血液净化的目的，具有方法简单、方便、所需费用少、适合家庭透析等特点。是治疗急慢性肾衰竭和某些急性药物、毒物中毒的有效方法。另外也可用于治疗急性胰腺炎，纠正水、电解质紊乱等。对于休克、中毒等所致的急性肾衰竭，由于血压低和循环系统不稳定，选用腹膜透析可能更容易耐受。慢性肾衰竭发病率高，仅靠血液透析治疗远远不能满足需求，尤其在经济不发达地区和广大农村，开展和推广腹膜透析具有实际的临床应用价值。不少患者经短期训练，可自行操作，进行家庭透析。

成人腹膜面积为 $2.2m^2$，较两侧肾小球毛细血管表面积 $1.5m^2$ 或一般人工肾透析面积为大。但腹膜透析无负压超滤，透析效率也较血液透析差，尿清除率仅相当于标准平板型透析器的 $1/4\sim1/3$，但对大分子物质如菊淀粉则较易透过。但若腹膜下血管有病变，如糖尿病、红斑狼疮和硬皮病，透析效果可显著降低。

影响透析效能的因素有以下几个。

（1）透析物质的浓度　某种透析物质在腹膜两侧的浓度梯度差越大，该物质通过腹膜速率就越快，因此，改变透析液浓度就可调节其透析速度，如高钾血症使用无钾透析液可排出钾。

（2）透析液量和流速　透析液灌注腹腔，开始时血液中代谢废物向透析液扩散的速度最快，增加单位时间流量和流速可提高清除率。

（3）透析液温度　以 $37\sim38℃$ 为宜。温度过低，腹膜血管收缩，清除率降低。温度过高可引起出汗、发热。

（4）透析液在腹腔内停留时间　腹膜透析液与血浆之间各溶质交换速率不一，尿素最快，钾、钠、肌酐和磷酸盐次之，尿酸和碳酸盐较慢，钙和镁最慢。一般主张留置 1h 为宜，它可使 $60\%\sim80\%$ 的尿素排出，但欲快速脱水可以适当缩短停留时间，若病情稳定，亦可留置 90～120min。

（5）腹膜与透析液接触面积　腹膜粘连、腹腔充气、呼吸困难和低血压等均可影响腹膜透析有效面积。连续使用高渗灌注或腹膜感染可使腹膜毛细血管通透性增高，蛋白质漏出增多，影响透析效果。

（6）附加剂作用　在透析液中加入某些药物可提高某些特定物质的清除率。透析液中白蛋白可提高与蛋白结合的物质，如水杨酸盐、巴比妥等的清除率，加三羟甲基氨基甲烷可促使某些巴比妥盐类及弱酸的排出。

（7）腹膜血管的病变　系统性红斑狼疮、结节性多动脉炎等引起肾衰竭，透析效果常不理想，可能与腹膜血管炎症有关，影响透析效果。

>>· 适应证

（1）急性肾衰竭　目前认为，早期预防性透析可减少急性肾衰竭者发生感染、出血和昏迷等威胁生命的并发症。所谓预防性透析，系指在出现并发症之前施行透析，这样可迅速清除体内过多代谢产物，维持水、电解质和酸碱平衡，从而有利于细胞生理功能和机体内环境稳定，治疗和预防原发病的各种并发症。透析指征为：①急性肺水肿；②高钾血症，血钾在 6.5mmol/L 以上；③高分解代谢状态；④无高分解代谢状态，但无尿 2 天或少尿 4 天以上；⑤二氧化碳结合力在 13mmol/L 以下；⑥血尿素氮 21.4～28.6mmol/L（60～80mg/dL）或血肌酐 442μmol/L 以上；⑦少尿 2 天以上，并伴有体液过多、持续呕吐、烦躁或嗜睡、血钾 6mmol/L 以上、心电图疑有高钾图形等任何一种情况。

（2）慢性肾衰竭　透析指征为：①血尿素氮为 35.7mmol/L（100mg/dL）；②血肌酐达 884μmol/L（或≥10mg/dL）；③内生肌酐清除率低于 10mL/min；④充血性心力衰竭用常规治疗无效或有尿毒症心包炎者；⑤明显神经系统症状。

（3）急性药物或毒物中毒　能通过透析膜的药物或毒物，如巴比妥类、水合氯醛、海洛因、乙醇、甲醇、对乙酰氨基酚、异烟肼、砷、汞、铜、氨、肉毒素、链霉素等有肾毒性和耳毒性的氨基糖苷类抗生素过量等所致急性中毒，均可施行透析治疗。

（4）其他　高胆红素血症、顽固性充血性心力衰竭等。

关于血液透析或腹膜透析的选择，应根据医疗设备、经验和患者病情决定。血液透析的效果优于腹膜透析。但对不宜做血液透析者，如明显贫血或出血、创伤、血压偏低或急性心肌梗死伴肺水肿等，用腹膜透析为宜，对急性肺水肿的治疗有时可起到挽救生命的作用。

>>· 禁忌证

（1）绝对禁忌证　各种腹部病变导致的腹膜清除率低、腹膜缺陷、严重的慢性呼吸衰竭。

（2）相对禁忌证　广泛腹膜粘连、腹腔内脏外伤、近期腹部大手术有引流者、结肠造口、膈疝、腹壁感染、腹腔内有弥漫性恶性肿瘤或病变性质不明者、妊娠。

操作方法

一般在脐与耻骨联合线上 1/3 分层切开腹膜，用卵圆钳夹持透析管前端徐徐送入膀胱直肠陷凹内（约 15cm），腹膜荷包缝合，手术结束后即可进行透析。开始透析时，透析液流入腹腔，每次 1～2L，灌入时间为 5～20min，留置时间为 1h（45～120min），流出速度一般控制在每分钟 50～70mL，放液过快可造成过大负压，使大网膜堵塞腹透管侧孔，每日灌注次数视病情而增减。一般为 6～8 次。高钾血症、肺水肿或药物、毒物中毒者，应连续透析。慢性持续性透析病情稳定者，可做非卧床持续性腹膜透析：每日交换 4 次，每次 2L，每 4～6h 一次，夜间一次为 8～12h。

透析时注意事项：①术前灌肠排便可减少腹胀或直肠损伤机会。②腹壁瘢痕附近不要做切口，以免损伤内脏。③护士在透析操作过程中要严格保证无菌。④透析过程中应严密注意水、电解质平衡，准确记录灌入和流出液量、色泽等，若引流量显著少于灌注量，应暂停透析，寻找原因。

并发症与常见问题

1. 急性并发症

急性并发症包括透析开始及透析过程中突然出现的并发症，需迅速处理。

① 腹痛：发生原因有灌注或排出液体速度过快；用高渗性透析液；透析液温度过低；腹腔灌注量过多或空气过多；腹腔感染；透析液向腹膜外渗漏；透析液酸碱度不适当等。在处理上，去除原因外，可在透析液中加 1％～2％普鲁卡因或利多卡因 3～5mL。无效时酌情减少透析次数。

② 失衡综合征：表现同血液透析。

③ 水、电解质紊乱及酸碱失衡：可出现高钠血症、低钾或高钾血症、代谢性酸中毒或碱中毒、水过多和肺水肿等。

④ 低血压：多是由于不适当地采用高渗透析液在短期内大量除水，导致低血容量所致。

⑤ 急性血糖水平变化：可出现低血糖或高血糖。

⑥ 肺部并发症：可出现肺部感染、急性胸腔积液。

⑦ 腹膜炎：发生原因有伤口感染、手术操作及透析液污染，应在手术及透析过程中严格执行无菌操作，严密观察病情及定期做腹透液常规检查、细菌培养。

⑧ 急性腹部并发症：偶可发生切口裂开、气腹、血腹、急性胰腺炎。

2. 慢性并发症

① 腹背部并发症：反复向腹腔内灌入透析液可引起腹内压增加，使腹壁、腰

骶部和膈肌结构发生各种变化,产生三种主要的腹背部并发症,即透析液外漏、腹壁疝及背痛。

② 心血管并发症:长期透析可出现慢性低血压、下肢坏疽。

③ 代谢并发症:可发生蛋白质、氨基酸丢失,糖负荷增加、维生素丢失等。

>> 护理措施

(1) 指导病人用高热量、高生物效价、优质蛋白、高维生素、低钠、低钾饮食。

(2) 反复示教腹膜透析管道的护理方法、操作方法及注意事项,使病人出院后能顺利进行自我透析。如保持室内环境清洁,正确的洗手技术,操作时戴口罩,检查透析液有效期、葡萄糖含量、有无渗漏和杂质。按正确步骤进行腹透,夹闭管道或打开透析液时要执行无菌操作技术。

(3) 根据病情适当限制液体入量;尽量集中静脉给药,以减少液体摄入量。抬高水肿肢体,增加静脉回流,减轻水肿。建议病人穿宽松的衣服,避免穿紧身衣裤,防止静脉淤血。经常变换体位以利引流,抬高床头并协助病人翻身,引流不完全可引起膈肌上升导致肺部并发症。如出现低血钾应中断透析并报告医生。

(4) 当病人出现体液不足的症状时提醒医生注意透析液浓度,输入低渗透析液,以免病人出现严重脱水;如病人体重增加1kg以上,明显水肿,出现肺水肿或脑水肿症状,提示水分过多,需增加透析液渗透压。

(5) 进行透析时严格执行无菌技术,保持引流袋低于腹部,以防引流液倒流。透析液在腹腔内停留期间,要夹闭透析管道。保持透析管皮肤出口处清洁干燥,用无菌纱布覆盖,并注意消毒。向病人讲解感染的诱发因素及其症状体征,告诉病人出现感染症状时及时就医。怀疑有腹腔感染时,遵医嘱应用敏感抗生素加肝素做腹膜腔灌洗;如果应用氨基糖苷类抗生素,应监测血浓度,注意其肾毒性及耳毒性。

(6) 对腹痛病人,在床旁透析时,注意排净空气,以免空气进入腹膜腔,引起不适;保持透析液适当的温度,凉的透析液易引起痉挛性疼痛。

(7) 嘱病人定期来院复查。

(二)血液透析

血液透析是安全、易行和应用广泛的一种血液净化方法。它是一种以半透膜的界面,将血液与透析液分置于半透膜两侧,利用弥散原理进行交换的治疗方法。所谓弥散,是指半透膜两侧凡是小于膜孔的溶质分子,均可按从高浓度向低浓度方向扩散的原理进行自由交换。溶质弥散的动力来自溶质分子的自身运动。而溶质弥散的速率则取决于半透膜的通透性、有效透析面积、溶质在膜两侧形成的浓度差以及溶质的分子量等因素。基于上述原理,在透析治疗时,根据每个患者的不同情况,将透析液配置成与正常人体血清电解质和碱基大致相仿的各种配方。这样,在弥散透析过程中,患者血液中的小分子量代谢产物即不断向透析液侧扩散,而患者本身的电解质和酸碱失衡情况又可在血与透析液的相互弥散之中逐步得到纠正。其次,如果提高血液侧的正压或在透析液侧造成负压，又可驱使血浆中的水分移向透析液侧，造成一种脱水过程。通过上述过程，取得以下三个主要的治疗效果：①排除患者体内以小分子量为主的各种代谢废物。②纠正电解质与酸碱平衡。③排除体内潴留的水分，从而达到部分替代肾脏功能的作用。所以，从本质上来说，血液透析是肾功能不全的一种替代疗法，透析器、透析液配比装置、血液和透析液监控装置总称为血液透析装置，即"人工肾"。

>> 适应证

同腹膜透析。对于慢性肾衰竭患者，如果能在肾外脏器明显损害之前或全身情况恶化之前开始透析，可以明显改善患者的生存质量，提高透析存活率。

>> 禁忌证

随着血透技术的提高和净化方法的增多，严格地说没有绝对禁忌证，相对禁忌证有以下几个。

① 老年高危患者，不合作的婴幼儿。
② 由心肌病导致的肺水肿和心力衰竭。
③ 明显出血倾向，颅脑出血和颅压很高。
④ 近期大手术后。
⑤ 休克或收缩压<80mmHg。
⑥ 肿瘤等全身性疾病导致的肾衰竭。

>> 血液透析的过程

透析开始时，将血液从病人体内导出，引入动脉管道、去泡器，进入透析器内的血液侧；而透析液供给装置侧把具有一定温度、压力和流量的透析液送入透析液侧。血液和透析液借助于半透膜进行逆向的弥散交换。经过"净化"的血液从透析器静脉端流出，经过去泡器、静脉管道再经血管通路返回病人体内。而经过弥散交换过的透析液则被弃至废液槽。血液透析就是这样一种持续不断的"清洗"过程。每次透析需4~6h。透析结束时，用生理盐水或5％葡萄糖制剂200mL将体外管道和透析器内残留血液全部驱回病人体内。可见，在整个透析过程中，包含着密切相关的两个方面，即透析装置和病人。

>> 透析过程中的监护

（1）每次透析前应该测定病人的体重、体温、脉搏、呼吸、血压。在透析过程中，对于长期透析病人应每隔30~60min重复上述监测，而对于急症透析病人，此间隔应缩短为15~30min一次。这样既能及时发现透析中可能出现的并发症，又能不断调整透析状态，使之更适合于病人的治疗。

（2）血流量变化　透析时的血流量通常保持在 200mL/min 左右。当血流量降至 100mL/min 甚至更低时往往可见到管道系统中血液分层现象以及透析器色泽变成暗紫色。这不但会大大降低透析效率，而且往往导致凝血。

（3）静脉压变化　正常情况下，静脉压常在 30～60mmHg。静脉压升高常见于肝素用量不足而致静脉管路或静脉端去泡器有血块或纤维蛋白形成，妨碍了血流或静脉管路有扭曲及存在周围阻力增高因素，如病人出现寒战、呕吐、血压升高等症状时。静脉压降低则常内见于低血压、休克，体外管路系统有滑脱或破损造成大出血，动脉管道有扭曲或动脉血流不畅等原因。

（4）透析液温度　透析液温度应根据室温和病人具体情况作相应调节。一般控制在 37～40℃。如果＞43℃有溶血危险。反之＜35℃病人自身热量丧失过多，可出现寒战，也影响弥散效率。

（5）透析液流量一般调节在 200mL/min 左右。流量过高是一种浪费，而流量过低则会明显降低弥散速率。

（6）透析负压　在透析过程中，透析负压应根据病人的脱水需要而不断作相应调节。过高时由于脱水速率加快，可造成病人有效血容量下降。一旦负压过高超过透析半透膜所承受的跨膜压时，可造成半透膜破损。负压过低时则影响脱水过程。

（7）破膜　透析过程中，偶尔会出现半透膜破损的情况。发生破膜时，不但会造成病人失血，而且未经灭菌的透析液会通过破损处污染血液。一旦破膜，应立即阻断血液管路并同时调换新透析器。原透析器中血液应丢弃。如估计失血较多，应予输血。

（8）凝血　在透析过程中，有时会发生凝血。这种情况多见于急性肾衰竭病人以及采用局部肝素化或小剂量肝素化时。其原因通常是肝素量不足或病人有高凝状态。初期用大量肝素可望改善，如已出现部分凝结则应更换透析器及管道。

▶▶· 危急情况及处理

（1）失血　透析的过程也是一种体外循环的过程。由于透析器以及管道系统接头众多，加之血量较大，所以一旦任何部位发生滑脱都可以造成大出血而致病人在数分钟内迅速死亡。在透析过程中一旦发现有上述危急情况出现时；应迅速用血管钳阻断血流，随之关闭血泵，只要处理及时，病人可脱险。

（2）空气栓塞　在透析过程中由于输液时操作不慎，或结束时回血不慎，可造成空气逸入静脉内而造成栓塞。如发现空气逸入静脉，应立即用血管钳阻断静脉管道。如大量空气逸入，病人可迅速死亡。如空气逸入不多，病人可出现呼吸困难、胸闷、烦躁、心动过速等。此时可立即将病人置于头低足高位，左侧卧位，以防脑栓塞。并按急性心力衰竭处理。

（3）溶血　常由以下原因造成：①透析液配制失误，浓度低于正常。②透析液温度过高。在透析过程中，如果发现静脉管道中的血流变成半透明状或者成为红葡萄酒样，则应高度怀疑溶血，此时，应立即阻断血流，停止透析。如证实为溶血，除立即去除直接因素外，还应输新鲜血并给予5%碳酸氢钠静脉滴注。

（4）心脏骤停 在透析过程中，如出现心力衰竭、严重心律失常、休克等情况时可发生心脏停搏，一旦出现心脏停搏这一危急情况，应立即按复苏要求抢救，其次才是停止透析、回血。

>>> 透析过程常见并发症及处理

（1）热源反应 通常在开始透析30～75min，病人有畏寒不适，此时血压可稍有下降，接着可出现寒战，随之体温逐渐上升，病人感到头痛伴有呕吐，血压也开始升高。如无特殊处理，体温在1h后达到高峰（有时可达40℃以上），随后病人寒战消失，并感到发热、出汗，体温也逐渐下降。引起热源反应的主要原因有透析器反复使用，无法彻底清除干净，以致变性的血液蛋白释放进入血液循环。

（2）失衡综合征 失衡综合征的原理尚未完全明了。传统的看法是因透析造成细胞外液的渗透压暂时低于细胞内液的渗透压，从而产生脑水肿所致。这种情况常常发生在病人初次接受透析治疗或者使用高清除率透析器的时候。临床表现为头痛、恶心、呕吐，严重时可出现视物模糊、肌肉阵挛、意识障碍、昏迷甚至死亡。防治措施包括：①开始接受透析治疗时，最初几次透析时间应＜4h。②脱水速率不宜过快。③出现症状者可给予高渗葡萄糖或高渗盐水静脉注射，可缓解症状。④试用含钠量较高的透析液配方。

（3）症状性低血压 是一种与透析相关的低血压。其发生原因是多因素的。可能包括：①脱水减少了有效血容量，而透析时血浆中小分子代谢产物迅速被清除，使得血浆渗透压暂时低于细胞间隙组织液的渗透压，这又使血浆水分进一步移向间质，更加重有效血容量不足。②透析液中醋酸盐对周围血管的张力有抑制作用。基于以上原因，防治措施如下：①控制透析间期体重的增加。一般认为两次透析之间体重增长如果低于自身体重的3%，则能减少症状性低血压的发生。②采用含钠量较高的透析液配方。③改醋酸钠为碳酸氢钠。④透析中出现低血压时可补充生理盐水或白蛋白、血浆等。必要时加用升压药。

>>> 内瘘的护理

（1）护士及病人均应知道不在造口侧肢体测血压和采集血标本，禁止在插管处近端结扎肢体，以保证血液正常流动。指导病人预防血栓形成，如睡眠时不要压迫术侧肢体，术侧肢体不穿过紧衣服；不用术侧上肢背包、扛行李及提取重物；术侧上肢不过度活动、运动；保持术侧肢体体位舒适。

（2）术后早期教会病人锻炼术侧肢体，促进内瘘愈合。教会病人如何在瘘部位触脉搏和震颤，以检查动-静脉血流是否通畅，如果脉搏和震颤消失可能是通路堵塞，需要立即就医。

（3）告知病人有感染的症状和体征时立即就医，如通路部位触痛、发热、红肿、有渗出液、出现红线。

（4）指导病人任何时候都要保持通路敷料清洁和干燥，洗澡时不要弄湿敷料（可用皮肤保护膜覆盖），只能盆浴或擦澡，不要淋浴及游泳。

第五节 血液及造血系统疾病

造血系统包括血液、骨髓、脾、淋巴结以及分散在全身各处的淋巴和单核-巨噬细胞组织。在胚胎期 24 周前肝、脾为主要造血器官，其后骨髓为主要造血器官。出生后第 15 天起造血功能仅限于骨髓，肝、脾造血功能停止，仅应激情况下部分可再恢复造血功能，称为髓外造血。血细胞来源于骨髓内生成的造血干细胞，这种细胞又称全能干细胞，既能自我复制，又能分化为多能祖细胞（CFU-S）及淋巴祖细胞。血液由血细胞（红细胞、白细胞、血小板）和血浆组成。成熟红细胞有结合与输送 O_2 和 CO_2 的功能。白细胞种类多、形态不同、功能各异，包括中性、嗜酸、嗜碱粒细胞及单核、淋巴细胞。中性粒细胞、单核细胞具有吞噬作用。嗜酸粒细胞具有抗过敏、抗寄生虫作用。嗜碱粒细胞能释放组胺及肝素。淋巴细胞经胸腺作用后称 T 淋巴细胞，参与细胞免疫；未经胸腺作用，称 B 淋巴细胞，受抗原刺激后增殖分化为浆细胞，产生抗体，参与体液免疫。血小板具有止血功能。血浆成分复杂，含有多种蛋白质、凝血及抗凝血因子、抗体、酶、电解质、各种激素及营养物质等。血细胞混悬在血浆中随血液的流动执行其功能。

血液病是指原发于造血系统疾病（如白血病）和主要累及造血系统的疾病（如缺铁性贫血），包括红细胞疾病（如各种贫血、红细胞增多症、遗传性球形细胞增多症）、白细胞疾病（如粒细胞缺乏症、感染、炎症、过敏、白血病、淋巴瘤、骨髓瘤等）和出血性疾病（如特发性血小板减少性紫癜、血友病、弥散性血管内凝血、过敏性紫癜等）。血液病的病种较多，其共同特点多表现为骨髓、脾、淋巴结等器官的病理损害，周围血细胞成分质和量的改变以及出凝血机制的障碍。对血液病病人的护理应针对其共同特点，明确护理目标，采取有效的护理措施，预防和控制感染、出血，降低病死率。

近年来基础科学的飞速发展促进了血液学的研究，使血液病的治疗和护理进展很快，如染色体及基因的研究对某些血液病的预防和治疗指出了关键所在。化学治疗、骨髓及干细胞移植、血液分离、免疫治疗、造血因子的临床应用、成分输血均为血液病的治疗提供了广阔有效的途径。专科护理包括各种支持疗法、减少病人的痛苦、预防感染、防止出血等，使某些危重血液病病人渡过危险期，病情得以控制，骨髓恢复正常造血功能，这对提高缓解率、延长病人生存期都发挥了重要作用。

一、贫血

贫血是指外周血液单位体积中的血红蛋白浓度、红细胞计数和（或）血细胞比容低于同年人和同性别正常人最低值，其中以血红蛋白浓度最重要。我国成人血红蛋白（Hb）测定：男性低于 120g/L、女性低于 110g/L、妊娠时低于 100g/L。血细胞比容：男性低于 40％容积、女性低于 35％容积、妊娠时低于 30％容积，均可认为是贫血。贫血是血液系统疾病常见症状之一，各系统疾病均可引起。

贫血常见病因如下。①红细胞生成减少：造血物质缺乏（如缺铁性贫血、叶酸、维生素 B_2 缺乏的巨幼细胞贫血等）及造血功能障碍（如再生障碍性贫血、白血病、淋巴瘤、骨髓瘤等）。②红细胞破坏过多：包括红细胞内在缺陷（如遗传性球形红细胞增多症、葡萄糖-6-磷酸脱氢酶缺乏症、地中海贫血等）及红细胞外在因素（免疫性、机械性、化学、物理或微生物因素引起的溶血性贫血等）。③失血：分为急性失血（如外伤大出血或内脏大血管破裂出血）和慢性失血（如痔核出血、月经过多、钩虫病等）。

>> 护理评估

1. 病史

询问病人有无溃疡病引起的便血、痔疮出血、长期肠道功能紊乱，近期是否患过急性病毒性肝炎，以及女性病人有无月经量过多等，这些疾病可能与缺铁性贫血、再生障碍性贫血发病有关。病人居住地理位置是否有放射物或化学毒物污染、从事的职业等，这些常与再生障碍性贫血有关。哺乳期长短、平日的饮食习惯，如偏食者不吃肉食或素食者，持续时间长可能造成缺铁性贫血，习惯炒菜烹调过度者可患叶酸缺乏症等。

2. 主要临床表现

各类贫血都有其共同的临床表现，主要是由于血红蛋白量减少，血液携氧能力减低，引起全身各器官和组织缺氧而产生相应的变化。贫血症状轻重取决于贫血发生的速度、贫血程度和病人原身体状况、年龄等因素，其中贫血发生的速度最为重要。根据血红蛋白降低的程度可将贫血分为四级：①轻度，Hb＜参考值低限，症状可不明显；②中度，Hb＜90g/L，有心悸、气短等；③重度，Hb＜60g/L，不活动也有心悸、气短；④极重度，Hb＜30g/L，有心脏扩大或心力衰竭。

（1）皮肤、黏膜　皮肤黏膜苍白是贫血最突出的体征，是由于贫血时脑、心、骨骼肌等缺氧敏感器官血流量明显增加，皮下组织血管收缩及氧含量减低所致。

（2）神经肌肉系统　神经肌肉缺氧而出现疲乏无力、头痛、头晕、耳鸣、晕厥、失眠、记忆力衰退及注意力不集中等症状。

（3）呼吸循环系统　轻度贫血对心肺功能影响不明显，中度贫血者体力活动后心悸、气短，与活动后组织得不到充分氧供应有关。严重贫血轻微活动或休息状态均可发生呼吸困难。

（4）消化系统表现　由于胃肠黏膜缺氧、消化液分泌和胃肠功能紊乱而引起食欲减低、恶心、腹胀、腹泻或便秘、舌质改变等。

（5）泌尿生殖系统　由于肾脏、生殖系统缺氧而引起多尿、蛋白尿、性功能减退，女性病人月经不调、继发闭经。

3. 心理社会评估

由于贫血引起失眠、记忆力衰退、注意力不集中等，使病人的生活、工作和学习受到一定影响。许多原发于造血功能障碍所致的贫血，如再生障碍性贫血，治疗难度大，耗资多，预后较差，这些都给病人及家属造成沉重的心理压力，病人常出现焦虑、忧伤、恐惧等情绪。

4. 护理体检

皮肤、黏膜苍白，心率增快，重度贫血可在心尖区或心底部听到柔和的收缩期杂音。严重和长期贫血可引起心脏扩大或心力衰竭。

5. 辅助检查

（1）红细胞计数和 Hb 测定　红细胞计数男性低于 $4\times10^{12}/L$，女性低于 $3.5\times10^{12}/L$，Hb 低于正常最低值。血涂片染色可直接观察到红细胞太小、形态及染色深浅度、白细胞及血小板的数量、形态等，对判断贫血的类型有重要价值。

（2）网织红细胞计数　正常值成人 $0.5\%\sim1.5\%$，网织红细胞的增减反映骨髓的造血功能。网织红细胞增多，表示骨髓红细胞增生旺盛，见于溶血性贫血、急性失血性贫血；网织红细胞减少，表示骨髓造血功能低下，见于再生障碍性贫血。

6. 骨髓检查

缺铁性贫血骨髓增生明显活跃，粒、红比例减低，红系明显增生；再生障碍性贫血骨髓增生不良，粒、红两系明显减少，淋巴细胞相对增多。

▶▶· 护理诊断

（1）活动无耐力　与贫血引起全身组织缺氧有关。
（2）营养失调（低于机体需要量）　与食欲减退、营养物质摄入不足有关。
（3）口腔黏膜改变　与贫血引起口腔炎、舌炎有关。
（4）有感染的危险　与粒细胞减少或免疫功能低下有关。

▶▶· 护理目标

① 病人能描述进行日常生活活动时所需的应对技巧。
② 病人活动无力的症状减轻或消失。
③ 病人主动参与所期望达到的饮食健康行为。
④ 病人口腔黏膜完整。
⑤ 病人减少了感染的易患因素，不发生感染。

▶▶· 护理措施

（1）休息与活动　根据病人贫血的程度及发生速度安排适当的休息与活动计

划。活动量以不感到疲劳、不加重症状为度。重度贫血伴缺氧者应卧床休息、抬高床头，利于肺扩张及有助于肺泡内气体的交换；给予吸氧，以改善组织缺氧症状；保持房间温暖，需要时增加被盖，以防因寒冷引起血管收缩，妨碍血红蛋白将氧释放到组织而加重缺氧。

（2）贫血严重时遵医嘱输全血或浓缩红细胞，提高血红蛋白水平。输血时速度必须控制在每小时 1mL/kg 内，以免加重心脏负荷。

（3）对病人及家属进行饮食指导 如摄入平衡膳食、养成良好饮食习惯的重要性。进食富含所需营养素及高蛋白、高维生素、易消化食物。

（4）指导病人做好个人卫生，加强口腔和皮肤的护理，预防感染发生。有感染时遵医嘱用抗生素。

（5）遵医嘱合理使用抗贫血药物。缺铁性贫血口服或肌内注射铁剂；巨幼细胞贫血服用叶酸和肌内注射维生素 B_{12}；再生障碍性贫血用雄激素；某些溶血性贫血用糖皮质激素等。

>> **健康教育**

（1）心理指导 对病人及家属讲解贫血的有关知识，说明只要配合医务人员积极寻找病因，主动配合治疗，贫血多能纠正。同时帮助病人认识不良的心理状态对身体的康复不利。

（2）活动与休息指导 保证充足的休息和睡眠，活动量以不感到疲劳为宜。教会病人在活动期间自测脉搏，脉搏超过每分钟 100 次即应停止活动。

（3）饮食指导 进食高蛋白、高维生素、高热量、易消化食物。根据缺乏的不同造血原料，补充相应的营养成分，如缺铁性贫血需补充含铁丰富的肉类、肝、蛋黄等食物；营养性巨幼细胞贫血应多吃新鲜绿色蔬菜、水果、肉类等。

（4）用药指导 讲解坚持按医嘱服药的重要性、药物的作用和不良反应，指导病人正确的服药方法。

（5）出院指导 定期门诊复查血象。自觉头晕、乏力、稍活动后心悸、气短较前加重，应及时到医院检查。

>> **护理评价**

① 病人血红蛋白及红细胞恢复或接近正常。

② 病人能按计划适当活动，活动后无疲劳感。

③ 病人改变了不良的饮食习惯，能主动、正确地选择营养的食物。

④ 病人能按要求做好皮肤和口腔的护理，减少了感染源，无感染发生。

⑤ 病人知道引起贫血的常见原因及如何预防、护理。

⑥ 病人口腔黏膜无溃烂或疼痛不适。

⑦ 病人情绪稳定，主动配合治疗及护理。

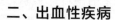

二、出血性疾病

出血性疾病是由于正常的止血机制发生障碍，引起以自发出血或轻微损伤后出血不止的一组疾病。其发病机制有三方面因素：微血管壁的异常；血小板质或量的改变；凝血机制的障碍。

❯❯· 正常止血、凝血和抗凝血机制

1. 止血机制

血管破损时，局部小血管立即发生反射性收缩，使血流减慢，血小板迅速黏附于血管内皮下已暴露胶原组织与基底膜上，释放出二磷酸腺苷，促使更多的血小板聚集，血小板相互间黏聚变形，形成白色血栓。血小板膜磷脂在磷脂酶作用下释放花生四烯酸，随后转化为血栓烷进一步促进血小板聚集、血管强烈收缩，促进局部止血。此外血小板和组织损伤后分别释放出血小板三因子（PR）、组织因子，同时血浆中因子XII与胶原纤维接触，启动了内源性、外源性凝血系统，发生一系列凝血反应。最后在血小板白色血栓周围形成纤维蛋白网，血液中红细胞、白细胞滞留于网中，构成牢固的血块堵住伤口达到止血目的。

2. 凝血机制

正常情况下，所有的凝血因子均处于无活性状态。血液凝固是一系列无活性酶原转变为激活酶的连锁反应过程。目前已知的因子有 12 种，其中 11 种存在于血浆，除钙离子外均为蛋白质。凝血过程大体上可分为三个阶段。

（1）第一阶段为凝血活酶形成　此阶段有下列两条途径。

① 内源性凝血途径：因子XII与胶原组织或异物等接触，被活化成具有酶活性的凝血因子$XIIa$，因子$XIIa$又相继激活因子XI，因子XIa在钙离子的参与下激活因子IX，以后因子IXa与因子VIII、钙离子及磷脂（PR）组成复合物，激活因子X，因子Xa与因子V、钙离子及磷脂形成凝血活酶，又称凝血酶原酶。

② 外源性凝血途径：血管壁或组织损伤后释放组织因子，与血浆因子VII、钙离子形成复合物激活因子X，然后以内源性凝血途径同样步骤形成凝血活酶。

（2）第二阶段为凝血酶形成　血浆中的凝血酶原，在凝血活酶和钙离子的作用下转变为凝血酶。

（3）第三阶段纤维蛋白原形成　纤维蛋白原在凝血酶作用下，形成纤维蛋白单体，在因子$XIIIa$作用下，形成不溶性的纤维蛋白，完成整个凝血过程。

3. 抗凝血系统

正常情况下，循环血液内凝血系统和抗凝血系统维持动态平衡，以保持血液在血管内呈流动状态。血液内抗凝血系统包括抗凝血物质和纤维蛋白溶解系统。抗凝血酶III（AT-III）是最主要抗凝血物质，能直接使凝血酶失去活性，并可灭活因子$XIIa$、XIa、IXa、Xa 等。纤维蛋白溶解系统中，纤溶酶原在活化素的作用下，转化为纤溶酶，后者将纤维蛋白或纤维蛋白原分解为纤维蛋白降解产物（ADP），即

降解碎片，可被单核-巨噬细胞系统清除。

>>· 出血性疾病的分类

（1）血管壁异常　①遗传性，如遗传性出血毛细血管扩张症；②获得性，如感染、药物、代谢障碍、血管病变等；③过敏性，如过敏性紫癜；④其他，如单纯性紫癜、机械性紫癜。

（2）血小板异常　①血小板减少，有血小板生成减少，如再生障碍性贫血、白血病、感染；血小板破坏过多，如特发性血小板减少性紫癜；血小板消耗过多，如血栓性血小板减少性紫癜、弥散性血管内凝血；②血小板增多，有原发性，如原发性血小板增多症；继发性，如慢性粒细胞白血病；③血小板功能异常，有遗传性，如血小板无力症；继发性，如药物、尿毒症、肝病等。

（3）凝血异常　①遗传性，如血友病；②获得性，如严重肝病、尿毒症及维生素缺乏症；③循环血中抗凝物质增多或纤溶亢进，如抗凝血因子抗体、抗凝药物治疗。

>>· 护理评估

（1）病史　了解病人出血持续时间；是自幼起始还是最近才出现；有无家族史；是轻微外伤后出血还是无外伤史而自发出血；有无关节或深部肌肉出血史；近来有无服用抗凝血药，如肝素、双香豆素等；是否用过干扰血小板功能的药物，如阿司匹林、吲哚美辛等；有无与某些化学品长期接触史或过敏史等。

（2）主要临床表现　不同类型出血性疾病的临床特点见表1-1。

表1-1　血小板、血管性疾病与凝血性疾病的临床特点

项目	血小板、血管性疾病	凝血性疾病
性别	女性多见	男性多见
家族史	少有	常有
出血诱因	多自发出血	多为外伤后出血
出血部位及出血表现	多见皮肤黏膜，皮下瘀点、瘀斑	多见关节腔、肌肉和内脏出血
迟发出血	少见	多见
疾病过程	短暂，常反复发作	多为终身性

（3）心理社会评估　出血性疾病为自发出血或轻微创伤后出血不止。血小板疾病好发于女性，且后天性多见。凝血性疾病多需终身治疗，这些都会给病人及家属造成沉重的心理负担，从而表现出焦虑和恐惧。但也有的病人及家属因知识缺乏，持无所谓的态度，因而不重视或不配合治疗。

（4）护理体检　血小板和血管性疾病多有皮肤瘀点、瘀斑、血肿，凝血性疾病常有关节腔水肿、出血等。

（5）辅助检查　出血性疾病病因的确定需依靠实验室检查。

① 过筛试验：常用的有束臂试验、出血时间、血小板计数、血块回缩试验、凝血时间、激活的部分凝血活酶时间（APTT）、凝血酶原时间（PT）、凝血酶时间（TT）等。根据筛选试验结果，结合临床大致可将出血性疾病分为两类：a. 出血时间延长、束臂试验阳性、血小板计数正常或减少，而凝血功能正常者，可归纳为血管异常或血小板异常；b. 凝血时间、APTT、PT 以及 TT 中任何一项延长，而其他结果正常者，多为凝血功能障碍。

② 归类诊断的特殊检查：a. 血小板及血管性异常可做血小板形态、血小板黏附试验及血小板聚集试验的进一步检查；b. 凝血机制障碍可做凝血活酶时间纠正试验及凝血酶原时间纠正试验的进一步检查，以测出缺乏的凝血因子。

护理诊断

（1）有损伤的危险　与血小板减少、凝血机制障碍有关。
（2）疼痛　与关节腔出血、腹型或关节型过敏性紫癜有关。
（3）紧张、恐惧　与随时可能导致出血有关。

护理目标

① 病人知道可引起损伤的危险因素，能主动、正确采取预防措施。
② 病人树立了战胜疾病的信念，能采取有效缓解疼痛的方法。
③ 病人能正确认识疾病，自述紧张、恐惧程度减轻。

护理措施

（1）病情观察　观察出血的部位、出血量的多少。若系瘀斑、血肿，除要了解有无关节、深部肌肉组织血肿外，尚有无内脏出血及腹腔、胸腔血肿。无论是血小板性还是凝血机制障碍均可导致严重的颅内出血，若不及时处理会危及生命。因此，应注意观察病人有无头痛、视力改变、恶心、呕吐及血压升高、心率减慢等颅内高压症状，及时通知医生。

（2）保护病人避免损伤　具有出血倾向时应减少活动，尽量避免注射及各种小手术，必须时，术前应做好充分准备，补充凝血因子。

（3）关节受累时，应将关节置于功能位置，并注意少活动，以减轻疼痛。

健康教育

（1）心理指导　给病人及家属讲解疾病的有关知识，使其正确认识自己的疾病，并主动配合治疗。
（2）指导病人采取有效预防出血和损伤的措施，如避免拳击、摔跤、爬高、穿硬底鞋走路等。

（3）用药指导 要告知病人必须在医生的指导下用药。多种消炎镇痛药及扩张血管的药物，如阿司匹林、双嘧达莫、吲哚美辛、保泰松等均可加重出血，故不能随意使用。进行抗凝、抗栓治疗的门诊病人，一定要督促定期复查。

（4）出院指导 对过敏性紫癜病人已知由某种异体蛋白或药物引起，今后必须避免接触或食用。

>>> 护理评价

① 病人能说出可导致损伤的危险因素，知道哪些是损伤性运动，并能正确采取预防措施。

② 病人能采取有效缓解疼痛的方法，自述疼痛减轻。

③ 病人对疾病有正确的认识。自述紧张、恐惧程度减轻。

三、白血病

白血病是一类起源于造血（或淋巴）干细胞的恶性疾病。其特点是在骨髓和其他造血组织中白血病细胞大量增生积聚，并浸润体内脏器和组织，产生各种症状和体征，而正常造血受抑制，外周血中出现幼稚细胞。临床上常有贫血、发热、出血和肝、脾、淋巴结不同程度肿大等表现。

白血病的分类：①根据白血病细胞成熟程度和自然病程，可分为急性和慢性两大类。急性白血病的细胞分化停滞在较早阶段，多为原始细胞及早幼细胞，病情发展迅速，自然病程仅数月。慢性白血病的细胞分化较好，多为成熟和较成熟的细胞，病情发展慢，自然病程为数年。②根据主要受累的细胞系列可将急性白血病分为急性淋巴细胞白血病与急性非淋巴细胞白血病。目前通用 FAB 分类法（即法、美、英白血病合作组，简称 FAB）。急性淋巴细胞白血病分为三种亚型：L_1 型指原始和幼淋巴细胞以小细胞为主，胞浆较少；L_2 型指原始和幼淋巴细胞以大细胞为主，形态不很一致；L_3 型指原始和幼淋巴细胞以大细胞为主，大小较一致。急性非淋巴细胞白血病分为七型：急性粒细胞白血病未分化型（M_1）；急性粒细胞白血病部分分化型（M_2）；急性早幼粒细胞白血病（M_3）；急性粒-单核细胞白血病（M_4）；急性单核细胞白血病（M_5）；红白血病（M_6）；急性巨核细胞白血病（M_7）。

慢性白血病按细胞类型分为粒细胞、淋巴细胞、单核细胞三型。我国以慢性粒细胞白血病（慢粒）多见，慢性淋巴细胞白血病（慢淋）较少见，慢性单核细胞白血病罕见。粒细胞型以中年最多见，淋巴细胞型以老年为见，均男性多于女性。

白血病的病因尚不完全清楚，许多因素与白血病发病有关。①病毒：可能是主要的因素，已证明 C 型 RNA 病毒是小鼠、猫、牛、绵羊、灵长类动物患白血病的病因。RNA 肿瘤病毒的反转录酶能将病毒 RNA 中的肿瘤信息转录为 DNA 的复制品，即前病毒，后者插入宿主细胞的染色体 DNA 中而诱发恶变。人类 T 淋巴细胞病毒能引起成人 T 细胞白血病。②放射：电离辐射有致白血病的作用已被肯定。一次大剂量或多次小剂量照射均可引起白血病。放射线可使骨髓抑制、机体免疫力缺陷及染色体发生断裂等改变。③化学因素：多种化学物质或药物可诱发白血病，氯霉素、保泰松、烷化剂、细胞毒物、苯及其衍生物均可致白血病。化学物质所致白血病多为急非淋白血病。④遗传因素：某些遗传性疾病有较高的白血病发病率，如 21-三体综合征、先天性再生障碍性贫血等。一个家族中偶有多个白血病病人。

上述各种不同发病因素导致遗传基因突变，而使白血病细胞株形成，人体免疫功能的缺陷使已形成的肿瘤细胞不断增殖，最终导致白血病的发生。

>> 护理评估

1. 病史

询问病人是否在职业及居住环境中有长期接触放射性物质或化学毒物史，如苯类、氯乙烯等；近来是否用过一些细胞毒药物，如烷化剂、氯霉素、保泰松等；家族中是否有类似疾病者。对再入院者，应了解病人以前的化疗方案及第几次化疗，病人是否已达完全缓解等。

2. 主要临床表现

（1）急性白血病　起病急缓不一。急者可以是突然高热或明显出血倾向或全身衰竭。缓者常为脸色苍白、疲乏或轻度出血。少数病人因皮肤紫癜、月经过多或拔牙后出血不止而就医时才发现。本病主要表现为贫血、出血、发热和感染，以及各器官浸润等症状和体征。

① 贫血：常为首起症状；呈进行性发展。贫血原因与正常红细胞生成减少以及无效性红细胞生成、溶血、出血等因素有关。

② 发热：发热为常见症状，病人多有不同程度的发热，并伴有畏寒。发热多由感染引起，常见的感染有口腔炎、牙龈炎、咽峡炎以及肺部感染、肛周炎、肛旁脓肿，严重时可致菌血症或败血症。致病菌多为肺炎杆菌、铜绿假单胞菌、金色葡萄球菌、大肠埃希菌等。疾病后期常伴有真菌感染，这与长期应用广谱抗生素、糖皮质激素、抗白血病化疗药物有关。本病感染的主要原因是由于成熟粒细胞缺乏，其次是人体免疫力降低。

③ 出血：近半数病人以出血为早期表现。出血可发生在全身各部，以皮肤瘀点、瘀斑、鼻出血、牙龈出血、女性病人月经过多常见。急性早幼粒白血病易并发DIC 而出现全身广泛出血。眼底出血可致视力障碍，严重时发生颅内出血，常导致死亡。出血的主要原因为血小板减少。

④ 器官和组织浸润的表现

a. 肝、脾、淋巴结肿大：以急淋白血病为多见，表现为轻到中度的肝脾大，表面光滑，偶伴轻度触痛。淋巴结轻到中度肿大，无压痛。

b. 骨骼和关节：胸骨下端局部压痛较为常见。急性白血病常有明显骨痛和四肢关节疼痛，尤以儿童多见。

c. 皮肤及黏膜浸润：白血病细胞浸润可使牙龈增生、肿胀，皮肤出现弥漫性斑丘疹、结节或肿块。多见于急单和急粒-单细胞白血病。

d. 中枢神经系统白血病（CNS-L）：近年来，化学治疗使白血病缓解率提高，生存期明显延长。由于化学药物难以通过血脑屏障，隐藏在中枢神经系统的白血病细胞不能有效地被杀灭，因而引起 CNS-L。CNS-L 可发生在疾病的各个时期，但多数出现较晚，常发生在缓解期，以急淋最常见，儿童病人尤甚。其主要表现为头痛、头晕，重者有呕吐、颈项强直，甚至抽搐、昏迷，病人脑脊液压力增高，但不发热。

e. 其他部位：眼部常见白血病细胞浸润眼眶骨膜，引起眼球突出、复视或失明。睾丸受浸润时表现为无痛性肿大，多为一侧性，常见于急淋白血病。此外尚可累及心、肺、胃肠等部位而出现相应的症状。

（2）慢性白血病

① 慢性粒细胞白血病（简称"慢粒"）：自然病程可分为慢性期、加速期和急变期。

a. 慢性期：起病缓，早期常无自觉症状。随着病情的发展，可出现乏力、低热、多汗或盗汗、体重减轻等代谢亢进的表现。脾大为最突出的体征，可达脐平面，甚至可伸入盆腔。肝多为中度大，病人多有胸骨中下段压痛。慢性期可持续1～4年。

b. 加速期和急变期：起病后1～4年间70%慢粒病人进入加速期以致急变。加速期主要表现为原因不明的高热、虚弱、体重下降，脾迅速肿大，骨、关节痛，贫血、出血加重。白血病细胞对原来有效的药物发生耐药。加速期从几个月到1～2年即进入急变期，急变期表现与急性白血病类似。多数为急粒变，20%～30%为急性淋巴细胞白血病急变。

② 慢性淋巴细胞白血病（简称"慢淋"）：绝大多数为 B 细胞性，T 细胞性极少。本病90%发生于50岁以上病人，起病缓慢，常无自觉症状，淋巴结肿大为就诊的首发症状，以颈部、腋下、腹股沟淋巴结为主。肿大的淋巴结无压痛、较坚实、可移动。肝、脾轻至中度大。早期可出现疲乏、无力。随后出现食欲减退、消瘦、低热、盗汗等，晚期易发生贫血、出血、感染，尤其是呼吸道感染，这与免疫功能减退有关。约10%病人可并发自身免疫性溶血性贫血。

3. 心理社会评估

白血病是恶性肿瘤，一旦患病，对病人及家属均是沉重的打击，加之治疗过程中种种合并症及经济负担的日趋加重，常给病人及家属带来精神压力。评估时应注意病人对自己所患疾病是否了解，若知道疾病诊断其心理承受能力如何，是否产生恐惧或震惊、否认。家庭主要成员及亲朋好友对疾病的认识，对病人的态度；家庭能否正确处理突发应激，以及家庭经济情况等。

4. 护理体检

注意观察病人的意识状态，如有头痛、呕吐伴意识状态的改变多为颅内出血或中枢神经系统白血病表现。皮肤有无出血点或瘀点、瘀斑，有无斑丘疹、皮下结节、口唇、甲床是否苍白，牙龈有无增生、肿胀等。肝、脾触诊应注意其大小、质地、表面是否光滑、有无压痛；浅表淋巴结大小、部位、数量、有无压痛等；胸骨、肋骨、躯干骨及四肢关节有否疼痛或压痛。注意病人体温，有无发热、寒战，局部有无红、肿、热、极度不适及咽痛、咳嗽、咳痰，病人的心率，双肺有无啰音等。

5. 辅助检查

（1）急性白血病

① 血象：多数病人白细胞计数增高，如超过 $100 \times 10^9/L$，称为高白细胞性白血病。部分病人白细胞计数在正常水平或减少。分类检查可见相当数量的原始及早幼细胞。半数病人血小板低于 $60 \times 10^9 L$，晚期极度减少。血红蛋白减少轻重不一。

② 骨髓象：骨髓有核细胞显著增多，主要为白血病性的原始（M_3 型为早幼粒）细胞。正常的幼红细胞和巨核细胞减少。胞浆中出现红色干状小体，称奥尔小体（Auer 小体），仅见于急非淋白血病。

③ 细胞化学染色：常见白血病（急淋、急粒及急单）的原始细胞形态相似，因此用细胞化学染色帮助区分。

④ 其他：各型白血病血液中尿酸浓度及尿液中尿酸排泄均增加，特别是在化疗期，这是由于大量细胞被破坏所致。

（2）慢性白血病

① 慢粒

a. 血象：白细胞计数常超过 $20 \times 10^9 L$，可高达 $100 \times 10^9 L$ 以上。分类中各阶段中性粒细胞增多，以中性中幼、晚幼和杆状核粒细胞为主，原粒细胞不超过 10%。晚期血小板和血红蛋白均可明显减少。

b. 骨髓象：骨髓有核细胞增生明显或极度活跃，原粒细胞小于 10%，嗜酸、嗜碱粒细胞增多。

c. 染色体检查：90% 以上慢粒病人血细胞中出现 ph 染色体，存在幼粒、幼红及巨核细胞中。

② 慢淋

a. 血象：白细胞计数多在（15~100）$\times 10^9/L$，淋巴细胞占 60%~75%，晚期可达 90% 以上，以小淋巴细胞为主。晚期血红蛋白血小板减少，有溶血发生时贫血明显加重。

b. 骨髓象：骨髓有核细胞增生明显活跃。红系、粒系及巨核细胞均减少，有溶血发生时幼红细胞增多。

c. 免疫学检查：约半数病人血清球蛋白含量减少。绝大多数病例的淋巴细胞为 B 淋巴细胞。

d. 细胞遗传学：约 50% 病人染色体出现异常，其中以 12 号、14 号染色体异常多见。

>>· 护理诊断

（1）有感染的危险　与成熟粒细胞减少、免疫力低下有关。

（2）活动无耐力　与化疗、白血病引起代谢增高及贫血有关。

（3）有损伤的危险　与血小板减少有关。

（4）预感性悲哀　与患急性白血病有关。

（5）口腔黏膜的改变　与白血病细胞的浸润、成熟粒细胞降低有关。

（6）营养失调　低于机体需要量，与白血病代谢增加、高热、化疗致消化道反应及口腔炎有关。

（7）自我形象紊乱　与化疗药物引起脱发有关。

（8）疼痛　与白血病细胞浸润骨骼、关节以及脾大、疼痛有关。

（9）知识缺乏　缺乏有关白血病治疗、护理及预后等方面的知识。

（10）医护合作性问题　潜在并发症：化疗不良反应。

>>· 护理目标

① 病人减少了感染的危险，感染时能及时发现，并报告医务人员。

② 病人能掌握适合自己的活动方式，自感活动耐力增加。

③ 病人认识到化疗期间要努力进食，以保证营养。

④ 病人能正确采取预防损伤的措施，损伤时能及时报告。

⑤ 病人减少悲观情绪，能比较正确对待疾病。

⑥ 病人学会建立社会支持网。

⑦ 病人口腔黏膜完整。

⑧ 病人食欲增加，体重维持正常。

⑨ 病人知道脱发是化疗药物的不良反应，停药后头发会再生长。

⑩ 病人自述疼痛减轻。

⑪ 病人知道疾病有关治疗、预后等方面的知识，学会自我护理。

⑫ 病人知道化疗药物可能出现的不良反应，并能积极应对。

>>· 护理措施

1. 心理护理

根据病人的性格、社会文化背景及心理需要，有针对性地进行心理疏导。护士应倾听病人诉说，关心照顾病人，以取得病人的信任，了解其苦恼，采取多种形式因势利导，做好科普宣传；建立社会支持网，嘱家属、亲友要给病人物质上和精神上的支持与鼓励，组织病友之间进行养病经验的交流，向病人介绍已缓解的典型病例，并可请一些长期生存的病人进行现身说法，鼓励病人正视疾病，以积极的态度坚持完成化疗。鼓励病人和家属参与护理过程，使病人感到自己处于一个关心、同情、舒适、安全的医疗环境中，从而增强战胜疾病的信心。

2. 休息和营养

（1）保证休息和睡眠　根据病人体力，适当限制活动量以减少体力消耗，这是支持疗法的重要内容。可与病人共同制定日常活动计划，做到有计划的适量活动。有颅内出血倾向时应绝对卧床休息。

（2）饮食　给予高蛋白、高维生素、高热量、清淡易消化饮食。向病人、家属解释化疗期间保证足够的营养，可补充机体的热量消耗，提高病人对化疗的耐受性，减少并发症，以帮助治疗顺利进行。饮食应多样化，食欲差者可劝其少量多餐。同时保证每日充足的饮水量。

3. 出血的预防和护理

按再生障碍性贫血病人出血护理。

4. 感染的预防和护理

病人发热（尤其是化疗后）多为感染引起。化疗药物的作用不仅是杀伤白血病细胞，正常细胞同样要受到杀伤，因此病人在诱导缓解期间很容易发生感染，当成熟粒细胞绝对值$\leqslant 0.5 \times 10^9$/L 时，发生感染的可能性更大，此时最好行保护性隔离，若无层流室则置病人于单人病房，谢绝探视，以免交叉感染。一旦有感染，应使用强有力的抗生素，常用头孢菌素类第三代药物，如头孢哌酮、头孢曲松及头孢他啶等。也可用粒细胞集落刺激因子（CSF-G）或粒-单核细胞集落刺激因子（CSF-GM）以提升白细胞。有条件者可多次输注粒细胞。感染病灶未明，应协助医生积极寻找原因，必要时做胸部 X 线摄片、咽拭子、血培养及药敏试验。

5. 掌握化学治疗方案及药物不良反应

（1）急性白血病的化疗过程分为两个阶段，即诱导缓解和巩固强化治疗。

① 诱导缓解：是指从化疗开始到完全缓解阶段。其目的是迅速大量杀灭白血病细胞，恢复机体正常造血，使病人的症状和体征消失、血象和骨髓象基本恢复正常，即达到完全缓解。完全缓解后，体内的白血病细胞减少到（$10^8 \sim 10^9$）/L 或以下，且在髓外某些部位仍可有白血病细胞浸润。目前多采用联合化疗，可提高疗效及延长耐药性的发生。第一次缓解愈彻底，则缓解期愈长，生存期亦愈长。

② 巩固强化治疗：达到完全缓解后体内尚有 $5 \times (10^8 \sim 10^9)$/L 白血病细胞，巩固强化治疗的目的是继续消灭体内残存的白血病细胞，防止复发，延长缓解期，争取治愈。急淋白血病可早期用原诱导缓解方案 2～4 个疗程，也可采用其他强力化疗方案，以后每月强化治疗一次，共计治疗 3～4 年，除巩固强化外，间歇期应维持治疗，常用巯嘌呤和甲氨蝶呤交替长期口服。急非淋白血病可用原诱导缓解方案巩固 4～6 个疗程，或用中剂量阿糖胞苷为主的强化治疗，每 1～2 个月化疗一次，共计 1～2 年，以后随访观察。

目前国内发现全反式维 A 酸对白血病细胞有诱导分化作用，临床验证该药可使急性早幼粒白血病诱导缓解，缓解率可达 85%，缓解期与其他药物联合化疗或交替维持可避免复发。防治中枢神经系统白血病是治疗急性白血病减少复发的关键，特别是急淋白血病。因此常在缓解后鞘内注射甲氨蝶呤，每次 10mg，为减轻药物刺激所引起蛛网膜炎，可同时加用地塞米松 5～10mg，每周 2 次，共 3 周。也可用阿糖胞苷鞘内注射。鞘内注射化疗药物时，推注药物宜慢，注毕去枕平卧 4～6h，注意观察有无头痛、发热等并发症发生。

（2）慢性白血病的化学治疗方案

① 慢粒

a. 羟基脲：较白消安药效作用迅速，但持续时间短，用药后 2～3 天细胞数下降，停药后又很快回升。常用剂量：3g/d，分 2 次口服。白细胞下降到 20×10^9/L 后剂量减半，降至 10×10^9/L 后改用 0.5～1g/d 维持治疗。用药期间经常检查血象以调整药物剂量。有研究表明该药治疗慢粒的中数存活期较白消安为长，且急变率低，因而目前治疗慢粒以该药为首选。

b. 白消安：缓解率 95％以上，开始剂量为 4～8mg/d 口服，当白细胞降至 20×10^9/L 时宜暂时停药，待稳定后改用每 1～3 天 2mg 维持治疗 2～3 个月。

c. 靛玉红：从青黛中提取的主要成分，有效率 87.5％。慢粒急变时，按急性白血病的化疗方法。

② 慢淋：最常用的药物是苯丁酸氮芥，剂量 6～10mg/d 口服，1～2 周后减至 2～6mg/d。根据血象调整药物剂量以防骨髓过分抑制。环磷酰胺口服与苯丁酸氮芥疗效相似。

（3）护士应熟知常用化疗药物的不良反应和防护知识　常见不良反应有胃肠道不适、骨髓抑制、局部反应、末梢神经炎、出血性膀胱炎以及心、肝、肾功能受损等。按肿瘤病人化疗进行护理。

6. 预防尿酸性肾病的发生

由于白血病细胞大量破坏（化疗时更甚）。血清和尿中尿酸浓度增高，聚积在肾小管引起阻塞而发生尿酸性肾结石，尤其是白细胞很高的病人，如慢粒。鼓励病人多饮水，每日达 2000mL 以上。给予别嘌醇以抑制尿酸合成，每次 100mg 口服，每日 3 次。

>> 健康教育

（1）心理指导　保持乐观情绪。向病人及家属讲解白血病是骨髓造血肿瘤性疾病，虽然难治，但目前治疗进展快、效果好，使他们树立信心，并说明坚持每月巩固强化治疗的必要性。慢性期缓解的病人，应向病人及家属讲解病情的演变过程，说明为了争取延长缓解期，必须主动配合治疗，保持情绪稳定，家庭应给予病人精神、物质多方面的支持。

（2）教给病人及家属预防感染和出血的方法，如注意个人卫生，养成定期洗澡更衣的习惯。注意保暖，少去人群拥挤的地方，预防上呼吸道感染。经常检查口腔、咽部有无感染，学会自测体温，勿用牙签剔牙、用手挖鼻孔，避免创伤等。

（3）缓解期保持良好的生活方式。慢性白血病缓解后可工作和学习，但不可过劳，生活要有规律，保证充足的休息、睡眠和营养，适当锻炼。

（4）定期门诊复查血象，发现出血、发热及骨、关节疼痛要及时去医院检查。

 护理评价

① 病人减少了感染的危险，无感染发生或感染时能及时发现、报告。
② 病人治疗期间做到主动少量多次进食。
③ 病人能采取适合自己的活动方式，活动后未致疲乏感加重。
④ 病人能陈述预防损伤的措施，无损伤或损伤时能及时发现、报告。
⑤ 病人学会与疾病作斗争的方法，并获得社会支持。
⑥ 病人口腔黏膜完整，无不适感。
⑦ 病人食欲增加，体重达正常。
⑧ 病人自述疼痛减轻，表现出放松和舒适感。
⑨ 病人能说出白血病的主要治疗方法及如何配合治疗和护理。
⑩ 病人知道化疗药物的不良反应，主动配合治疗，积极采取应对措施。

第六节 内分泌代谢性疾病

内分泌系统由人体的神经内分泌组织、内分泌腺以及某些脏器中具有内分泌功能的组织细胞组成。其主要功能是合成与分泌各种激素，在神经支配和物质代谢反馈调节基础上释放入血液循环，成为信息传递的生物活性物质，达到相应的具有特异性受体的靶细胞，发挥生物效应，调控机体生长、发育、脏器功能、物质代谢和体液平衡，维持人体的正常生理、生化活动和生命过程。

引起内分泌代谢疾病的原因很多，可原发于内分泌腺体或组织的增生、腺瘤、分泌过量的激素所致功能亢进，如甲状腺功能亢进症、皮质醇增多症等；内分泌激素分泌不足引起的功能减退，如腺垂体功能减退、甲状腺功能减退，少数疾病病因尚不十分清楚，目前认为与遗传和自体免疫因素有关，如糖尿病等。

内分泌代谢疾病的治疗原则是针对病因，纠正激素异常所致的功能紊乱。内分泌功能亢进者对其病变部位可采用手术切除或放射性破坏，也可用药物抑制激素的合成和分泌；对内分泌功能减退者则可给予外源性激素作为补充治疗即替代疗法。内分泌疾病的护理有其特殊性，内分泌病人在神经体液调节、生长发育、营养代谢等方面发生障碍，临床上出现多方面症状，瞬息多变，也可产生危象使病情恶化，抢救不及时可危及生命。因此严密观察病情，随时应急处理十分重要，此外心理护理、功能实验护理、饮食护理、药物的应用与护理、危象护理、健康教育等也是内分泌疾病病人的护理特点。

一、甲状腺疾病

（一）单纯性甲状腺肿

单纯性甲状腺肿是由于缺碘、某些物质阻碍甲状腺激素（TH）的合成、先天性甲状腺激素合成障碍等多种原因引起的甲状腺肿。其发病机制为一种因素或多种因素阻碍甲状腺激素合成，甲状腺激素减少导致促甲状腺素分泌增加，从而引起甲状腺代偿性增生肥大，使其分泌的甲状腺激素能满足机体的需要量。主要的病理改变为甲状腺上皮细胞增生肥大、血管丰富、甲状腺呈均匀弥漫性增大。本病不伴有甲状腺功能亢进或减退的表现，不包括甲状腺炎或肿瘤。

>> 护理评估

（1）病史　了解病人的饮食习惯，是否生活在碘缺乏地区，有无服用致甲状腺肿的物质以及长期服用含碘药物。

（2）主要临床表现　单纯性甲状腺肿除甲状腺肿大外无其他症状，随病情发展甲状腺逐渐增大，重度增大对邻近器官可引起压迫症状。

① 压迫气管可引起咳嗽与呼吸困难。

② 压迫喉返神经引起声音嘶哑。

③ 胸骨后甲状腺肿可使头部、颈部、上肢静脉回流受阻，表现为面部青紫、水肿、颈部与胸部表浅静脉扩张。

（3）心理社会评估　病人可能将单纯性甲状腺肿及甲状腺弥漫性肿大误认为甲状腺功能亢进症而产生焦虑甚至恐惧的心理反应。

（4）护理体检　除甲状腺肿大外无其他症状，甲状腺轻度或中度弥漫性肿大，质地较软，无压痛。后期可出现结节，表现为多结节性甲状腺肿。

（5）辅助检查　甲状腺功能是正常的，血清甲状腺素（T_4）正常或偏低，三碘甲状腺原氨酸（T_3）正常或偏高。甲状腺摄碘率大多增高。甲状腺扫描可见弥漫性甲状腺肿呈均匀分布；结节性甲状腺肿可呈现结节。

>> 护理目标

① 病人运用所了解的知识能区分甲状腺功能亢进症。

② 病人能正确对待体貌的改变。

③ 病人解除精神困扰，积极配合治疗。

④ 病人合理安排自己饮食，食用加碘食盐。

>> 护理措施

（1）可以参加活动和轻微的劳动，同时注意生活规律化。

（2）观察生命体征，测定血 T_3、T_4，及时发现甲状腺功能亢进症。

（3）进普通饮食，碘缺乏地区的病人，补充含碘食物，食用加碘食盐。

（4）药物的应用与护理

① 无明显原因的单纯性甲状腺肿可服用干甲状腺素片，每天 60～180mg，分3 次口服，服用 3～6 个月，甲状腺肿可明显缩小。

② 40 岁以上的结节性甲状腺肿病人，应避免大剂量碘剂治疗，以免发生碘甲状腺功能亢进症。

③ 老年人应用甲状腺激素剂量应减小，逐渐加量，以免加重心脏负担。

（5）出现甲状腺压迫症状时通知医生，给予对症护理。

>>> **健康教育**

（1）心理指导　向病人说明单纯性甲状腺肿的病情及预后，减轻恐惧心理，使病人保持良好的心态。

（2）活动、休息指导　可参加日常活动，从事一般工作。出现咳嗽、呼吸困难等甲状腺压迫症状时应卧床休息。

（3）饮食指导　可进一般膳食、含碘食盐及适当的含碘海产品，如海蜇、海带、紫菜等可适当服用，但应避免过量。

（4）用药指导　指导病人正确的用药方法，讲解药物的不良反应及停药的指征。

（5）出院指导

① 出院带药时为病人介绍有关用药知识。

② 合理化饮食，食用加碘食盐。

③ 鼓励病人表达自己的想法，参加社会活动，坚持必要的治疗。

④ 甲状腺肿大出现压迫症状时及时就诊。

>>> **护理评价**

① 病人了解单纯性甲状腺肿知识并能区别于甲亢，合理安排饮食。

② 病人主动与他人交往，积极参加活动。

③ 病人心情愉快，配合治疗。

④ 病人出现声音嘶哑、吞咽困难症状能及时就诊。

（二）甲状腺功能亢进症

甲状腺功能亢进症简称甲亢，系指由多种原因导致甲状腺功能增强，分泌甲状腺激素（TH）过多所致的临床综合征。其病因与发病机制尚未完全阐明。近代研究证明本病在遗传基础上，因感染、精神创伤等应激因素而诱发，属于抑制性 T 淋巴细胞（Ts 细胞）功能缺陷导致的一种器官特异性自身免疫性甲状腺疾病。表现为甲状腺有不同程度的弥漫性、对称性肿大，突眼、胫前黏液性水肿等病理改变。本病以 20～40 岁为多，女性居多，男女之比约为 1：（4～6）。

>>> **护理评估**

（1）病史　询问主要致病因素，家人有无甲亢，有无精神创伤、感染、畏食、体重减轻等症状，情绪是否稳定。

（2）主要临床表现

① 高代谢症候群：疲乏无力、怕热、多汗、皮肤温暖潮湿、体重减轻、低热。

② 精神神经系统：神经过敏、多言好动、紧张、多虑、焦躁易怒、失眠、精力不集中、记忆力减退，手、眼睑、舌震颤，腱反射亢进。

③ 心血管系统：心悸、胸闷、气短，甚至可出现甲亢性心脏病、心动过速、休息、睡眠时心率仍快、心律失常。

④ 消化系统：食欲亢进、多食消瘦、消化不良、排便次数增多。

⑤ 肌肉骨骼系统：肌无力、肌肉萎缩，周期性瘫痪，骨质疏松。

⑥ 甲状腺危象：高热（39℃以上），脉率快（140～240 次/分），有心房纤颤或扑动。神志焦虑、烦躁不安，大汗淋漓、畏食、恶心呕吐、大量失水以致虚脱、休克，继而嗜睡或谵妄终致昏迷，可伴心功能不全或肺水肿。白细胞总数及中性粒细胞升高；血 T_3、T_4 升高，属甲状腺功能亢进恶化时的严重表现。

（3）心理社会评估　由于甲亢病人受 TH 影响神经过敏、易怒、多虑，加之伴有甲状腺肿大和突眼等症状导致病人焦虑和自我形象紊乱。

（4）护理体检　甲状腺呈弥漫性对称性肿大，随吞咽动作上下移动，质软，左右上下极可有震颤及血管杂音。疲乏无力、怕热、多汗、皮肤温暖潮湿、体重下降、低热、眼球突出、瞬目稀少、上眼睑退缩、眼裂增宽，双眼向下看时上睑不能随眼球下落（Von Graefe 征），两眼看近物时，眼球辐辏不良（Mobius 征）。

（5）辅助检查　T_3、T_4 增高；甲状腺摄 ^{131}I 率升高：3h＞25％，24h＞45％，且高峰前移；基础代谢率（BMR）增高；血清总胆固醇偏低，尿肌酸排出量增多。

▶▶ 护理诊断

（1）焦虑　与甲状腺素作用于神经系统有关。

（2）自我形象紊乱　与甲状腺肿大、突眼有关。

（3）营养失调（低于机体需要量）　与高代谢征、消化吸收不良有关。

（4）有角膜损伤的可能　与恶性突眼征、眼睑不能闭合有关。

（5）知识缺乏　与信息来源受限有关。

（6）医护合作性问题　潜在并发症：甲状腺危象。

▶▶ 护理措施

（1）促进身心休息，病室环境避免强光、减少噪声，病人不宜紧张疲劳。病情重者绝对卧床休息。

（2）调整膳食结构，给高热量、高蛋白、富含维生素及钾、钙的食品，限制纤维素和含碘的饮食。

（3）病人代谢率增高，多汗、怕热。病室应通风，保持空气新鲜、温度适宜，满足个人卫生及舒适方面的要求，补充饮水量。

（4）突眼征者应保护眼球，戴有色眼镜防止强光及灰尘刺激，睡眠时用抗生素眼膏、纱布眼罩，防止结膜炎、角膜炎的发生。

（5）药物的应用与护理

① 抗甲状腺药物的应用：常应用甲硫氧嘧啶（MTU）、丙硫氧嘧啶（PTU）和咪唑类如甲巯咪唑（MM）、卡比马唑（CMZ）。此药的长程疗法分三个阶段。a. 治疗量阶段：MTU 或 PTU 300～450mg/d，或 MM 或 CMZ 30～40mg/d，分 2～3 次口服，至症状缓解或 T_3、T_4 恢复正常即可减量。b. 减量阶段：每 2～4 周减量一次。MTU 或 PTU 每次减 50～100mg，MM 或 CMZ 每次减 5～10mg，体征明显好转后减至最小维持量。c. 维持量阶段：MTU 或 PTU 为 50～100mg/d，MM 或 CMZ 为 5～10mg/d，维持 1.5～2 年。

② 辅助药物的应用：a. 复方碘溶液，用于手术前准备和甲状腺危象；b. 放射性 ^{131}I 治疗，剂量根据甲状腺估计量及最高摄碘率计算，按每克甲状腺1850～3700kBq。

在药物治疗中应密切观察病情，注意有无白细胞减少、药疹等，注意病人心率、体重、神志的变化并及时与医生联系。

（6）甲亢危象的护理

① 将病人安排在重症监护病房，设专人护理，严密观察病情及生命体征，及早识别甲亢危象。

② 病室安静，温度宜偏低（15～17℃），绝对卧床休息，避免不良刺激，躁动者按医嘱给予适当的镇静药。

③ 给予低流量吸氧 1～2L/min。

④ 积极进行降温处理：给予物理降温或药物降温，必要时用人工冬眠疗法。

⑤ 遵医嘱静脉补液，纠正脱水及水、电解质紊乱，补充血容量。

⑥ 昏迷病人做口腔、皮肤护理。

>>· **健康教育**

（1）心理指导　有焦虑、易怒、神经过敏等表现要进行自我调节，说明不良情绪对疾病的影响。

（2）饮食指导　应食用高蛋白、高热量、低纤维素食物，勿食用含碘高的食物如海带、紫菜。

（3）活动、休息指导　轻者可以适当活动，重者应绝对卧床休息，保证充足的睡眠。

（4）用药指导

① 服用抗甲状腺药物时，严格掌握剂量及疗程，讲解药物的作用、不良反应等。

② 按医嘱服用药物，坚持服用，完成疗程。

③ 定期复查血 T_3、T_4 及相关的项目以决定治疗方案。

④ 复查白细胞并注意感染征象及指导升白细胞药物的应用。

（5）出院指导

① 合理安排工作和休息，避免过劳、紧张，保持情绪稳定，勿使病人承受精神压力。

② 向家属介绍甲亢基本知识和防治办法以及突眼征者眼球的保护措施。

③ 教会家属测量血压、脉搏、体温的方法及基础代谢率的计算方法。

④ 出院带药时为病人提供药物知识，指导正确用药。

⑤ 指导病人门诊随访的知识。

护理评价

① 病人合理安排生活，克服、控制不良情绪。

② 病人参加社会活动并积极配合治疗。

③ 病人的膳食结构能达到足够的热量和营养。

④ 病人能够说出保护角膜和结膜的具体办法。

⑤ 病人了解预防甲亢的常识和药物治疗的知识等。

二、糖尿病

糖尿病是一组由遗传和环境因素相互作用而引起的临床综合征。因胰岛素分泌绝对或相对不足以及靶组织细胞对胰岛素敏感性降低，引起糖、蛋白质、脂肪、水和电解质等一系列代谢紊乱。临床以高血糖为重要特征。久病可引起多个系统损害，病情严重或应激时可发生急性代谢紊乱，如酮症酸中毒等。其病因和发病机制较复杂，目前认为属多基因、多因素的异质性疾病。

护理评估

1. 病史

询问有无家族史、饮食习惯及饮食结构、每日液体摄入量、排泄形态、休息情况、婚姻史及生育史、有无特殊嗜好及血管、神经等慢性病。

（1）1型糖尿病 与某些组织相容性抗原有关，有家族遗传史。当病毒感染时可激活自身免疫反应，产生自身抗体和胰岛细胞抗体，大量破坏胰岛 B 细胞而引起糖尿病。

（2）2型糖尿病 有明显家族史、肥胖。机体对胰岛素敏感性降低、感染、应激、缺乏体力活动、多次妊娠与分娩等因素。

（3）其他类型糖尿病 主要与一些慢性病变、遗传、感染、化学药物有关。细胞功能的遗传缺陷、胰岛素作用的遗传缺陷、胰腺外分泌病变、内分泌腺病、药物或化学物诱导、感染等均可引起 B 细胞功能破坏引起糖尿病。

（4）妊娠糖尿病 即在妊娠中显现的其他类型糖尿病的病因，在产后 5～10 年有发生糖尿病的高度危险性。

2. 主要临床表现

本病是一种慢性进行性加重的疾病,早期可无症状,在某些应激情况下如感染、外伤等使糖耐量降低或空腹血糖升高,可出现"三多一少",即多尿、多饮、多食、体重减轻等典型症状,常伴有软弱、乏力、皮肤瘙痒等现象。

(1)多尿 因血糖过高,形成渗透性利尿。排糖越多,尿量越多,每日尿量可达 5~10L 以上,与尿糖、尿酮含量成正比。当酮症酸中毒时,多尿更严重。

(2)多饮 由于尿多,水分失去更多,发生细胞内脱水,刺激口渴中枢,口腔干燥,舌红而痛。排尿越多,饮水越多。

(3)多食 机体丢失大量葡萄糖,每日可达 500g 以上,因此机体能量缺乏,处于半饥饿状态,引起食欲亢进。

(4)消瘦 机体不能充分利用葡萄糖,使脂肪和蛋白分解加强,消耗过多,机体逐渐消瘦,体重减轻。

(5)乏力 由于血糖不能完全氧化,不能有效利用葡萄糖和有效地释放出能量,组织缺水,电解质失衡,因而感到全身乏力、精神萎靡。

3. 并发症

(1)急性并发症 糖尿病酮症酸中毒和高渗性非酮症糖尿病昏迷。

① 糖尿病酮症酸中毒:多数病人在发生意识障碍前数天有多尿、烦渴、多饮和乏力表现,随后出现食欲减退、恶心、呕吐,常伴头痛、嗜睡、烦躁、呼吸深快,呼气中有烂苹果味(丙酮)。随着病情进一步发展,出现严重失水、尿量减少、皮肤弹性差、眼球下陷、脉细速、血压下降。晚期时各种反射迟钝甚至消失,嗜睡以致昏迷。

② 高渗性非酮症糖尿病昏迷 起病时常有多尿、多饮,但多食不明显,或反而食欲减退,以致常被忽视。失水随病程进展逐渐加重,出现神经精神症状,表现为嗜睡、幻觉、定向障碍、偏盲、上肢拍击样粗震颤、癫痫样抽搐(多为局限性发作或单瘫、偏瘫)等。最后陷入昏迷,伴有显著失水甚至休克,无酸中毒样呼吸。

(2)慢性并发症 糖尿病的慢性并发症可遍及全身各重要器官,并与遗传易感性有关。

① 血管病变:糖尿病除有血糖增高外,往往还有脂代谢异常、多种激素水平异常、高凝状态等,可引起微血管和大血管病变。a. 微血管病变:主要引起肾小球硬化和视网膜血管病变。前者表现为蛋白尿、水肿、高血压和肾功能不全;后者有视网膜出血、水肿,甚至视物模糊、失明。b. 动脉粥样硬化:主要累及大、中动脉,可引起高血压、冠心病、脑血栓形成、肾动脉硬化、肢端坏疽等。

② 神经病变:主要因微血管病变所致的周围神经病变为多见。特点为四肢疼痛、麻木和感觉异常。自主神经病变可引起尿潴留、胃肠功能失调和直立性低血压等。

③ 感染:常反复发生疖、痈等皮肤化脓性感染,有时可引起败血症或脓毒血症,皮肤真菌感染。糖尿病合并肺结核、肾盂肾炎、膀胱炎、胆囊炎、牙周炎等。

④ 眼部病变：除视网膜病变外，糖尿病还可引起白内障、青光眼、屈光改变、虹膜睫状体病变等。

⑤ 皮肤、肌肉、关节病变：皮肤小血管扩张、面色红润、皮下出血、瘀斑、发绀、缺血性溃疡、皮肤水疱病、糖尿病性肌萎缩、营养不良性关节炎等。

4. 心理社会评估

当病人知道糖尿病是一种慢性代谢性疾病需终身治疗并严格控制饮食的时候，便感到失去生活的乐趣而产生悲观情绪。也有的人认为无所谓而不认真治疗，随着并发症的出现，病人感到非常痛苦，才意识到糖尿病的威胁而产生沮丧、恐惧心理。

5. 护理体检

疾病的早期或无并发症者常无明显体征。1 型糖尿病年幼发病者，可有生长发育不良、消瘦；2 型糖尿病多数起病缓，无明显阳性体征，多为肥胖体型，尤以腹型肥胖居多。

6. 辅助检查

（1）尿糖测定　尿糖阳性是诊断糖尿病的重要依据，但尿糖阴性不能排除患糖尿病的可能。每日 4 次尿糖定性检查、24h 尿糖定量检查作为应用降糖药物剂量的参考和判断疗效的指标。

（2）血糖测定　血糖升高是诊断糖尿病的主要依据，空腹静脉血糖正常范围为 $3.3 \sim 5.6 mmol/L$ 或 $3.9 \sim 6.4 mmol/L$。血糖测定也是判断糖尿病病情和疗效的主要指标。

（3）葡萄糖耐量试验　对可疑糖尿病但血糖未达到上述指标者需做口服葡萄糖耐量试验。如空腹血糖$\geqslant 7.8 mmol/L$、服糖后 2h 血糖$\geqslant 11.1 mmol/L$ 即可确定诊断。若空腹血糖$< 7.8 mmol/L$、口服糖后 2h 血糖在 $7.8 \sim 11.1 mmol/L$ 为糖耐量异常。

（4）血浆胰岛素和 C 肽测定　血浆胰岛素和 C 肽水平测定有助于了解胰岛 B 细胞功能和指导治疗，但不作为诊断糖尿病依据。

（5）糖化血红蛋白测定　可反映采血前 $8 \sim 12$ 周的血糖情况，是糖尿病病人病情监测的指标，但不作为诊断糖尿病的依据。

>> **护理诊断**

（1）营养失调（低于机体需要量）　与物质代谢紊乱有关。

（2）有感染的危险　与机体防御功能低下有关。

（3）皮肤完整性受损　与皮肤微循环障碍有关。

（4）活动无耐力　与葡萄糖不能被利用，不能有效释放能量有关。

（5）医护合作性问题　潜在并发症：糖尿病酮症酸中毒和高渗性非酮症糖尿病昏迷。

>> · **护理措施**

1. 心理护理

本病是一种慢性疾病，并发症多且出现脏器损害，长期的饮食控制、服药和胰岛素治疗，病人的心理压力大，经济负担重，以致失去生存、生活的信心。护士应理解并关心病人，同时将糖尿病的基本知识和预后告诉病人及家属，使他们了解糖尿病虽不能根治，但通过终身治疗、适当的体育锻炼，也能和正常人一样的生活和长寿。

2. 饮食护理

饮食护理是一项重要的基础护理措施，应严格和长期执行，使血糖、尿糖恢复正常，并能供给足够的热量和必要的营养成分以保持身体正常代谢平衡，防止和减少并发症的发生。

（1）糖尿病饮食的计算方法　每日所需的饮食量：按病人年龄、身高查得标准体重，再按工作性质计算。每日所需总热量：一般成人在休息状态下每千克体重给予105～126kJ（25～30kcal）；轻体力劳动者给126～146kJ（30～35kcal）；中度体力劳动者给146～167kJ（35～40kcal）；重体力劳动者给167kJ（40kcal）以上；孕妇、哺乳期、营养不良及患消耗性疾病者总热量应酌情增加10%～20%；肥胖者酌减。然后将计算出的总热量核算为三大营养物质：糖类占总热量的50%～60%，每日200～300g；蛋白质占总热量的15%～20%，成人每日每千克体重为0.8～1.2g；脂肪占总热量25%～30%，每日每千克体重为0.6～1.0g。三餐总热量分配可按病人进餐习惯分为早餐1/5、午餐2/5、晚餐2/5，并定时定量进餐。1型糖尿病病人需注射胰岛素，饮食量的分配与胰岛素的治疗相配合，这样能更好地控制血糖，避免低血糖发生。

（2）膳食调配的注意事项

① 提倡食用纤维素膳食，食物中的粗杂食、豆类、蔬菜可以解决病人的饥饿感，亦能补充各种维生素及微量元素，延缓肠道葡萄糖的吸收，降低餐后血糖、血脂，有利于肥胖者减轻体重。

② 膳食中限制水果、糖及糖制品、酒类，少食动物内脏、牛奶等含胆固醇高的物质，限制动物脂肪的摄入。食盐每日6g，高血压及肾病者应限制在每日3g以内。在饮食护理中护士应细心观察了解病人饮食控制的效果。按血糖、尿糖值作必要的调整。

3. 运动疗法的指导

运动疗法可促进新陈代谢、增强体质，降低血糖、血脂、体重，增强人体对胰岛素的敏感性，对糖尿病病人十分有益。运动疗法适用于2型糖尿病肥胖病人，可根据病情、体力情况、个人爱好，选择不同的运动方式，但要限制活动强度，每周3次以上，餐后1h锻炼20～30min。如有急性感染、心脏病、肾脏病、视网膜病变、酮症酸中毒时不宜进行运动锻炼。用胰岛素治疗的病人，运动中应预防低血糖反应。

4. 药物的应用与护理

口服降糖药物常用的有磺脲类和双胍类。

（1）磺脲类　此类药物直接刺激胰岛 B 细胞释放胰岛素，使胰岛素与其受体的结合率增加。适用于经饮食控制不能降低血糖的 2 型糖尿病病人，也可配合胰岛素用于 1 型糖尿病病人。磺脲类的主要制剂：甲苯磺丁脲（D860）0.5g、格列本脲（优降糖）2.5mg、格列齐特（美达康）80mg、格列吡嗪（美吡达）5mg、格列喹酮（糖适平）30mg 等选用其中的一种，每日口服 1～2 次，均于餐前半小时服用。

（2）双胍类　此类药物可抑制肠道对葡萄糖的吸收，减少糖原异生，促进糖的无氧酵解，增加周围组织对葡萄糖的摄取利用，提高肌肉细胞胰岛素受体的敏感性。常用的有二甲双胍（甲福明）0.25～0.5g，每日口服 2～3 次；苯乙双胍（苯乙福明）25mg，每日 2～3 次。适用于 2 型糖尿病伴肥胖经饮食控制无效者，于进餐时或进餐后服用。

5. 胰岛素治疗与护理

胰岛素是一种补充糖尿病病人胰岛素不足的替代治疗。适用于 1 型糖尿病、糖尿病酮症酸中毒、高渗性昏迷、重症感染、消耗性疾病、大手术前、妊娠、分娩等。亦适用于 2 型糖尿病经饮食控制、口服降糖药疗效差及营养不良等相关糖尿病。

（1）胰岛素副作用的预防

① 低血糖反应：多见于病情不稳定的 1 型糖尿病病人。可因胰岛素用量较大、胰岛素注射后未按时定量进餐或增加活动量所致。典型表现为强烈的饥饿感、心慌、手抖、乏力、出汗、头晕等，严重者不及时处理很快发生昏迷甚至死亡。对应用胰岛素治疗的病人，要警惕低血糖发生，一旦出现低血糖反应立即服糖水或进含糖高的食物；神志不清者静脉注射 50% 葡萄糖 40～60mL；病人清醒后可再进食些食物，防止再度昏迷。为预防低血糖反应，在使用胰岛素治疗中，告诉病人胰岛素可能引起的副作用和低血糖表现、减少活动量、随身携带饼干类食品、感到强烈饥饿时立即进食。治疗过程中严密观察血糖、尿糖变化，随时调整胰岛素用量。

② 胰岛素过敏反应：胰岛素是一种蛋白质制剂，个别人可引起过敏反应。在注射部位出现红、肿、热、痛等表现，甚至发痒、皮疹、形成结节。每次更换注射部位，将胰岛素注射于皮下组织的深层，注射后局部热敷以促进吸收，减少反应。出现严重的过敏反应需调换制剂，必要时采用脱敏疗法，同时应用抗组胺药物。

③ 胰岛素水肿：当胰岛素控制高血糖后，病人多有钠潴留出现。钠潴留可引起急性心肺并发症。在应用胰岛素治疗期间应注意病人的饮水量、尿量，进低盐饮食，并观察血压的变化及心肺功能，遵医嘱给必要的处理。

④ 胰岛素性脂肪营养不良：多次皮下注射，易在同一部分出现脂肪萎缩或肿块形成。儿童或成年妇女皮下注射引起无痛性皮下脂肪萎缩；成年男性出现注射部

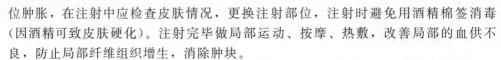

位肿胀，在注射中应检查皮肤情况，更换注射部位，注射时避免用酒精棉签消毒（因酒精可致皮肤硬化）。注射完毕做局部运动、按摩、热敷，改善局部的血供不良，防止局部纤维组织增生，消除肿块。

（2）应用胰岛素的注意事项

① 混合胰岛素配制法：普通胰岛素和鱼精蛋白锌胰岛素按一定比例混合注射时，先抽取普通胰岛素，再抽取所需的长效胰岛素，轻轻摇动混匀后做皮下注射。

② 胰岛素的保存：胰岛素应置于冰箱内低温（约 5℃）存放，避免受热、光照、冰冻，否则降低活性使其变性失效。

③ 注射部位的选择：取皮肤柔软的注射部位，如上臂外侧、臀部、大腿前侧或外侧、腹部，每次注射应离开上次注射处 3cm 以上，重复注射部位要间隔 8 周。

④ 胰岛素泵持续皮下输注（CSH）：胰岛素泵是一种小型的糖尿病治疗仪器，由微型电机、微型泵、驱动电路、控制电路、电源和胰岛素容器组成。将胰岛素容器的导管分别与针头和泵连接，针头置于腹部皮下组织，用可调程序的微型电子计算机控制胰岛素输注，模拟胰岛素的持续基础分泌和进食时的脉冲释放。胰岛素剂量和脉冲式注射时间均可通过计算机程序调整，并加有葡萄糖及胰高血糖素注射器来防止低血糖的发生，使血糖、尿糖控制在正常或接近正常水平。严格执行无菌技术操作，应隔日更换一次注射部位，避免感染和针头阻塞。严密监测血糖，应及早识别低血糖并做相应处理。儿童及老年病人、晚期严重并发症者不宜采用胰岛素泵治疗。

6. 药物疗效观察

（1）血糖、尿糖控制状况　在糖尿病治疗效果观察中，血糖值具有重要意义。空腹血糖值为 7.8mmol/L。此时如肾糖阈正常，空腹尿糖为阴性，餐后 2h 为"＋"～"＋＋"。

（2）糖尿病症状改善情况　糖尿病经适当治疗，肥胖者体重可减轻，消瘦者体重可达标准水平。随着体重的纠正，"三多"及乏力症状应明显减轻，否则应考虑饮食控制不当或药物治疗失效。

7. 糖尿病酮症酸中毒的护理

① 将病人安排在重症监护病房，绝对卧床休息。设专人护理，严密观察生命体征，记录 24h 出入量，及时抽取血糖酮体和二氧化碳结合力标本送检。

② 按医嘱执行治疗方案。给予低流量吸氧（1～2L/min）；迅速建立静脉通路，心功能良好者，开始时补液速度应较快。

③ 纠正电解质紊乱，低血钾者根据尿量给予补钾。滴注碱性药物纠正酸中毒。

④ 昏迷病人按昏迷护理常规进行护理。

8. 高渗性非酮症糖尿病昏迷的护理

① 将病人安排在重症监护病房，设专人护理，严密观察生命体征，按昏迷护理常规进行护理。

② 休克时输入生理盐水和胶体溶液，休克纠正后，输入 0.45％氯化钠低渗溶

液。在中心静脉压监测下调整输液速度。

③ 注意血糖变化，静脉注射胰岛素首次负荷量后继续以每小时 0.1U/kg 静脉滴注。

④ 出现感染、心功能不全、心律失常、肾衰竭时应给予相应的护理。

>> 健康教育

1. 心理指导

重视心理因素和社会因素对糖尿病的影响，避免精神紧张、焦急、忧虑、孤独、绝望或激动，保持精神乐观、情绪稳定。向病人说明积极的生活态度对疾病康复的重要性。

2. 活动、休息指导

根据爱好、体力情况，坚持适合自己病情的运动疗法和体育锻炼。当出现严重的心、肾并发症和酮症酸中毒时，要卧床休息。应用胰岛素治疗的病人，饭前避免体育活动，防止低血糖发生。

3. 饮食指导

遵循在规定的热量范围内达到营养平衡的饮食。学会主食粗细粮搭配、副食荤素搭配合理的饮食疗法。

4. 用药指导

① 指导病人正确用药方法，口服降糖类药物应严格掌握服用剂量、时间、副作用等基本用药知识。

② 应用胰岛素治疗者，教会自我护理的方法，如胰岛素注射法、尿糖定性法、低血糖的表现及防治方法等。

5. 出院指导

① 根据病情，坚持饮食疗法、运动疗法和药物治疗。严格控制体重。

② 保持环境清洁，养成良好卫生习惯，尽量少去公共场所，防止各种感染。有感染时应及时应用抗生素。

③ 建议去糖尿病社区服务机构。病人和家属集中在糖尿病保健中心继续接受医生、护士、营养师的指导。

④ 为病人设计有姓名、年龄、住址、疾病名称的卡片，病人随身携带，病情危重时便于送往医院治疗。

⑤ 糖尿病病人应戒烟、戒酒及其他不良嗜好，注意生活规律。

第二章

外科护理实践

第一节　颅脑损伤及颅脑疾病

一、颅脑损伤

颅脑外伤是指头部因遭受钝击、穿伤、爆炸或下坠后间接伤害等所造成的损伤，颅脑外伤病死率高，伤残率高。颅脑外伤包括头皮损伤、颅骨骨折、颅内血肿和脑损伤。

（1）头皮损伤　头皮是头部的表层，是颅脑损伤中最常见的损伤部位。严重程度差别较大，可能为单纯损伤，也可能是合并颅骨及脑损伤。头皮损伤形式多样，大体可分为闭合性和开放性损伤两大类。

（2）颅骨骨折　颅骨分颅盖和颅底。颅骨坚硬并具有一定的弹性，当受到强大的外力打击时，轻者只引起头颅的暂时变形，重者造成颅骨骨折。

（3）脑损伤　脑损伤按轻、中、重可分为脑震荡、脑挫裂伤。

① 脑震荡：脑震荡是脑损伤中最轻的一种。其特点是伤后短暂的脑功能障碍而无确定的器质性变化。

② 脑挫裂伤：脑挫裂伤是指脑组织有肉眼可见的器质性损伤。脑挫裂伤灶可发生在头部外伤的着力点上，也常发生在着力点的对侧。脑挫裂伤时常有脑皮质破裂出血，易形成硬膜下血肿或脑内血肿。也易继发脑水肿和脑组织坏死。脑挫裂伤发生后，正常引起血管源性脑水肿，自损伤灶向周围乃至全脑，3～7天内发展到高峰。

（4）颅内血肿　暴力作用后，颅内某些病理过程继续发展并形成新的病变，造成继发性脑损伤。外伤性颅内血肿是继发性脑损伤的典型，需要积极处理。

≫· 护理评估

（1）脑组织灌注异常　与颅内压增高有关。

（2）意识障碍　与颅内压增高有关。

（3）有体液失衡的危险　与应用脱水药物作用有关。

（4）清理呼吸道无效　与病人意识障碍有关。

（5）有癫痫发作的危险　与昏迷有关。

>>· 护理目标

① 有效控制病人的颅内压。

② 病人的意识状态有所好转。

③ 病人的呼吸道保持通畅；血氧浓度维持正常。

④ 病人水、电解质及酸碱平衡。

⑤ 病人没有皮肤损伤及肺部并发症出现。

⑥ 躁动或昏迷病人的环境设施安全，未发生损伤。

⑦ 病人及家属能适当寻找心理支持，家属应给予病人协助及帮助。

>>· 护理措施

（1）动态监测意识状态　随时发现并报告病情变化。

① 评估病人的意识状态。

② 评估病人瞳孔的大小及对光反射。

③ 动态地监测病人的生命体征变化；脉搏是否变得慢而洪大，血压是否增高。

④ 注意观察神经系统的症状，如剧烈头痛、突然呕吐、抽搐等情况详细记录；运动系统的症状是否改变，如动作不稳、运动异常、反射亢进等。

（2）保持呼吸道的通畅　必要时应用气管内插管，进行辅助呼吸，维持 PCO_2 为 $25\sim30\,mmHg$，PO_2 高于 $70\,mmHg$。

（3）正确应用脱水药物降低颅内压　适当限制水分的摄入，伤后前 3 天应使病人处于相对生理性脱水状态。液体输入量为 $1000\sim1500\,mL/d$，但应用利尿药物时，注意防止病人脱水。

（4）维持体液、电解质平衡　每日记录出入量，特别是尿量。监测病人的电解质及血糖情况，特别是高热或呼吸障碍的病人，要随时注意调节输液成分及剂量，保障病人的酸碱及水电平衡。

（5）维持营养供给　昏迷的病人早期 $3\sim4$ 天应禁食。短期保持轻度的脱水状态，可减轻脑水肿。$3\sim4$ 天后，病人如无呕吐，无脑脊液鼻漏，肠鸣音正常，可应用鼻饲补充营养。但严重脑损伤的病人，易发生急性胃黏膜病变导致出血，一般少量多次给予清淡流食，防止出血。

（6）控制高热　有高热的病人，要查明高热的原因并做相应的处理。头颅外伤使丘脑体温调节失调而往往出现高热。为了减少脑代谢需氧，必须应用一些降温措施，包括定时测体温、减少被盖、应用冰袋或冰帽、应用退热药物。必要时应用冬眠低温疗法，以降低病人的氧耗，避免脑损害的加重。

（7）脑脊液外漏的护理　头下垫无菌巾，头部抬高。及时清理鼻前庭及外耳道内的积血、污垢。定时用生理盐水擦洗，并防止脑脊液逆流。

（8）体位　抬高床头 $30°$，使病人处于头高脚低位，以利静脉回流，减轻脑水肿。当病人处于休克状态或伴有脊髓损伤时，可采取仰卧位。头皮撕裂伤的病人，为保证植皮存活，需日夜端坐。可帮助病人将手臂放在过床桌上，头伏于手臂上稍休息。

（9）预防并发症　加强皮肤护理，经常翻身按摩骨凸处，避免压疮发生。鼓励病人深呼吸、咳痰，定时吸痰并叩击背部，以利痰液咳出，避免肺部并发症发生。

（10）注意安全　防止损伤病人因肢体运动失常或意识丧失，容易发生意外，应加上床挡，保护病人。翻身时注意支托肢体，预防脱臼。并应防止冷、热伤害。

（11）给予病人及家属心理支持　鼓励病人或家属讲出心里的焦虑、恐惧，帮助其接受疾病带来的改变，并在适当的情况下，帮助病人学习康复的知识技能。

（12）健康教育

① 教导病人保持情绪稳定，避免颅内压增高。

② 注意安全，防止意外。

③ 住院期间及出院后活动计划。

④ 教导家属适时给予病人协助及支持，并时常给予鼓励。

⑤ 定期复查。

二、颅内压增高

颅内压是指颅腔内容物对颅腔壁所产生的压力。由于脑脊液介于颅脑壁和脑组织之间，所以脑脊液的静水压就可代表颅内压力。正常人和侧卧位时脑脊液的压力为 $100 \sim 150 cmH_2O$，如果大于 $200 cmH_2O$ 为颅内压增高。颅腔是由颅骨组成的封闭腔，是一个不能伸缩的容器，其总体积固定不变。颅腔内容物包括脑组织、脑脊液及供应脑的血液，它们的总体积和颅腔容积是相适应的，通过生理调节来维持动态平衡。当颅内出现占位性病变（肿瘤、血肿、脓肿、脑积水）或脑组织肿胀（脑挫裂伤、脑炎、缺氧）引起颅腔容积与颅内容物体积之间平衡失调，超过生理调节的限度时可引起颅内压增高。

>>・**病因**

（1）占位性病变　有些颅内肿瘤或颅内血肿等颅内占位性病变，除病变自身占据空间外，还可引起脑水肿、脑肿胀，使颅内容物的总体积增加。

（2）脑积水　分为交通性的或非交通性的脑积水两类。

（3）脑水肿　脑组织发生循环障碍、炎症、外伤以及中毒，均可引起严重水肿，按其病因可分为血管源性脑水肿和细胞中毒性脑水肿，脑肿瘤、外伤、炎症等属前者，是由于血管通透性增强、血脑屏障破坏、含血浆蛋白的血清成分渗出到细胞间隙所形成。某些药物中毒及缺氧属于后者，是由于细胞代谢障碍、细胞膜损伤、细胞渗透压调节功能障碍、细胞容积增大所产生。临床对区别其成因无特别意义，通常均按脑水肿处理。

（4）脑循环血量的异常　各种原因引起的二氧化碳蓄积或碳酸血症。颅内各种血管性疾病，各种类型的高血压等，都可引起脑血容量增加，以致颅内压增高。

>> 临床表现

（1）头痛　搏动性头痛，尤以夜间、清晨较重。咳嗽、打喷嚏、用力、低头时更重。

（2）呕吐　喷射性呕吐，常与剧烈头痛伴发。慢性颅内压增高的病人，可有频繁呕吐。

（3）视盘水肿　是颅内压增高的重要客观指标。病人常有一过性的视物模糊。早期视力无明显下降，晚期可因视神经萎缩而致失明。

（4）意识障碍　急性颅内压增高的重要临床表现之一。主要由于脑血流量减少或脑移位压迫脑干所致。病人意识由嗜睡、迟钝逐渐发展至昏迷状态。慢性颅内压增高的病人不一定出现昏迷，随着病情发展，可出现淡漠和呆滞。

（5）颅内压增高　有典型的颅内压增高的生命体征变化。

>> 治疗原则

根本的治疗方法是去除颅内压增高的病因，如切除颅内肿瘤、清除血肿、控制颅内感染等。如病因未查明或不能解除可作如下对症治疗。

（1）脱水治疗　使用脱水药物以减少脑组织中的水分，从而缩小脑体积，降低颅内压。如高渗性脱水药，20%甘露醇 250mL，快速静脉滴注，每日 2～4 次；甘油果糖 250mL，静脉滴注，每日 2～4 次，50%葡萄糖 60～100mL，静脉滴注，每日 4～6 次，有时使用利尿脱水药，如呋塞米 20～40mg，静脉推注。

（2）激素治疗　肾上腺皮质激素能改善毛细血管通透性，防治脑水肿，常选用地塞米松 510mg，静脉推注，每日 1～2 次；氢化可的松 100mg，静脉滴注，每日 1～2 次。

（3）冬眠低温治疗　可以降低脑的代谢及脑组织耗氧量，防止脑水肿的发生和发展，从而降低颅内压。

（4）脑室引流　脑室穿刺引流脑脊液至体外，可以暂时降低颅内压，以便进一步施行手术治疗。

（5）对脑积水病人可行脑脊液分流术。

>> 护理评估

（1）身体评估

① 动态观察生命体征及神经系统的变化，包括监测意识状态及其变化；瞳孔大小、对称性、对光反射、眶外运动，眼球向上凝视的完成情况；运动感觉方面的症状如：肌张力增高，反射亢进，巴宾斯基征（＋）。

② 监测生命体征变化。

③ 监测颅内压变化。

④ 评估防御反射是否存在如吞咽反射、呕吐反射、眨眼反射、咳嗽反射等。

（2）既往健康情况　是否患有颅内占位性病变，如肿瘤、血肿、脑积水、脑炎、脑缺氧等情况，从而引起颅腔容积与颅腔内容物体积之间的平衡失调，导致颅内压增高。

（3）心理社会评估　颅内压增高引起的头痛、恶心、呕吐等症状，使病人及家属情绪烦躁、焦急、恐惧。护士应帮助病人及家属认识颅内压增高的表现，协助医生查明原因，以正确的态度和良好的准备配合进一步治疗。

（4）实验室及辅助检查的评估　腰穿可以直接了解颅内压增高的情况。

护理诊断

（1）脑组织灌注异常　与颅内压增高有关。
（2）清理呼吸道无效　与病人意识障碍、无法自行咳痰有关。
（3）头痛　与颅内压增高有关。

护理目标

① 维持最佳的脑组织灌注，表现为颅内压正常，GCS 评分＞13 分。
② 保持呼吸道通畅，呼吸音清，呼吸频率、血氧浓度正常。
③ 颅内压正常，无头痛主诉。

护理措施

1. 降低颅内压的护理
（1）绝对卧床休息。
（2）保持病室安静。
（3）抬高床头 15°～30°，以利颅内静脉回流，减轻脑水肿。
（4）充足给氧，改善脑缺氧。
（5）适当限制水分的输入
① 液体输入量以 1000～1500mL/d 为宜。
② 可以进食的病人应减少饮水量。
③ 若使用高渗透压利尿药则不可过分限制水分，应以前一天的排出量作为输入量的依据，以免脱水过度。
（6）高热者应立即为其降低体温　高热可使机体代谢增高，脑缺氧加重。
① 定时测量体温。
② 减少被盖。
③ 按医嘱给予解热药。
④ 在腋下及腹股沟使用冰袋，直接用于冷却表浅的大血管，可加速体温下降。
⑤ 使用低温毯。

2. 防止颅内压增高

（1）避免呼吸道梗阻　引起呼吸道梗阻的原因有：呼吸道分泌物积聚、呕吐物吸入、痰液黏稠以致咳痰困难、卧姿不正确以致气管受压或舌根后坠。要及时吸净呼吸道分泌物和呕吐物，不论采取平卧或侧卧，都不能使病人颈部屈曲或胸部受压，舌根后坠者可托起下颌或安放咽通气道，意识不清或咳痰困难者，应及早行气管切开术，痰液黏稠者可行超声雾化吸入。重视基础护理，给病人按时翻身拍背，防止肺部并发症的发生，也是保证气道通畅、防止颅内压增高的措施。

（2）避免剧烈咳嗽及用力排便　避免并及时治疗感冒、咳嗽。颅内压增高的病人因限制水分摄入以及脱水治疗多见大便秘结，可鼓励其多进食粗纤维丰富的食物，并给轻泻药以防止便秘，对已有便秘存在者，给予开塞露或低压小剂量灌肠，禁止大剂量灌肠。无效时，需戴手套掏出粪团。

（3）癫痫小发作　癫痫小发作时应及时控制，防止诱发癫痫大发作，因为癫痫发作可以加重脑水肿和脑缺氧。颅内压持续增高极易发生脑疝。护士应密切观察并做好脑疝的急救准备。

急救措施包括：①快速静脉给予脱水药物。②保持呼吸道通畅。③密切观察呼吸、心率、瞳孔变化。④安置尿管监测出入量。

（4）其他

① 避免病人的肌肉过度地等长收缩：起床时可协助病人坐起，不要让病人自己用力起床。

② 避免约束病人：以免病人挣扎而致脑压增高。

③ 预防血压突然变化过大：正常情况下，动脉压上升时颅内压也会受人体自动调节功能的影响而上升，如此便会使脑肿胀恶化。如做完气管内吸痰、胸部物理治疗、翻身等护理活动后应测量其血压变化情形。

④ 按医嘱给予镇痛药或局部麻醉：缓解病人因疼痛不适造成血压上升。

⑤ 预防全身性感染，全身性感染会使心排血量增加，血管放松而增加血流量。

三、颅内肿瘤

颅内肿瘤又称脑瘤，包括来自脑组织、脑膜、血管、颅骨及其他颅内组织的原发良性和恶性肿瘤及身体部分转移或浸润到颅内的继发肿瘤。颅内肿瘤可以发生在任何年龄，但以青壮年和儿童多见，约占全身肿瘤的1.8%。

颅内肿瘤是中枢神经系统疾病中较普遍的一种。无论良性恶性，都有可能威胁病人的生命。因为颅骨很坚硬，颅内空间固定，病人可能因为脑组织受到破坏或受压，使颅内压增加，造成脑疝而死亡。

颅脑肿瘤病人的预后，往往视肿瘤的部位、大小及类型而定。良性肿瘤（如神经纤维瘤、脑膜瘤）如能早期发现、诊断并采取手术治疗，有望治愈；恶性肿瘤（如胶质细胞瘤、转移瘤）则不易有效治愈，往往导致病人死亡。

>> 病理生理

颅内原发的肿瘤多浸润生长，极少向颅外转移。颅内的转移瘤多为非浸润生长，但发展到一定程度时可刺激、压迫脑组织、血液及脑脊液的循环受阻，会导致以下结果。

（1）颅内压增高 随着颅内肿瘤的生长，它就要占据颅内的一定空间，压迫或破坏脑组织，造成脑脊液和血液的循环障碍，引起脑组织水肿，颅内压升高。

（2）脑疝 颅内肿瘤往往易造成颅内压的增高，特别是生长较快的恶性肿瘤，或肿瘤出血破溃可以将部分脑组织挤向邻近的压力较小的裂隙或生理间隙，造成脑组织嵌顿，导致脑疝。

>> 临床表现

颅内肿瘤的临床表现与肿瘤的性质、类型、发病部位、生长速度以及年龄、体质有关。大部分颅内肿瘤病情发展缓慢，并呈进行性加重，但如肿瘤出血、坏死，则病情可迅速发展，发生颅内压增高、脑疝等。

（1）颅内压增高的表现 头痛、呕吐、视盘水肿是颅内压增高的三大主要表现。除出现以上三大征象外，还可出现其他症状如头晕、耳鸣、烦躁、嗜睡、精神欠佳、癫痫等。小儿可呈头颅增大、前囟门扩大、头皮静脉怒张等。严重者可有昏迷甚至脑疝的表现，如意识障碍、病侧瞳孔散大和库欣反应，即血压升高、心搏缓慢、呼吸减慢或其他功能紊乱，这可能是脑干移位所致。

（2）局部症状和体征 肿瘤生长部位对周围脑组织造成破坏、压迫等所导致的结果。不同部位肿瘤所产生的病灶症状也不相同，临床上可根据局部表现做出初步定位诊断。

>> 治疗原则

（1）对症治疗 应用脱水药物、脑脊液分流及去骨片减压以降低颅内压。
（2）去除病因 手术切除肿瘤，辅以放射治疗、化学疗法。

>> 护理评估

1. 身体评估
（1）颅内压增高的症状 恶心、呕吐、头痛、视盘水肿、眩晕、意识状态等。
（2）肿瘤生长部位不同而引起的局部症状 一侧肢体瘫痪，感觉障碍，语言障碍等。

2. 既往史
（1）是否患有其他部位肿瘤，如肺癌、乳腺癌者易发生癌细胞的颅内转移。
（2）是否有家族史。

3. 心理社会评估

颅内肿瘤引起的颅内压增高及局部症状，使病人及家属感到焦虑、恐惧。而且，颅内肿瘤的诊断会给病人及家属带来极大的打击。护士应帮助病人及家属面对疾病，以积极的态度和行为配合治疗。

4. 辅助检查

（1）影像学检查

① 颅骨 X 线检查。

② X 线电子计算机断层扫描：CT 扫描对颅内肿瘤的诊断，主要依据肿瘤组织对 X 线吸收的不同而呈现不同密度的影像，即 CT 值，以及肿瘤对脑室、脑池受压变形、移位或梗阻而影响脑室的位置、形态和大小，来判断肿瘤的部位和性质，有时加用血管对比剂静脉滴注可增强肿瘤的显影。但 CT 扫描对脑血管的影响程度小，若需了解肿瘤的供血血管和血运情况还需做脑血管造影。

③ 脑血管造影：主要根据血管位置的变化、走行和形态的变化，以及病理性血管影像来了解肿瘤与血管的关系和血供情况，包括动脉血管、毛细血管和静脉血管以及病理血管的形态。另外，还用来鉴别其他脑血管病变。近年来更进一步有了导管技术，采用经股动脉插入导管可做选择性脑血管造影甚至全脑血管造影。

④ MRI：MRI 扫描对了解整体肿瘤的形态优于 CT 扫描和 DSA 影像，可较清楚地反映肿瘤的特征和对肿瘤周围脑组织的影响，即水代谢的变化所引起的脑水肿显示也比 CT 扫描明确；另外无骨伪迹；可同时显示肿瘤部分血管，MRI 还可以进行直接矢状、冠状和轴状扫描。能更准确地进行空间定位及大小形状的评价。

（2）腰椎穿刺和脑脊液检查　腰穿可以直接测量颅内压力，收集脑脊液以供化验检查。但颅内压明显增高，尤其怀疑颅后窝肿瘤的病人，腰椎穿刺可导致脑疝，使病情急剧恶化，甚至危及生命。故对已有脑疝者禁止做腰椎穿刺。

▶▶· 护理诊断

（1）脑组织灌注异常　与颅内压增高有关。

（2）癫痫发作　与意识障碍、躁动有关。

▶▶· 护理目标

① 脑组织灌注正常。

② 维持水电及酸碱平衡。

▶▶· 护理措施

（1）降低颅内压的护理。

（2）供给适当的营养　鼓励病人进食营养全面的易消化饮食。若病人无法自行进食，应考虑安置鼻胃管补充营养。

（3）维持身体的清洁

① 昏迷病人注意维持口腔清洁。

② 保持身体各部位皮肤清洁完整，每日擦浴并酌情使用护肤霜。

③ 保持病人床铺的清洁干燥，防止皮肤破损。

（4）维持排泄的通畅

① 有尿潴留或尿失禁的病人应用留置导尿。

② 适当给予缓泻药，保持大便通畅，预防由于便秘导致的颅内压增高。

（5）注意病人的安全　对意识不清的病人应多关心，避免发生意外损伤。必须拉起床挡加以保护。若病人出现躁动，应适当加以约束。但约束有时使病人更加用力，颅内压升高。可以安排护理人员或家属守护在床旁。

（6）手术前后的护理

① 手术前的护理

a. 遵医嘱降低颅内压。

b. 给予术前的皮肤准备及肠道准备。

c. 向病人及家属解释术前准备及术后应注意的问题。

② 手术后的护理

a. 动态的监测：病人的意识状态及生命体征的变化。

b. 维持呼吸道通畅：鼓励病人深呼吸、咳痰，防止肺部并发症。

c. 维持正确的体位：全麻未清醒的病人应平卧，头偏向一侧。意识清楚、血压平稳后，应取头抬高15°～30°斜坡卧位。后组脑神经受损、吞咽功能障碍者应取侧卧位。幕上开颅的病人，应卧向健侧或仰卧位。幕下开颅的病人术后早期不宜垫枕仰卧，可取侧卧或侧俯卧位。

d. 维持体液及营养的平衡：术后病人病情平稳，术后第一天可进食流食，第2～3天后转为半流食，以后酌情过渡到普食。若病人术后出现吞咽功能障碍、昏迷等情况，应考虑安置鼻胃管以保持营养。术后大量补液易出现颅内压增高，因此术后仍限制液体的摄入。应监测病人每日出入量，以调整补液。

e. 适当给予镇痛药：以缓解疼痛，避免使用麻醉镇痛药。

f. 注意观察切口的敷料情况。

（7）健康教育　颅内肿瘤的病人无论是否接受手术治疗，一般均需接受化疗和放疗。因此出院前应教导病人维持足够的营养，并注意预防感染。如果病人有功能的丧失，应指导病人及家属制定康复计划，并坚持进行康复活动，促进功能恢复。

第二节　甲状腺疾病

一、甲状腺肿瘤

甲状腺肿瘤为常见肿瘤，分为良性和恶性。

甲状腺腺瘤多见于40岁以下的中青年妇女。肿瘤一般为良性肿瘤，为单发，圆形或椭圆形，表面光滑，边界清楚，无压痛，生长缓慢，随着吞咽动作可上下移动。甲状腺腺瘤目前尚无明确原因，有时与地方性甲状腺肿有关。甲状腺腺瘤可分为滤泡状和乳头状囊性腺瘤两种，前者较常见。肿瘤生长较慢，数年后仍为单发，生长时期改变不大，乳头状囊性腺瘤可因囊壁血管破裂而发生囊内出血。一般症状不明显，无意中发现颈部有肿瘤的较多。乳头状囊性腺瘤，发生出血时肿瘤迅速增大，并伴有局部胀痛。少数病例可出现甲亢症状。核素^{131}I甲状腺扫描为温结节（在行^{131}I甲状腺扫描前2个月内，不要食含碘的食物如紫菜、海带及甲状腺素片、碘溶液等）。超声波检查可发现位置及大小。甲状腺腺瘤治疗上最有效的方法是手术切除，一般行甲状腺部分切除术，并在术中取病理，行冰冻切片检查，以防甲状腺腺瘤出现恶变。

在甲状腺恶性肿瘤中，腺癌为多数。乳头状腺癌约占甲状腺癌发生率的60%，年轻女性较多见。属低度恶性，转移途径为颈部淋巴结。滤泡状腺癌约占甲状腺癌发生率的20%，中年人多见，属中度恶性。未分化癌以老年人多见，属高度恶性。发现癌肿时，即可发现局部淋巴结转移，气管、食管、喉返神经、肺、骨等处有转移。髓样癌较少见，中度恶性，较早出现淋巴结转移，也可经血行转移至肺。主要表现有甲状腺肿块，肿块表面不平，质硬，增长迅速，并向周围浸润性生长，做吞咽动作时移动不大。肿瘤晚期时压迫食管、气管，一般病人出现呼吸困难、吞咽困难、声音嘶哑等症状。转移途径多为颈部区域淋巴结，经血行转移多见于扁骨和肺。由于恶性度低，治疗效果好。在术前难以确定性质，在手术时应常规做冰冻切片，如为癌肿，应行根治术。

根据各类型甲状腺癌的恶性程度不同，治疗原则也不同。未分化癌一般采用放射治疗，其他甲状腺癌一般行甲状腺癌根治术或同侧甲状腺及峡部全切除、对侧大部切除，有淋巴结转移时行同侧颈廓清术。

⋙· 护理评估

① 术前身体状态、心脏功能情况等。
② 病人术前准备情况，皮肤干净等。
③ 病人术前有无气管压迫症状。
④ 评估生命体征指标。
⑤ 切口情况。
⑥ 有无吸气性呼吸困难与窒息的前兆，了解术中发现癌肿是否与气管有粘连。
⑦ 病人及家属对疾病的认识和对手术的心理反应。
⑧ 有无饮水呛咳、声音嘶哑、手足抽搐等现象，说明有喉返神经、喉上神经、甲状旁腺的副损伤。

⋙· 护理诊断

（1）有窒息的危险　与气管压迫、肿瘤切除后出现气管软化、气管塌陷有关。

（2）疼痛　与手术有关。

（3）焦虑　与自己所患的疾病心理准备不充分有关。

（4）自我形象紊乱　与颈部外形改变有关。

▶▶· 护理目标

① 保持呼吸道通畅。

② 疼痛完全减轻或缓解。

③ 病人能用正确的心态对待自己的疾病。

④ 术后因甲状腺切除和颈淋巴结扩清术引起的各种症状消失。

▶▶· 护理措施

（1）观察生命体征，应随时根据病情测量血压、脉搏、体温、呼吸。

（2）调整卧位，术后血压、脉搏平稳后，给予半卧位。

（3）随时观察病人的出血情况

① 切口敷料用沙袋压迫，敷料有渗出应及时更换。

② 观察引流管引出血性液体的量，引流管应以负压吸引，掌握拔管指征，少于 5mL 可以拔管。

（4）观察有无喉返神经损伤引起的声音嘶哑，因喉上神经损伤所致的误咽，因甲状腺旁损伤所致的手足抽搐，如出现要处理及时，给予替代疗法。

（5）康复指导

① 指导病人正确对待自己所患的疾病。

② 与病人交谈，使病人对疾病有充分的认识，保持心情愉快。

③ 保证充足的睡眠时间，避免劳累。

④ 坚持颈部功能锻炼。

⑤ 定期复查，术后 1 个月、3 个月、6 个月、12 个月复查，以后每年一次进行复查。

二、甲状腺功能亢进症

▶▶· 病因及病理

甲状腺功能亢进症是甲状腺激素分泌过多所造成的代谢亢进和自主神经系统紊乱，可分为原发性、继发性和高功能腺瘤。

（1）原发性甲亢最常见，是甲状腺的自身免疫性疾病。在甲状腺肿大的同时，出现功能亢进症状，病人多在 20～40 岁，女性为多数。甲状腺腺体为弥漫性，两侧对称，常伴有眼球突出，也称为突眼性甲状腺肿。

（2）继发性甲亢一般在结节性甲状腺肿的基础上出现甲亢。发病年龄一般在

40 岁以上。腺体肿大为结节状，一般两侧不对称，易发生心肌受累。

（3）高功能腺瘤是继发性甲亢的又一种类型，很少见，腺体内有单个的自主性高功能结节。

在甲亢病人的血液中的自身抗体是：①长效甲状腺刺激素；②甲状腺刺激免疫球蛋白。它们来自病人的淋巴细胞，都能抑制 TSH（促甲状腺激素）而与 TSH 受体结合，加强了甲状腺的细胞功能，使 T_3、T_4 大量分泌。

>> 临床表现

（1）病人的甲状腺肿大，性情急躁、容易激动、失眠、两手颤动、喜冷、怕热、多汗、食欲亢进、体重减轻。

（2）心悸，脉快有力，脉搏超过每分钟 100 次以上（休息、睡眠时仍快），脉压增大，月经不调。

（3）有典型突眼的甲亢病人，有双眼球突出，眼裂增宽，严重时眼裂闭合不全。其突眼的病理机制是球后脂肪增厚但原因不明。

（4）由于血管扩张和血流加速，可在甲状腺上触及有震颤的感觉，听诊能闻及血管杂音。

（5）基础代谢测定

① 是人体在清醒、空腹、无精神紧张、无任何刺激（冷与热的影响）并没有任何消耗，不做活动、不多谈话时测量。

② 测定前数日停服与甲状腺有关的药物及镇静药，测定前一日晚应少进食。

③ 测定前排空大小便。

④ 方法：根据脉压和脉率计算或用基础代谢测定器测定。a. 连续测量三天血压、脉搏平均值计算；b. 如用基础代谢测定器测定，应用平车将病人送至测定室；c. 计算的常用公式为基础代谢率＝（脉率＋脉压）－111。

（6）甲状腺[131]I 摄取率测定

① 在测定前，2 个月内禁止食用海带、甲状腺素片等含碘食品及药物。

② 给病人口服放射[131]I，2h 测病人的甲状腺摄取[131]I 的程度。患有甲亢的病人，2h 后甲状腺摄取[131]I 的量超过人体总量的 25%，24h 内超过人体总量的 50%。

③ 血清甲状腺素的测定：T_3（三碘甲状腺原氨酸）和 T_4（四碘甲状腺原氨酸）可反映出甲状腺的功能状态。甲亢病人的数值明显增高。

>> 治疗原则

甲状腺大部切除术是一种有效的治疗方法。其优点是疗效较快，但有一定的并发症和复发的机会。要掌握手术的指征，做好充分的术前准备，保证手术的顺利，减少并发症和复发的机会。

1. 手术指征

① 中度以上的原发甲亢，并经内科治疗效果不明显的病人。

② 继发甲亢或高功能腺瘤。

③ 甲状腺的腺体较大，伴有压迫症状的甲亢，或有胸骨后甲状腺肿。

④ 抗甲状腺药物治疗、放射性碘治疗后复发的病人。

⑤ 妊娠又患甲亢的病人，因为甲亢对妊娠不利，妊娠加重甲亢。因此，对于早期妊娠患甲亢的病人，应立即终止妊娠。如妊娠后期患甲亢，应于分娩后再行手术。

2. 手术禁忌证

① 青少年病人。

② 症状较轻。

③ 老年病人或有严重的其他疾病或不能耐受手术的病人。

3. 手术原则

甲亢病人行甲状腺大部分切除术，要切除甲状腺的 $80\% \sim 90\%$，同时切除峡部。保留甲状腺两叶的背面部分，避免损伤喉上神经、喉返神经和甲状旁腺。手术创腔内应放置胶皮膜或胶管引流。

>>> 护理评估

① 病人及家属对疾病治疗的过程及面对手术的心理反应，能否配合的程度。

② 甲亢病人的基础代谢率是否控制在手术允许的数值范围内。

③ 病人碘剂的服用情况，T_3、T_4 值的结果，甲亢是否被控制。

④ 颈部有无气管受压及移位。

⑤ 通过喉镜检查结果了解声带的功能，心电图有无提示心肌受累，胸颈部 X 线检查有无提示胸骨后甲状腺肿等。

⑥ 生命体征及其变化，切口敷料渗出等情况。

⑦ 注意有无窒息的前兆，呼吸困难的情况。及时评估有无喉返神经、喉上神经、甲状旁腺的损伤。

⑧ 病人是否配合术后护理及掌握有关的甲亢术后的康复知识。

>>> 护理诊断

1. 术前

(1) 情绪不稳　与高代谢状态有关。

(2) 对疾病有关的知识缺乏。

2. 术后

(1) 疼痛　与手术创伤有关。

(2) 紧急发生窒息　与切口内出血压迫、甲状腺肿大时间长、气管受压软化有关。

(3) 潜在的并发症　喉返神经损伤、喉上神经损伤、甲状旁腺损伤。

(4) 血压、脉搏、体温不稳　与甲亢危象有关。

>> 护理目标

① 术后生命指标稳定在正常范围内，无甲亢危象发生。

② 切口疼痛解除或减轻。

③ 病人情绪稳定。

④ 减少或没有并发症发生。

⑤ 获得疾病康复的知识。

>> 护理措施

1. 术前准备

（1）心理准备　避免在甲状腺基础代谢率高或不稳定时手术，应做好完善的病人及家属的心理准备。消除病人的顾虑，避免各种不良刺激，保持病室内安静、舒适。对激动、失眠的病人要给予镇静、催眠的药物。术前多与病人交谈，解释手术的有关问题，给予必要的安慰，使病人消除恐惧，配合治疗。

（2）饮食　甲亢病人代谢旺盛，机体消耗大，应给予高热量、高蛋白、高糖类、高维生素食物，同时嘱病人多饮水，补充因出汗丢失的水分。

（3）保护眼球　对于突眼和眼裂增宽的病人，每天睡前保护眼球。病人卧床时要给予半卧位或头部抬高位，避免眼部充血，睡眠时应用眼药膏或用潮湿纱布盖在眼部避免球结膜干燥。

（4）药物准备　术前用硫氧嘧啶类药物控制甲亢的症状，术前服用芦戈液，每日三次，每次5滴，每日逐增1滴至15滴止，并维持1周左右，使甲状腺缩小变硬可行手术。教病人掌握正确的服用方法，服碘剂时要稀释，滴在冷开水中或滴在馒头、面包上服用。碘剂刺激胃黏膜会引起胃肠反应、呕吐、食欲缺乏，因此要在饭后服用。服碘剂要观察病人的情况。情绪稳定，睡眠好转，体重增加，脉率稳定在每分钟90次以下，基础代谢率基本接近正常时可行手术治疗。

（5）入院后教会病人在术中的体位，头、颈过伸体位。反复练习使病人在术前有充分的准备，配合手术。

（6）其他准备　术前皮肤清洁，做好术后紧急抢救的准备工作，如气管切开包、吸引器等。

2. 术后一般护理

（1）体位　血压平稳后，可给予半卧位，有利于呼吸，有利于渗出液的引流。

（2）保持呼吸道的通畅，防止肺内感染。

（3）饮食　术后1～2天，进流质饮食，不可过热，不可过快进食，以免无法鉴别病人的呛咳原因。病人饮水时应让病人坐位，头稍低，主动吞咽，这样可减少因液体流入咽部被动吞咽时造成的呛咳。

（4）观察

① 生命指标：血压、脉搏、呼吸、体温的变化。

② 切口渗血的情况：局部以沙袋压迫，切口敷料有渗出应立即更换，为使局部血管收缩、减少出血也可用冰袋代替沙袋。

3. 并发症的预防与护理

（1）出血　术后 24～48h 内，严密观察出血倾向。如病人出现颈部迅速肿大，血液不能完全渗出切口外，皮下出现血肿压迫气管，引起呼吸困难、窒息、烦躁不安甚至出现青紫面容，病人有颈部紧缩感、呼吸费力时应立即报告医生，并检查伤口，剪开缝合线，清除积血及血肿，对伤口进行处理。解除压迫后，改善呼吸状态，给予吸氧。根据病人情况，如出现窒息、意识等问题，应进一步加大吸氧量或给予高压氧治疗。

（2）窒息　原因：①出血压迫；②喉头水肿；③气管软化；④痰液阻塞；⑤双侧喉返神经损伤。病人出现窒息要立即处理，及时抢救，立即行气管插管或气管切开，吸氧，保持病人的呼吸道通畅，鼓励、协助病人排痰，不能自主咳痰的病人要吸痰，做雾化吸入等。

（3）喉返神经损伤　严密观察病人的喉返神经有无损伤。病人清醒后，与其交谈，以了解病人的喉返神经的情况。

① 通常病人术后回到病房，声音正常，第二天以后出现声音嘶哑，这种情况一定做好病人的思想工作。仅仅是因为水肿压迫神经，1 周左右可恢复。

② 病人术后出现不同程度的声音嘶哑或失声，经喉镜检查，声带有外展麻痹的病人，护理上要多关心、体贴，可用理疗、针灸、神经营养等药物促进喉返神经的恢复，并帮助病人做发音练习。

（4）喉上神经损伤　手术过程中，因喉上神经的外支被损伤，使环甲肌瘫痪，引起声带松弛，可引起术后说话音调变低。损伤内支，喉部黏膜感觉丧失，所以饮水时发生呛咳，出现误咽。在病人第一次饮水时，一定要协助病人坐起来，让病人主动饮水。喂水时，尤其是平卧时易引起呛咳，这是因手术、疼痛等原因造成病人不主动吞咽所致，区别于喉上神经损伤。喉上神经损伤一般情况在经使用促进神经恢复的药物及理疗、针灸后，可恢复。

（5）甲状旁腺损伤　甲状旁腺功能低下时出现低血钙现象，使神经肌肉的应激性显著增高，病人有面部、口唇周围和手呈针刺感、麻木感或强直感，完全损伤的病人可出现面肌和手足阵发性痉挛，甚至可发生喉及膈肌的痉挛。如症状不明显，病人有感觉可用束臂试验等观察有否手足抽搐等症状。如果仅为甲状旁腺因血肿或水肿压迫，或牵拉引起，大约在 1 周内症状消失。

症状不明显的病人可口服葡萄糖酸钙、乳酸钙等，并同时服用维生素 D 以促进钙的吸收。近年来应用自体甲状旁腺或应用胎儿甲状腺、甲状旁腺移植，也有一定效果。

（6）甲状腺危象　术后 12～36h 严密观察有无甲状腺危象的现象，由于术前甲状腺的准备不充分，症状没有很好的控制；手术刺激；手术中大量的甲状腺素入血诱发甲亢危象的发生。

术后在 12～36h 内出现高热、脉搏快（120 次/分）、烦躁、谵妄，甚至出现昏迷并伴有呕吐、腹泻，病人很快处于危重状态，甚至死亡。甲亢术后要严格控制体温。主要以物理降温为主，用冬眠药物使病人处于安静状态，使体温降至 37.5℃以下，脉搏 100 次/分以下。冬眠 I 号或 II 号 1/2 量，每 6～8h 肌注一次。术后要口服芦戈液，每日三次，每次 15 滴，逐日减 1 滴，到 5 滴维持 1 周，停药。病人紧急时可静脉滴入碘化钾，以降低血中甲状腺素水平。在术后 48h 内，静脉滴入氢化可的松，每日 200～400mg，可采取其他对症治疗。

（7）康复指导

① 做好病人的工作，稳定病人的情绪，防止病人情绪过激。

② 术后避免感冒，预防肺部并发症。

③ 病人术后颈部无力，有计划地教病人做好转、俯、仰等颈部肌肉训练。

④ 避免过激的活动，动静结合。

⑤ 定期复查。

第三节　乳腺疾病

一、急性乳腺炎

急性乳腺炎为乳房的急性化脓性感染，是哺乳期妇女的常见疾病，多见于产后的 3～4 周。

▶▶ 病因

① 产妇产后，全身抗感染力下降。

② 乳头发育不良，妨碍哺乳，哺乳方法不正确，乳汁过多，乳管不畅，影响排乳，导致乳汁淤积。

③ 细菌侵入，在淤积的乳汁内繁殖引起感染。

▶▶ 临床表现

① 病人感觉乳房胀痛，精神不振，疲乏无力，食欲减退，感染严重者出现寒战、高热。

② 乳房局部有压痛性肿块，可形成局部脓肿。当脓肿位置表浅时可出现波动性压痛，皮肤出现充血、发热现象，腋窝淋巴结肿大。

③ 白细胞计数明显增高。

④ 超声波检查可发现炎性肿块或脓腔，脓腔穿刺可抽出脓汁。

⑤ 乳房脓肿可出现单个或多个脓肿，处理不当或感染严重时可出现败血症。

▶▶ 治疗原则

（1）保持患乳乳头清洁，以防止细菌的再次侵入，用吸乳器吸出乳汁解除淤积。

（2）局部理疗，促进血液循环，以利炎症的消退。

（3）应用抗生素，一般以青霉素为主的广谱抗生素为宜。

（4）可中药治疗。

（5）脓肿形成后行切开引流术。

① 切口的选择：乳房下缘弧形切口，经乳房后间隙引流。乳晕下脓肿则应沿乳晕边缘弧形切口。其他部位的脓肿以乳头为中心做放射状切口。

② 切口要足够大、低位，便于脓腔引流通畅。

③ 在脓腔的深部放置引流，必要时做对口引流。

（6）感染严重或出现乳瘘者，应终止乳汁分泌，常采用的方法为口服己烯雌酚或肌注苯酸雌二醇等。

▶▶· 护理评估

① 评估体温、脉搏、精神状态。

② 评估疼痛的部位，有无乳头破溃及乳房肿大，局部是否出现皮肤充血、发热现象，腋窝淋巴结是否有肿大并有压痛。

③ 是否掌握正确的哺乳方法及乳房的保健知识。

④ 评估病人的心理状态。

▶▶· 护理诊断

（1）疼痛　与乳汁淤积、急性炎症、乳房内压力增高有关。

（2）高热　与乳汁排出不畅形成炎症及脓肿有关。

▶▶· 护理目标

① 疼痛消失。

② 体温降至正常。

③ 掌握正确的乳房护理知识。

④ 引流通畅，切口尽快愈合。

▶▶· 护理措施

（1）增强其自身的抵抗力，增加营养，适当休息。

（2）遵医嘱，给予抗生素治疗，并随时观察体温的变化。

（3）乳房的护理

① 随时用吸乳器吸净积乳。

② 观察红肿部位有无波动感。

③ 指导病人用合适的胸罩将乳房托起，以减少疼痛。

（4）高热时及时给予降温。

（5）对于行切开引流术病人的护理

① 要做好术前的心理准备工作。

② 及时给予止痛。

③ 观察敷料渗出的情况，如有渗出，应及时更换敷料。

④ 有无乳瘘的出现，当有乳汁出现于切口处时，要处理及时得当，用回乳药物促进乳瘘闭合。

（6）重视孕产妇的乳房保健知识的宣教，孕 28 周左右应做乳房的护理。乳房护理的方法如下。

① 每日轻轻按摩乳房 1～2 次，每次 20min。

② 乳头要每日用温热水擦拭 1～2 次，并按摩，每次 20min，使产后不易破损。

③ 如有乳头凹陷，每日要轻拉乳头或用吸乳器吸引，使乳头突出，防止产后婴儿吮吸乳汁不畅引起积乳。

④ 产妇养成定时哺乳的习惯，每次要吸尽乳汁，剩余乳汁通过按摩或用吸乳器将乳汁吸净。

⑤ 防止细菌的侵入：a. 哺乳前清洁乳头。b. 注意婴儿的口腔卫生，如婴儿口腔有感染要及时用药。c. 避免婴儿含乳头的习惯。d. 乳头有破溃时，应立即局部用药。要停止哺乳，但要用其他方法将乳汁吸净。

二、乳腺癌

乳腺癌是女性发病率最高的恶性肿瘤。在我国的发病率为 23/10 万人，近年来发病率在逐渐增高。乳腺癌容易在身体健康检查或自我检查中发现。因此乳腺癌能得以早期诊断，及时治疗，效果较好。

》》· 病因

乳腺癌大多数发生在 40～60 岁的妇女，其中以更年期、绝经期前后的妇女尤为多见（原因尚未完全清楚）。有关因素如下。

① 从发病年龄看与内分泌因素有关。

② 近年来由于饮食结构改变，脂肪的摄取与乳腺癌有着一定的关系。

③ 未孕、未哺乳的妇女发病率较高。

④ 乳腺癌家族史较正常人群发病率高。

》》· 分类和转移途径

1. 肿瘤分类

（1）非浸润性癌 即原位癌，包括导管内癌、小叶原位癌。癌细胞局限在基底膜以上。因此，属早期，转移较少，治疗后效果好。

（2）浸润性癌 包括浸润性导管癌、浸润性原位癌。癌细胞突破基底膜向间质

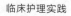
浸润。

（3）浸润性特殊癌　包括黏液腺癌、导管内癌、乳头状癌、湿疹样癌，均不常见。

（4）浸润性非特殊癌　分化低，预后效果差。

2. 转移途径

（1）直接浸润　向深部筋膜、胸部肌肉等周围组织浸润。

（2）淋巴转移　向淋巴管及淋巴网途径转移。

（3）血运转移　经淋巴途径进入静脉或直接侵入血液循环，常见转移的脏器为肺、骨、肝。

▶▶· 临床表现

（1）乳房肿块　乳房肿块常发生在乳房的外上象限及内上象限。外上象限较多见。一般病人多数在无意中发现乳房内有肿块。这种肿块无痛的为多数。表面不光滑，外形不规则，质硬，与周围组织的界限不清楚，生长的速度快，一般为单发。

（2）乳房外形改变　少数特殊类型的乳腺癌，无明显的肿块出现，仅仅表现乳房肿大发硬，充血，皮温增高。随着肿瘤的生长，周围组织的变化如下。

① 由于肿块侵及 Cooper 韧带，牵拉皮肤，使癌肿的表面皮肤凹陷。

② 癌肿浸润乳管时，使乳管聚缩，因此出现乳头凹陷等变化。

③ 乳头湿疹样乳腺癌，表现为乳头痒、灼痛，并在乳晕周围出现糜烂、结痂等湿疹样的改变。

④ 癌细胞侵入皮内及皮下淋巴管，淋巴管被堵塞，出现淋巴水肿，毛囊处出现点状凹陷皮肤，皮肤呈"橘皮样"改变。

⑤ 肿块使乳房增大，乳房发育差的病人乳房局部突出。

（3）晚期局部表现

① 晚期癌肿侵及胸筋膜、胸肌等周围组织，使癌肿固定于胸壁，不易推动。

② 在原发灶附近癌肿浸润的表面皮肤出现坚硬的结节或条索。

③ 由于癌肿向外生长，使皮肤破溃形成溃疡，有恶臭分泌物，易出血，外形呈菜花状。

（4）淋巴结变化乳腺癌晚期转移途径常见患侧腋窝淋巴结。肿大的淋巴结由少数、散在、无痛、可活动逐渐发展到数目增多、粘连成团，严重时与皮肤深部组织粘连。淋巴管堵塞后，出现上肢水肿，晚期可出现锁骨上淋巴结及对侧淋巴结肿大。

（5）转移　除淋巴结肿大外，经血行转移至肺时，可出现咳血、胸痛、气短；骨转移可出现转移部位的剧痛，病理性骨折；肝转移可引起肝大、黄疸等症状。

▶▶· 治疗原则

应尽早施行手术治疗，并辅助以化疗、放疗、免疫治疗等综合治疗。

（1）手术治疗

① 单纯乳房切除术仅做乳房切除，适用于Ⅰ期乳腺癌，目前年轻人多选择缩小的手术。

② 改良根治术与根治术不同的是保留胸肌。

③ 扩大根治术在根治术的基础上，切除第二、三、四肋软骨，切除胸廓内静脉、动脉及其周围淋巴结。

④ 根治性切除术切除的组织及范围：a. 整个乳房及距肿瘤边缘皮肤 3～5cm；b. 切除胸大肌、胸小肌；c. 清除同侧腋窝和锁骨下淋巴结及周围组织。

由于综合治疗措施的进步，目前根治术和扩大根治术已很少应用，仅限于Ⅲ期病人。Ⅰ期病人可做乳房部分切除或区段切除或单纯乳房切除，Ⅱ期病人可行改良根治术Ⅰ式或Ⅱ式，因为手术范围缩小，因此要求化疗、放疗等方法要加强。目前常用的手术是改良根治术。

（2）化学药物治疗　利用化学药物进行抗癌治疗，是全身性的辅助治疗方法。

（3）放射治疗　常用高能加速器、深部 X 线等，可用于术前、术后或有转移的晚期病人。

（4）激素治疗　雌激素受体阳性的乳腺癌病人，应用雌激素拮抗剂，有较好的抑癌作用，一般用于绝经前。

>>· 护理评估

① 了解病人的年龄、营养状态、婚姻、生育、月经史及乳房的患病史。

② 根据病人的临床表现，评估病人肿瘤的大小、肿瘤的部位。

③ 评估病人癌肿是否有转移，腋下淋巴结有无肿大。

④ 术后评估病人切口情况。当日有无出血，术后 7 日左右有无切口感染，引流管是否通畅。一般在术后 3 日内评估切口的加压包扎的压力，是否皮下有积液。

⑤ 心理评估：病人的心理状态是否能接受手术治疗，是否能承受放疗及化疗。

⑥ 评估病人上肢活动及对康复知识的掌握情况。

>>· 护理诊断

（1）恐惧、忧郁　与对癌症的恐惧，对术后身体情况的忧郁有关。

（2）舒适的改变　与术后切口疼痛、弹力绷带包扎及腋下引流管的存在有关。

（3）患侧上肢活动受限　与手术创伤有关。

（4）自我形象改变。

>>· 护理目标

① 尽快进入病人角色，接受形象改变。

② 保持呼吸道通畅。

③ 术后 10 天应做上臂前后活动，再做外展、上举活动，对于改良根治术的病人，完全恢复时做双上肢的运动达到相同水平。

④ 切口皮下无积液，皮缘无坏死，引流及时引出。

⑤ 切口疼痛解除或减轻。

⑥ 掌握康复知识。

》》· 护理措施

1. 术前

（1）心理护理　使病人早日进入角色，由于乳腺癌病人术后手术范围大，胸部形态变化大，病人往往产生恐惧、沮丧等不良心理反应。护士要多了解病人、关心病人，并与家属共同做病人的工作。要向病人及家属介绍疾病的治疗过程及预后的效果，正确认识疾病，鼓励病人树立战胜疾病的信心。

（2）观察病人的营养状态，同时改善病人的营养状态，指导病人进高热量、高蛋白、高维生素的食物。

（3）皮肤的准备　按手术区域备好皮肤。

（4）妊娠期及哺乳期发生乳腺癌的病人，立即终止妊娠，停止哺乳。

2. 术后

（1）麻醉清醒后 4～6h，病人血压平稳后半卧位，有利于呼吸，有利于引流，鼓励并协助病人翻身、叩背、排痰，每 2h 一次，夜间每 4h 一次。

（2）观察胸部弹力绷带包扎的情况、松紧程度，并注意患侧上肢的血运情况（皮肤温度、颜色、脉搏），根据情况及时调节弹力绷带的松紧度，以减少切口的积液，防止切口皮瓣的坏死，利于愈合。

（3）引流管的处理　术后应妥善固定引流管，要随时注意观察引流管是否通畅，引流液的性状、颜色，一般术后 1～2 天引流量为 50mL 左右，逐日减少，术后 4～5 天，对于采用横切口手术的病人，引流管放置时间要稍长，通常是 5～7 天，确认腋下切口内无积液拔除引流管，并详细记录。

（4）扩大根治术的病人应随时注意呼吸情况，有无胸痛、胸闷、气短等症状，观察胸膜有无损伤。听诊呼吸音是否降低，叩之是否呈鼓音，气管有无移位，是否出现皮下气肿。

（5）饮食　病人麻醉反应消失后（一般在 6h 后），可进正常饮食，要注意营养的补充，以利于切口的愈合。

（6）患侧上肢的护理

① 术后患侧上肢垫高至胸部水平，这样可增加淋巴和静脉血液回流。

② 术后 24h 可轻微活动，自然将前臂放在上腹部，自然靠近胸壁。

③ 引流管拔除后，帮助病人患侧上肢练习抬高。

④ 拆线后可做手指爬墙练习，指导病人做乳腺癌术后练习操。

⑤ 逐渐扩大肩关节活动范围，直至恢复肢体功能。

（7）术后应继续给予病人及家属心理护理，促进病人身心的全面康复，尽快适应生活方式的改变。

（8）综合治疗的病人，实施放疗时，要观察皮肤局部情况，根据情况进行保护及处理。化疗病人应随时注意化疗药物对机体的影响。调节饮食，避免或减轻胃肠道反应。指导病人用生血药物、免疫药物时避免出现骨髓抑制。

（9）康复指导

① 告诉病人避免在术后 2～3 个月内用患侧上肢搬动、提、抬过重物体。

② 创面愈合后注意保护皮肤，防止干燥、脱屑，瘢痕发痒时可采用温水擦拭等方法。

③ 嘱病人 5 年内避免妊娠。

第四节　胸部疾病

一、胸部损伤

胸壁由软组织和骨骼构成。软组织包括皮肤、皮下组织、筋膜及肌肉。骨性胸廓包括 1 块胸骨、12 块胸椎、12 对肋骨及肋软骨，保护着胸内及部分腹内脏器。肺表面的胸膜为脏层胸膜，胸廓内侧面为壁层胸膜，两者围成的潜在间隙即胸膜腔，左、右各一，胸膜腔内为负压，对维持呼吸和循环功能具有重要意义。骨性胸廓的支撑与胸膜腔的密闭是维持胸内负压的必要条件。两侧胸膜腔之间的纵隔内有心脏、大血管、气管、食管、胸导管、胸腺、神经、淋巴及脂肪组织等。

胸部损伤依据是否穿破壁层胸膜，造成胸膜腔与外界相通而分为闭合性损伤和开放性损伤两大类。胸部损伤同时合并腹部脏器损伤，则称为胸腹联合伤。胸部损伤轻者仅有软组织的挫伤、单纯性肋骨骨折；重者可出现气胸、血胸，甚至心脏、大血管、气管、食管、胸导管等重要器官的损伤及呼吸、循环功能衰竭。如胸部损伤是全身性复合伤的一部分，则病情严重，并常伴有休克。

≫· 护理评估

① 受伤的经过、时间，暴力的性质、作用部位和方向。

② 受伤后是否经过现场急救治疗，急救措施及效果。

③ 生命体征是否平稳，有无意识障碍、昏迷、呕吐；有无呼吸困难、发绀及休克。

④ 有无胸部开放性伤口，有无反常呼吸运动。有无皮下气肿，有无气管移位，有无肋骨骨折，骨折的部位、数量和性质。胸部是否叩诊呈浊音或鼓音，呼吸音是否清晰。

⑤ 有无咯血，咯血量及次数。

⑥ 有无胸内脏器官损伤，有无其他脏器复合性损伤。

⑦ 疼痛的部位、性质。有无肢体活动障碍。

⑧ 既往的心肺功能情况，有无胸部疾病。

⑨ 实验室及辅助检查评估。

⑩ 病人的心理状态评估。

>>> 护理诊断

（1）低效性呼吸形态　与疼痛、胸廓活动受限、两侧胸腔压力不平衡有关。

（2）气体交换受损　与肺不张、肺水肿、呼吸衰竭有关。

（3）清理呼吸道无效　与呼吸道分泌物潴留及不能维持自主呼吸有关。

（4）心排血量减少及组织灌注量改变　与大出血、心脏压塞、心律失常、心功能衰竭有关。

（5）躯体移动障碍　与疼痛、骨折有关。

（6）皮肤完整性受损　与开放性伤口有关。

（7）疼痛　与创伤有关。

（8）恐惧　与突然的、强烈的外伤打击有关。

（9）潜在并发症　肺萎陷、呼吸衰竭、有窒息的危险、感染、休克、心脏压塞或心脏停搏。

>>> 护理目标

① 生命体征稳定。神志清楚，呼吸平稳，心律规整，心率、血压及中心静脉压稳定，尿量正常。

② 呼吸道通畅，动脉血氧饱和度正常，无肺不张等肺部并发症。

③ 胸膜腔内无积气、积液及感染。

④ 肋骨骨折得到妥善固定、愈合，反常呼吸运动消失。

⑤ 开放性伤口无感染、一期愈合。

⑥ 疼痛减轻或缓解。

>>> 护理措施

1. 急救护理的基本要求

（1）胸部创伤的急救和治疗目的　首要的是抢救生命，其次是修复损伤的组织器官和恢复生理功能。护士要树立时间就是生命的观念，对胸部创伤的危重病人应分秒必争，不失时机地进行抢救，提高救治成功率。在接诊时，不必等待医生的到来，而应迅速、准确地进行各种抢救措施。对于血容量不足、心脏压塞、呼吸功能不全和血气胸类型，必须在摄片前先作出初步有效地处理，然后尽快对严重胸部损伤的致命情况作出判断。轻伤者进行镇痛、固定胸廓、清创缝合伤口等处理。对较重的胸部损伤者立即给予"ABC"支持，即 airway（气道）、breathing（呼吸）和 circulation（循环）的支持。

（2）急救护理中的注意事项

① 抢救积极，保持镇定，工作有序。快速、尽职和准确。

② 现场如有多个病人，应组织人员协作抢救。不可忽视沉默的病人，因为此类病人的伤情可能更为严重。

③ 防止抢救中的医源性损伤。如移动病人时制动不够，使骨折端损伤原未受伤的血管或神经；输液过快过多引起肺水肿、输入不相容的血液引起溶血等。

2. 保持呼吸道通畅

解除窒息，密切观察病人的呼吸频率、幅度及缺氧症状，如出现呼吸困难、发绀，应高流量吸氧或应用呼吸机辅助呼吸。对窒息病人，应立即彻底清除口腔和呼吸道分泌物或异物，口对口呼吸及胸外按压复苏。同时气管插管，供氧及辅助呼吸。必要时行气管切开。昏迷病人应尽早气管插管；伴有颌面及喉部损伤者，宜行气管切开。

3. 监护生命体征

密切观察病人的神志、瞳孔、呼吸、心率、心律、血压、中心静脉压、尿量等的变化。监测血常规、血细胞比容、心电图、动脉血气分析等。备好各种急救设备和药品。一旦病人心搏、呼吸停止，应立即进行心肺复苏术。

4. 反常呼吸运动的护理

多根多处肋骨骨折病人极易引起呼吸、循环功能障碍，应立即配合医生行胸壁加压包扎或肋骨牵引固定，以消除或减轻反常呼吸运动，恢复正常的呼吸功能。

5. 气胸的护理

（1）张力性气胸　立即配合医生，用粗针头自病人锁骨中线第二肋间穿刺排气减压，并置胸膜腔闭式引流管连接水封瓶。

（2）开放性气胸　迅速用凡士林纱布及厚棉垫加压封闭伤口。如一时找不到无菌敷料，应随手取物，甚至用手堵住伤口，制止纵隔扑动，待医生进一步治疗。

6. 防治休克、维持体液和电解质平衡

休克指数可以帮助判断有无休克及其程度。休克指数＝脉率/收缩压（以 mmHg 计算），0.5 为无休克；1.0～1.5 为休克；＞2.0 即为严重休克。

迅速建立静脉补液和输血通道，及时补充血容量。如发现心脏压塞，应立即报告并协助医生行心包穿刺；发现胸膜腔内有活动性出血，要在积极抢救休克的同时迅速做好剖胸的术前准备。

7. 预防和治疗感染

凡有开放性创伤，均必须重视感染的防治。闭合性创伤也需防治感染。要密切观察体温的变化。

（1）开放性损伤　配合医生及时处理伤口，注意无菌操作。伤口污染或组织破

坏较重者需应用抗生素控制感染，并肌内注射破伤风抗毒血清。高热病人给予物理或药物降温。

（2）血胸感染　血胸病人如出现寒战、高热、胸痛、胸闷、呼吸困难、脉速、白细胞及中性粒细胞增高，胸膜腔穿刺抽出血性混浊液或胸膜腔穿刺液细菌培养阳性，应按急性脓胸处理。

8. 体位

血压平稳者取半坐卧位，有利于呼吸、咳嗽排痰。

9. 疼痛的护理

根据医嘱应用镇痛、镇静药物。有效的镇痛可使病人安静休息和恢复生活起居。

10. 胸部损伤病人的静脉输液、输血原则

（1）对严重的胸部损伤病人，在接诊时即应迅速建立有效的静脉输液和输血通道。

（2）医护人员应密切配合，根据病情及实验室检查结果随时调整静脉输液、输血的种类、剂量、顺序和速度。

① 失血性休克的病人可在输血前先快速输入平衡液或血浆代用品，以便在备血期间的短时间内维持有效的循环量。同时静脉输入止血药。如需要大量输液治疗时，应安置中心静脉测压装置，以便能有效地监测并调整液体的输入量及输入速度。

② 肺爆震伤、创伤性窒息及心脏损伤的病人，输血及补液应谨慎。严格控制输液量及输入速度。原则上宁少勿多，避免造成急性心功能衰竭。

（3）维持营养　如伤后病人不能进饮食，应给予全胃肠外营养疗法。病情允许进饮食后，可选用易消化吸收的清流质食物或要素饮食。

11. 胸膜腔闭式引流的护理

（1）胸膜腔闭式引流的主要目的　①排出胸膜腔内的积气、积液；②促进肺复张；③防止胸膜腔感染。

（2）保持引流系统的密闭　胸膜腔闭式引流系统必须是密闭、与大气不通的。只有这样才能有效地维持胸膜腔内的负压，将胸膜腔内的液体或气体引流出来，使肺脏处于膨胀和良好的气体交换状态。水封瓶应置于胸腔水平以下 60cm 左右，引流管没入瓶中无菌液面下 4cm。各接口处均应牢固、可靠。床旁常规备一把大止血钳，当接口处意外的脱开或引流瓶破碎时，应立即用其钳闭近胸壁端引流管，防止造成开放性气胸。

（3）保持引流系统的通畅　随病人呼吸，水封瓶中玻璃管内的水柱液面会上下波动，其波动幅度即表示胸膜腔内的负压在呼吸周期中的变化范围。平静呼吸时的波动幅度在 $4\sim6cmH_2O$。如置管术后早期水柱波动幅度很小或消失，则可能是管道内有血凝块等物阻塞或引流管扭曲而致。应随时检查，经常挤压引流管，确保其通畅。挤压时，将胸膜腔插管的远端暂时钳闭，用手反复挤压近端管道，使阻塞物

得以移动而保持引流的通畅。

（4）观察并记录引流液的量及性质　通过对引流物的观察，可了解和判断胸腔内脏器的病理改变和治疗效果。一般情况下，开胸术后由胸膜腔引流出的血性液，第一个 24h 内不超过 500mL，并且会逐日递减、色泽变淡。通常术后 3～4 天后即可拔除引流管。引流量多且色泽很深，应警惕是否有胸膜腔内活动性出血，密切观察并及时通知医生。每天应在大夜班交班前倾倒引流瓶中的液体并更换无菌底液，准确记录引流物的性质及量。操作时应先将引流管钳闭，以免空气进入胸膜腔。严格无菌操作，防止感染。

（5）观察并记录气体的引流情况　一般情况下，置管早期胸膜腔内可有少量气体引出。如整个引流系统密闭良好，引流出的气体量多，表示肺或支气管有漏气之处。临床上对此漏气分为三度。Ⅰ度：轻度漏气，病人只有在咳嗽时，水封瓶中才有气泡溢出，而平静呼吸及深呼吸时无气泡溢出。Ⅱ度：中度漏气，深呼吸时即有气泡溢出。Ⅲ度：重度漏气，平静呼吸即有气泡溢出。重度漏气常伴有不同程度的皮下气肿，轻者切口周围肿胀、有捻发音，重者可波及颈、面、上肢及胸腹部。胸部损伤后的Ⅰ度漏气往往是来自肺表面小的破裂，会逐日减少至消失。如持续Ⅱ～Ⅲ度漏气，提示可能发生了支气管断裂或肺组织大的裂伤。此时应密切观察病情，注意病人的呼吸及全身情况，随时做好剖胸手术准备。已发生的皮下气肿如不再加重，1～2 周即可自行吸收。

（6）促进肺复张　这是安置胸膜腔闭式引流的主要目的之一。应积极鼓励病人多做深呼吸运动、咳嗽或吹气球。因为在做以上动作时，呼气的同时需要屏气，使肺内压增高，肺产生不同程度的扩张，并且胸廓内收、膈肌升高，迫使胸膜腔内的气体或液体经引流管排出，促进肺复张。

（7）引流管意外脱出的处理　一旦脱管，立即用无菌凡士林纱布置于胸壁引流口处，用手压紧，使其密闭并通知医生是否需要重新置管。

（8）拔管　置管 48～72h 后，引流通畅，水柱波动幅度变小，引流量明显减少且颜色变淡，引流液＜50mL/d，无气体溢出，病人无呼吸困难，胸部 X 线片示肺膨胀良好，即可拔除引流管。拔管时，先剪断引流管固定缝线，嘱病人屏气，迅速拔管并用凡士林厚纱布覆盖引流口，无菌纱布及胸带包扎。拔管后注意观察病人有无胸闷、呼吸困难、皮下气肿、切口处漏气及渗液。

12. 心理护理

胸部损伤的病人一般要经过危重期、稳定期、好转恢复期等阶段。危重期病人多表现恐惧、痛苦等。当病情好转时又表现为强烈的求生欲及对疾病痊愈的担心和焦虑。一旦病情出现反复，病人往往忧郁、沮丧。病程较长而近期无明显好转时，则表现出烦躁、绝望、消极等。

（1）亲切关怀病人　护士只有了解与掌握此类病人的心理活动规律，才能在抢救与护理工作中实施有效的心理护理。为做好相应的心理护理，护士应因势利导，选择恰当的语言对病人进行安慰，耐心解释有关病情，稳定其情绪并及时解决病人的合理要求，使病人心情舒畅，能自觉主动地配合治疗与护理。护士在实施护理过程中，说话要轻声谨慎，举止要轻柔文雅，工作要有条不紊，以此影响病人的心理，使其能镇定并增强战胜疾病的信心。病人和医护人员之间的相互信任、感情沟通，可使病人对治疗及护理充满信心，这种精神上的慰藉，会起到药物所无法替代的作用。

（2）做好病人亲属的安慰工作　劝导他们不要在病人面前表现出情绪焦虑而干扰病人心绪的宁静，并指导他们做一些简单的生活护理，以配合医护人员的工作。

二、脓胸

胸膜腔因致病菌的感染而积脓，即称为脓胸。脓胸是临床常见病，多发生于青壮年。脓胸按病理发展过程分为急性和慢性脓胸；按致病菌可分为化脓性、结核性和特异病原性脓胸；按病变范围可分为全脓胸和局限性脓胸。

▶▶· 病因

1. 急性脓胸

（1）直接播散　由化脓性病灶侵入或破入胸膜腔，或因外伤、手术污染胸膜腔。

（2）经淋巴途径侵入　如纵隔脓肿、膈下脓肿等，通过淋巴管侵犯胸膜腔。

（3）血源性播散　全身性感染，致病菌可经血液循环进入胸膜腔。

2. 慢性脓胸

（1）急性脓胸　未能治愈或原发病灶未被控制而反复有致病菌感染胸膜腔。

（2）特异性感染　就诊时已为慢性脓胸，如结核性脓胸。

▶▶· 病理

（1）渗出期　胸膜腔被感染后，胸膜出现充血、水肿、渗出，胸腔积液为稀薄浆液。

（2）纤维素期　随着炎症的发展，脓细胞及纤维蛋白增多，形成纤维素膜。

（3）机化期　如在急性期未得到有效的治疗，毛细血管及成纤维细胞过度生长，肉芽组织机化成坚硬的纤维板，肺扩张受限。

▶▶· 临床表现

（1）急性脓胸　病人表现急性病容，高热、胸痛、呼吸急促、咳嗽、咳痰等。气管向健侧移位，患侧胸部呼吸动度减弱、肋间隙饱满及压痛、叩诊呈浊音、呼吸音减弱或消失。

（2）慢性脓胸　病人可出现慢性消耗性症状，低热、乏力、消瘦、贫血、低蛋白血症。气管向患侧移位，患侧胸部塌陷、呼吸动度降低、肋间隙变窄、患侧胸部叩诊呈实音、呼吸音减弱或消失，脊柱侧弯，杵状指。

>>· 治疗原则

1. 急性脓胸

（1）全身营养支持　纠正贫血和低蛋白血症，提高机体免疫力。

（2）排除脓液　胸穿抽脓并胸腔内注入抗生素。对于脓液稠厚不易抽出或合并支气管胸膜瘘者，应行胸膜腔闭式引流术。

2. 慢性脓胸

（1）全身营养支持。

（2）手术治疗，消灭脓腔，保存和恢复肺功能。

>>· 护理评估

（1）病史评估

① 有无发热，发热的程度及热型。

② 有无结核病史或结核病接触史。

③ 是否经过治疗，治疗过程及用药情况。

④ 有无胸痛、胸闷、咳嗽及咳痰，痰量及性状。

⑤ 饮食情况、营养状况、有无贫血和低蛋白血症。

（2）身体评估

① 胸部体征：有无气管位置偏移、胸廓畸形、患侧胸叩呈浊音及呼吸音减低。

② 心、肺、肝、肾功能的评估。

（3）心理社会评估

① 病人对疾病的认识程度及有何不良心理反应。

② 亲属对病人的关心程度及经济承受能力。

（4）实验室及辅助检查评估。

>>· 护理诊断

（1）体温过高　与胸膜腔感染有关。

（2）营养失调　与感染性消耗及营养摄入不足有关。

（3）低效性呼吸形态　与肺功能不全有关。

（4）焦虑　与对手术缺乏认识、担心疾病的预后等有关。

（5）潜在并发症　低氧血症、支气管胸膜瘘、窒息、胸膜腔内大出血、切口感染等。

>>· 护理目标

① 感染控制，体温正常。

② 无贫血和低蛋白血症，体重增加，围术期恢复顺利，切口一期愈合。

③ 术前无呼吸道感染，术后无肺部并发症。

④ 情绪稳定，主动配合治疗和护理。

》》 护理措施

（1）胸膜腔引流的护理　彻底地排出胸膜腔内脓液可明显减轻病人的中毒症状，甚至少数病人可达到临床治愈。有效地胸膜腔引流亦是保障手术成功、减少术后并发症的关键。闭式引流管应保持通畅，准确记录引流量及性状；对于胸膜腔开放引流者，应及时更换被脓液渗湿的敷料。

（2）高热病人　应给予物理或药物降温，补充含盐饮料。根据脓液的细菌培养和药敏试验选用有效、足量的抗生素。

（3）改善营养　病人因慢性感染和长期消耗，全身情况差，术前应尽快纠正。选用高蛋白、高热量、高维生素的饮食。酌情给予少量、多次的成分输血。

（4）呼吸道护理。

（5）体位引流　排痰对痰液较多的病人简便易行，收效甚大，可达到术前控制痰量、减轻肺内感染的目的。体位引流的原理是置肺内化脓性病变于最高位，使积聚的脓性痰靠重力流经支气管而咳出，3～4 次/日、15～30 分/次。体位引流时应鼓励病人做深呼吸运动并轻拍病人的前胸及后背，以使支气管内的痰液松动。同时给予解痉、祛痰药物效果更好。术前尽量把痰量控制在 50mL/d 以下。如痰量逐日减少，中毒症状减轻，提示体位引流有效。反之则应查找原因，重新确定病变部位及引流体位。但对于合并支气管胸膜瘘的病人禁忌体位引流。

（6）慢性感染消耗性疾病　导致机体重要脏器的淀粉样变性或脂肪样变性，使其功能减退。术前要协助医生进行心、肺、肝、肾功能的详细检查。测定凝血酶原时间。

（7）咯血　对反复咯血病人，要加强护理，高度警惕感染病灶侵蚀大血管而发生大咯血。床旁备好抢救药品及器械。一旦发生大咯血，护士在通知医生的同时应做到：①立即置病人于患侧卧位，避免血液流入健侧支气管而造成窒息；②用吸引器吸出口腔及上呼吸道中的血液，确保呼吸道通畅；③加大吸氧浓度；④严密观察并记录心率、血压、呼吸及体温的变化；⑤建立有效的静脉通道，静脉补液、输血要当机立断，同时给予止血药物或垂体后叶素；⑥因病人此时多紧张、恐惧，可肌内注射苯巴比妥钠或口服可待因，使病人轻度镇静及抑制咳嗽，嘱病人尽量平静呼吸，不可屏气，亦不可将血痰咽下；⑦做好紧急剖胸术前的各项准备。

（8）胸部加压包扎　胸廓成形术后要用大而厚的棉垫加压包扎胸部。有效的加压包扎是手术成功的关键之一。护士应随时观察调整包扎的松紧度。过松不能控制反常呼吸运动，出现软化胸壁浮起而导致手术失败；过紧则可严重限制胸廓运动而致肺通气障碍，使病人缺氧。

（9）促使肺膨胀　胸膜纤维板剥脱术后应协助病人有效地咳嗽排痰，经常做深呼吸及吹气球运动，促使肺充分膨胀，消除脓腔。

（10）术后常见并发症的观察及护理

① 胸腔内出血：胸膜纤维板剥脱术后，由于胸膜腔内炎症性粘连严重，剥离面渗血多，病人血液中纤维蛋白溶酶的含量增高，可使纤维蛋白凝块再溶解，同时病人肝脏合成凝血酶原的功能较正常为低等原因，一般术后胸腔内的血性渗出较多。应密切观察引流量，尤其是术后早期数小时内的引流量以及病人的全身情况。如发生进行性血胸而保守治疗效果不佳，即应做好急症手术准备。

② 肺部感染和肺不张：术后病人如出现气促、缺氧、心率快、气管向手术侧移位、术侧肺呼吸音明显降低且叩诊呈实音，则往往提示肺不张。如同时出现高热、咳出脓性痰、周围血中白细胞总数升高，即应考虑为肺部感染。处理方法除应用大量有效的抗生素、对症及支持治疗外，重点要保持病人呼吸道通畅，帮助病人能有效地咳嗽排痰。

③ 支气管胸膜瘘。

（11）生活护理　病人久病卧床，营养状况差，易发生压疮。应注意保持床单平整干净，定时协助病人翻身和肢体活动，按摩受压部位皮肤，预防压疮的发生。对于合并支气管胸膜瘘者避免健侧卧位。

（12）心理护理　急性脓胸病人常紧张、焦虑；而慢性脓胸病人则表现情绪低落，疲乏。护士要经常巡视病室，观察病情，耐心解答病人提问并满足其合理要求。进行生活护理时，应热情主动、不嫌烦、不怕累。

（13）康复期护理　指导如术后无并发症发生，2周后即进入康复期。护士应指导病人：①近期要避免上呼吸道感染，逐步进行户外活动。②禁烟酒。③加强饮食营养，增强抗病能力。④功能锻炼：胸廓成形术后病人应早期即开始正确的姿势训练。指导病人头端正、肩摆平、腰挺直，以避免上体畸形。

三、肺癌

肺癌是常见的恶性肿瘤之一，其发病率和病死率逐年上升，男女之比为（4～8）∶1，约80％发生于40～70岁。肺癌确诊时能获根治性手术者仅占20％左右。

▶▶· 病因

肺癌的确切病因尚未明了，但长期大量吸烟、大气污染、长期接触石棉及各种放射性物质是重要的致病因素。

▶▶· 病理

（1）肺癌的好发部位　右肺多于左肺，上叶多于下叶。

（2）肺癌的临床分型　中央型肺癌起源于主支气管及肺叶支气管，位置靠近肺门；周围型肺癌起源于段支气管以下，位于肺的周围部分。

（3）肺癌的组织学分型

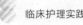

① 鳞状细胞癌：约占 45%，2/3 为中央型。50 岁以上男性多发，与吸烟史关系密切；生长速度相对慢，多呈淋巴转移；对放疗和化疗较敏感。

② 小细胞癌：占 20%～35%，4/5 为中央型。多见于男性，发病年龄轻，恶性程度高，生长快，早期即可发生淋巴及血行转移；对放疗及化疗很敏感，但预后最差。

③ 腺癌：约占 20%，3/4 为周围型。女性相对多见；生长慢，易发生血行转移及胸腔积液；对放疗及化疗相对不敏感。

④ 大细胞癌：约占 1%。恶性程度高，生长快，转移早，预后差。

>> 临床表现

早期病变，特别是周围型肺癌，一般无症状。常见的临床表现：肿瘤对支气管黏膜的刺激而产生刺激性干咳；支气管黏膜破溃而致痰中带血丝或小血块；周围型肺癌侵犯壁层胸膜出现胸痛。晚期表现可有发热、气短及呼吸困难、胸腔积液、上腔静脉梗阻综合征、喉返神经麻痹、膈神经麻痹、恶病质、淋巴及血行转移的相应表现等。

>> 治疗原则

肺癌的治疗是以手术为主的多学科多方法的综合治疗，包括放疗、化疗、免疫治疗等。手术治疗的原则是最大范围切除病变和最大限度保存健康的肺组织。常用手术方式有肺叶切除、肺段切除、肺楔形切除、一侧全肺切除术等。在此基础上，又发展了支气管肺袖式切除、支气管并肺血管袖式切除、隆突切除重建术以及近年来开展的电视胸腔镜肺切除术等。目前肺切除术的安全性及治疗效果都已达到较高水平，挽救和治疗了大量其他疗法不能奏效的肺部疾病患者。但同时应认识到这是经胸腔的一种破坏，尤其对心肺功能有着一定的不良影响和损害，故围术期的精心护理对病人术后如期康复起着举足轻重的作用。

>> 护理评估

1. 病史评估
① 有无发热，发热的持续时间及规律。
② 有无咳嗽、咳痰、痰量及性质；有无痰中带血或咳血，咳血的量及次数。
③ 有无胸闷、活动后心悸、气促及发绀；有无胸痛，胸痛的部位、性质。
④ 有无传染病史，如肝炎、肺结核等；有无外伤及手术史。
⑤ 有无合并其他疾病，如慢性支气管炎、高血压病、冠心病、糖尿病等。
⑥ 有无吸烟史，吸烟持续的时间及数量。

2. 身体评估
① 有无贫血及低蛋白血症；重要器官（如心、肺、脑、肝、肾等）功能的

评估。

② 术后病人是否清醒，生命体征是否稳定；咳痰的能力及效果，有无呼吸道分泌物潴留，肺呼吸音是否清晰；胸膜腔闭式引流是否通畅，引流量和性状；输液速度是否适宜。

③ 饮食有无特殊要求，睡眠如何。

3. 实验室及辅助检查评估

包括胸部 X 线片、CT、痰脱落细胞及支气管镜检查等。

4. 心理社会评估

① 病人对疾病的认识程度及精神状态；对手术及术后康复有何思想负担或顾虑，能否配合术后治疗和护理操作。

② 是否配合早期活动，是否清楚出院后的休养、复查和继续治疗。

③ 亲属对病人的关心程度、经济状况及对手术治疗的态度。

>> · 护理诊断

（1）气体交换受损 与肺组织病变、肿瘤阻塞支气管、肺不张有关。

（2）清理呼吸道无效 与术后呼吸道分泌物潴留、惧痛不敢咳嗽有关。

（3）低效性呼吸形态 与分泌物阻塞支气管、肺不张、肺组织容量减少有关。

（4）体温过高 与呼吸道分泌物潴留、肺部感染、肿瘤阻塞支气管、肺不张有关。

（5）心排血量不足 与血管阻力降低、术中及术后失血补充不足、心律失常、心功能不全有关。

（6）营养失调 与肿瘤消耗或感染有关。

（7）舒适度的改变 与疼痛有关。

（8）恐惧 与害怕手术疼痛、致残或死亡有关。

（9）焦虑 与缺乏有关疾病的健康保健知识、担忧手术及预后有关。

（10）潜在的并发症 有窒息的危险；有感染的危险，如肺炎、脓胸、支气管胸膜瘘等。

>> · 护理目标

① 术前肺及呼吸道无感染；术后呼吸道通畅、无吸入性肺炎、血氧含量正常、无肺部并发症。

② 生命体征平稳，尿量正常。

③ 无感染发生，体温正常，切口干燥、清洁、一期愈合。

④ 疼痛减轻，安静或入睡。

⑤ 营养改善，无贫血及低蛋白血症。

⑥ 情绪稳定，了解疾病的有关知识，主动配合围术期的治疗和护理。接受并

正视现实、对康复和生活充满信心。

>> 护理措施

1. 呼吸道护理

① 忌烟 1～2 周。

② 改善口腔卫生：指导病人正确地刷牙；每日用 0.1% 呋喃西林液或朵贝尔液漱口 3～4 次。齿垢较多、有龋齿或牙周感染者，应给予治疗。

③ 控制感染：有呼吸道感染的病人，根据致病菌属，给予肌内注射或静脉滴注足量、有效的抗生素。

④ 超声雾化吸入，3～4 次/日，20～30 分/次。

⑤ 指导病人能够正确、有效地咳嗽及咳痰。

⑥ 对痰量超过 50mL/d 的病人，应进行体位引流，并准确记录每日的痰量及性质。

2. 改善营养状况

宜食用高蛋白、高热量、富含维生素的饮食；合并有糖尿病的病人应进糖尿病饮食，将血糖控制在 8.0mmol/L 以下、血酮阴性。

3. 心理护理

不同年龄、性别、文化、职业、阅历的病人，都会随疾病而产生不同的心理活动，而对医院这个陌生的环境、陌生的人员及各种检查和治疗都会有一些紧张、恐惧、焦虑、期待的心理。为了实施最佳的心理护理措施，护士要经常巡视病室，观察病情，尽快地掌握病人的心理活动，以礼貌诚恳的态度帮助病人正确认识和对待疾病，耐心解答提问并满足其合理要求。使病人了解手术的目的、方法及术后的体位、饮食、大小便、各种引流管道的作用等知识，以消除顾虑、增强信心，配合围术期的各种治疗。同时劝告病人的亲友不要在病人面前流露出不良的情绪。

4. 监测生命体征

迅速连接各种管道及监护、治疗仪器。每 15～30min 测一次脉搏、呼吸及血压，待平稳后改为每 1～2h 测一次。各种护理监测均应详细记录并做动态观察分析。

5. 全肺切除术后护理

切除一侧全肺后，纵隔可因两侧胸膜腔内压力的不平衡而向手术侧移位。轻度而逐步的纵隔移位，机体可通过自我调节而能慢慢适应，但明显、快速的纵隔移位则能造成胸内大血管的扭曲、心排血量减少并影响健侧肺的通气和换气，严重者可导致循环、呼吸功能衰竭。所以，胸膜腔引流管在术后早期常常持续钳闭、间断开放，使手术侧胸膜腔内保留适量的气体及液体，以维持两侧胸膜腔内压力的相对平衡。

（1）术后应随时检查病人气管是否居中，有无呼吸或循环功能障碍。如气管明显向健侧偏移，应立即听诊肺呼吸音，以排除肺不张。然后，可开放钳闭的胸膜腔引流管，使患侧胸膜腔内的部分气体或液体缓缓引出，纵隔即可恢复至中立位。应特别注意开放钳闭一定要注意控制引流速度，可用手指捏扁胸膜腔引流管，稍微放开，使胸膜腔内液体或气体缓缓引出，同时密切观察病人全身情况及触诊气管的位置。过快、过量的放出胸腔内气体和液体，病人可出现胸痛、胸闷、呼吸困难、心动过速，甚至低血压、休克。

（2）维持健肺的呼吸功能　一侧全肺切除术后，病人是否能够顺利康复，保护好健肺的正常功能十分重要。所以必须保持呼吸道的通畅，防止发生术后肺炎、肺不张及呼吸功能不全。有效的护理方法是帮助病人咳嗽、咳痰，加强雾化吸入及口腔护理，应用有效的抗生素等。

（3）术后护理过程中一定要注意观察健侧肺的呼吸情况，警惕健侧有无气胸的发生。一旦出现气胸，病人即表现明显缺氧、健侧胸部叩诊呈鼓音及肺呼吸音低。如处理不及时，病人很快窒息。急救措施是立即行胸膜腔穿刺或闭式引流术。

（4）控制静脉输液量和速度，避免发生急性心功能衰竭及肺水肿。必要时安置中心静脉输液导管，监测心功能情况及确定补液量和速度。

（5）左全肺切除术后，因胃体升高，病人在短期内的食物消化和排空功能将受影响，甚至出现胃扩张。术后可禁食1～2天，待胃肠蠕动恢复后进清淡流质饮食。如胃扩张而影响呼吸者，应安置胃管并持续减压。

6. 疼痛的护理

随着麻醉药物作用的消失，病人的切口疼痛会逐渐加剧，1天后开始减轻。术后3天内应遵医嘱给予镇痛药。良好的镇痛有助于病人情绪的稳定、体力的恢复及减少不敢咳嗽而引起的肺部并发症。但吗啡类药物有抑制呼吸中枢及催吐作用，用药后要严密观察。

7. 一般基础护理

（1）卧位　全麻尚未完全清醒的病人，应平卧，头转向一侧，使口腔内唾液或呕吐物易于流出，避免误吸。神志清楚、血压平稳后即可改为半卧位。半卧位可使膈肌下降，减轻对心、肺的压迫，增加肺容量，利于咳痰及保证胸膜腔有效引流。卧床期间应每1～2h变换1次体位，加强皮肤护理和进行四肢肌肉的按摩。

（2）饮食　术后第一天，病人即可进食流质。如无不适，第二天改进半流质。术后3天未排大便者，可给予缓泻药或灌肠治疗。

（3）活动　拔除胸膜腔引流管后，即可由床上活动逐步转为室内活动。开始时应注意病人的全身反应，如出现头晕、气短、心悸、出虚汗等不适表现，应立即卧床，并密切观察。

8. 术后常见并发症及护理

（1）胸膜腔内活动性出血　多在术后数小时内发生。临床表现与出血速度和出血量有直接关系。对术后胸膜腔引流液较多者，应密切观察病人生命体征的变化，应用止血药及补充有效循环血量。

（2）心脏并发症　多在术后 4 天内发生。可出现心律失常（全肺切除术后约有 20% 的病人可能会发生心动过速、心房纤颤、室性或室上性期前收缩等）、急性心肌缺血或心肌梗死、急性心功能衰竭等。急性心肌缺血或心肌梗死可因术后病人的胸部切口疼痛、呼吸受限等表现而掩盖其症状。故护士应有熟练的诊断及抢救心脏急症的理论和技术，切不可认为是术后病人的一般反应而延误及时、有效的抢救。①酌情应用抗心律失常药、强心苷及心肌营养药；②控制静脉输液量和速度，一般输血量不宜超过丢失的血量；术后第一个 24h 的输液总量在 1500～2000mL；滴速控制在 40 滴/分以内。

（3）肺部并发症　肺部并发症是开胸术后最常见的并发症，有肺炎、肺不张、呼吸衰竭等，表现为发热、气促、呼吸困难、呼吸道分泌物多且黏稠、发绀、脉速、心律失常等。呼吸衰竭可导致脑缺氧，病人表现烦躁不安或神志不清。护士应随时协助病人咳痰，以确保呼吸道的通畅。

（4）感染并发症　术后 3 天内的病人体温一般不超过 38.5℃。胸膜腔引流管拔除后，体温应逐日下降至恢复正常。如体温持续高于 38.5℃，提示有感染病灶存在。除常见的肺部感染外，尚有胸膜腔感染、切口感染、肠道感染、支气管胸膜瘘等并发症。

（5）支气管胸膜瘘　多出现在术后 1～2 周内。表现持续高热，患侧胸痛，呼吸困难，刺激性咳嗽，咳出脓血性痰并随体位的改变而加重。查体发现气管向健侧偏移，患侧胸上部叩诊呈鼓音、下部叩诊呈浊音、呼吸音低。胸部 X 线片见液气胸征象。胸膜腔穿刺可抽出大量与病人咳出物性质相同的脓液。如胸膜腔内注入亚甲蓝，病人咳出的痰呈蓝染。支气管胸膜瘘一旦确诊，应置病人于患侧卧位，以防止胸膜腔内脓液涌入支气管而发生窒息。同时协助医生行胸膜腔闭式引流。按急性脓胸护理。

9. 康复期护理

如术后无并发症发生，2 周后即可进入康复期。应向病人讲明近期要避免感冒，禁烟酒，加强饮食营养，逐步进行户外活动，定期来院复查。

四、食管癌

食管上端起自咽部，经后纵隔下行，穿过膈肌食管裂孔进入腹腔，与胃贲门相接，平均长度为 25cm。食管在临床上分为颈段、胸上段、胸中段和胸下段。胸下段包括食管腹腔段。

▶▶ 病因

尚未明确，但与以下几种诱因有关：①亚硝胺类化合物对食管有很强的致癌作用；②饮食习惯不良、食管慢性炎症及烟酒刺激；③我国学者首先提出的一种致癌因素——真菌；④某些维生素及微量元素的缺乏；⑤约 60% 的食管癌病人有家族史。

>>· 病理

（1）大体分型　髓质型、蕈伞型、溃疡型、缩窄型及腔内型。

（2）组织学分型　鳞状上皮癌占90％～95％；腺癌占5％～7％。

（3）转移途径　淋巴转移及血行转移。

>>· 临床表现

（1）早期症状　不明显，易误诊。病人可有咽下食物哽噎感、胸骨后针刺样疼痛或烧灼感、食管内异物感等。

（2）中期典型症状　进行性吞咽困难。

（3）晚期症状　主要是食管癌的转移、压迫及合并症的表现。

>>· 治疗原则

食管癌的治疗有手术、放疗、化疗等，应以手术为首选方法。手术方式繁多，主要有经胸食管癌切除术、不开胸食管癌切除术等。国内早期食管癌手术5年治愈率可达90％以上，居国际领先水平。对无法切除肿瘤的病人可行姑息治疗。

>>· 护理评估

1. 病史评估

① 吞咽困难出现的时间、程度及目前所能咽下的饮食。

② 有无乏力、食欲减退、呕吐、黑粪、消瘦、贫血及低蛋白血症等。

③ 有无胸痛，疼痛的部位、性质。

④ 有无传染病史及接触史，如肝炎、肺结核等。

⑤ 有无饮酒史，饮酒持续的时间及量；有无吸烟史，吸烟持续的时间及数量。

⑥ 有无外伤及手术史。

2. 身体评估

（1）病人术前重要器官的功能状态，有无慢性支气管炎、高血压病、冠心病、糖尿病及消化系统疾病等；术后是否清醒，生命体征是否平稳，肺呼吸音是否清晰，血氧饱和度是否正常、能否保持稳定。

（2）胸膜腔闭式引流是否通畅，引流的量和性状如何；胃肠减压引流的量及性状；输液速度是否适宜。

（3）实施的术式及术中出血、补液、输血等情况的评估。

（4）有无呼吸道分泌物潴留，咳痰的能力及效果。

3. 实验室及辅助检查

评估食管造影、气囊拉网食管黏膜细胞学检查及食管镜检查结果的评估。

4. 心理社会评估

① 病人对疾病的认识程度、精神及情绪状态；对手术及术后康复有何思想负担或顾虑。

② 病人能否配合术后治疗和护理操作；是否理解、配合术后禁饮食及饮食护理的要求；是否清楚并掌握出院后饮食调理的要求。

③ 亲属对病人的关心程度、经济状况及对手术治疗的态度。

▶▶· 护理诊断

（1）吞咽困难　与食管梗阻有关。

（2）体液及电解质失衡，营养障碍　与肿瘤消耗、饮食摄入不足有关。

（3）心排血量不足　与血管阻力降低、术中及术后失血补充不足、心律失常、心功能不全有关。

（4）清理呼吸道无效　与呼吸道分泌物潴留、怕痛不敢咳嗽有关。

（5）低效性呼吸形态　与分泌物阻塞支气管、肺不张有关。

（6）舒适度的改变　与术后疼痛、各种管道的安置及限制性体位有关。

（7）焦虑、恐惧　与担忧手术及预后，害怕疼痛、致残或死亡有关。

（8）缺乏知识　与不了解疾病的有关知识和围术期的配合要点有关。

（9）潜在的并发症　有感染的危险，有吻合口瘘的危险。

▶▶· 护理目标

① 术后呼吸道通畅、无吸入性肺炎、血氧含量正常、无肺部并发症发生。

② 生命体征稳定，尿量正常。

③ 体温正常，无感染，切口干燥、清洁，一期愈合。

④ 疼痛减轻，安静或入睡。

⑤ 营养改善，无贫血及低蛋白血症。

⑥ 吻合口愈合，进水、进食顺利。

⑦ 情绪稳定，接受并正视现实，主动配合围术期的治疗和护理，对康复和生活充满信心。

▶▶· 术前护理措施

术前食管癌根治性手术操作涉及胸、腹两个体腔，对呼吸及循环功能影响较大；同时病人多年老体弱，应激能力较差，围术期的恰当治疗和精心护理对于减少术后并发症和死亡率、促进病人早日康复至关重要。

1. 饮食护理

（1）根据具体情况调理饮食　给予高蛋白、高热量及富含维生素的软食或流质食物。术前1～3日改流质食物。每餐后饮清水数口冲洗食管。

口服 1‰链霉素液，可达到良好的食管黏膜抗炎作用。每餐后及睡前各服一次，每次 10mL。

（2）如肿瘤梗阻严重而饮水亦困难者，应禁饮食，给予全胃肠外营养疗法。同时注意血生化的监测，及时纠正水及电解质失衡。对合并低蛋白血症或贫血的病人，可静脉输入蛋白制剂或小量多次给予成分输血。术前应达到血红蛋白 100g/L、血细胞比容 35％、血浆白蛋白 30g/L 以上。拟行结肠代食管术的病人，术前 3 天改为无渣流质饮食。

2. 口腔护理

食管内因有食物潴留而口臭较重，部分病人合并口腔及咽部的慢性感染，故加强口腔护理对减少术后吻合口瘘及呼吸道感染的发生率有重要的意义。①指导病人正确刷牙；②每日用 0.1％呋喃西林液或朵贝尔液漱口 3～4 次；③齿垢较多、有龋齿或牙周感染者，及时由口腔科医生治疗。

3. 常见合并症的护理

（1）呼吸道护理　患慢性支气管感染、肺功能差者，给予有效抗生素治疗1～2周，同时服用解痉、平喘、祛痰药物。每日雾化吸入 3 次。

（2）高血压病　在给予降压、利尿、镇静及解除小血管痉挛药物的同时，要保证病人的睡眠充足，必要时应用镇静药。每日晨起及午后各测量 1 次血压并记录。血压稳定在 160/90mmHg 以下时，手术危险性较小。术前再复查心电图和（或）心功能。

（3）心肌梗死　心肌梗死应治愈半年以上，心功能Ⅰ～Ⅱ级方可考虑手术。心肺功能较差或心肌供血不良者，应给予氧气吸入。吸氧浓度以 25％～50％为宜。间断吸氧有利于促使心肌冠状血管的侧支循环的建立。

（4）糖尿病　在应激情况下，如手术创伤，可使糖尿病加重。空腹血糖稳定在 7.0～9.0mmol/L 以下，无酮体，手术比较安全。糖尿病史在 10 年以上者，因小动脉硬化而影响到肾、心、脑等生命器官的功能，术前应仔细进行检查。糖尿病病人由于全身及局部的抵抗力较弱，手术的感染率相对高，围术期应给予足量、有效的抗生素。对仅用饮食调整及口服降糖药物即能有效控制住血糖的轻型糖尿病病人，可于术前 1 天停用降糖药。

（5）对曾行放射治疗的病人，应加强胸部皮肤护理及防治放射性肺炎。放疗结束后 3 周适宜手术。

▶▶ 术后护理措施

1. 输液的护理

（1）术后禁饮食期间，病人体液的维持完全依靠静脉补充。可根据病人的尿量、有无口渴及皮肤黏膜等全身情况随时调整输液量。总入量的 2/3 给予 10％葡萄糖溶液；1/3 给 5％葡萄糖盐水溶液，并酌情补充胶体。待病人能口服流质饮食后，逐日递减输液量，直至停药。

（2）根据心肺功能调整输液速度。抗生素、生物制剂等水溶性能不稳定、易分解的药物,应在滴注前限时溶解。

(3)术后第一天即开始静脉补钾。一般给予10％氯化钾35～45mL/d,加入液体中静脉滴注。每日根据病人的临床表现、胃肠减压量及血生化监测结果而随时调整用量。

2. 胃肠减压的护理

由于食管癌根治术中已将食管胃吻合口平面以下的双侧迷走神经切断,并且将胃提至胸腔内,术后早期易发生胃内气体及液体潴留,甚至出现胃扩张。由此对病人带来的不利影响是:①胃的过度膨胀可造成吻合口张力增加、血运障碍而不利于组织愈合;②膨胀的胸内胃直接压迫心、肺,干扰循环及呼吸功能;③胃内容物较多,一旦发生呕吐而误吸,极易引起肺部并发症甚至发生窒息。术后胃肠减压应保持通畅,使胃处于空虚状态。每日准确记录减压液的量和形状。待肠蠕动恢复、肛门排气后,即停止减压或拔除胃管。

3. 饮食护理

术后禁饮、禁食3～5天。待病人肠鸣音恢复、拔除胃管后,漱口刷牙,试饮少量清水。如无不适,即可开始进流质食物。每2h一次,每次60mL,并逐日倍增,进食后第4日即可改为全量流质食物。全量流质食物1周后改为半流质食物,半流质食物1～2周后可进普食。

4. 术后常见并发症的观察及护理

(1)吻合口瘘 吻合口瘘是食管切除术后最严重的并发症,多发生在术后5～7天。消化道内容物的漏出导致胸膜腔感染,表现为持续高热,胸痛,呼吸困难,患侧胸腔积气、积液,呼吸音低,心率快,全身感染中毒症状明显,甚至休克。虽然吻合口瘘的病情极为严重,但经过精心的治疗和护理,常可明显减低其病死率。①首先要禁饮食,如胃管尚未拔除则应持续胃肠减压,以减少胸腔感染的来源。②协助医生进行胸膜腔闭式引流术,并在以后的护理中保持引流的通畅和彻底。如引流管中有脓块或食物残渣阻塞,可用抗生素盐水冲洗管道。引流期间应注意观察体温、呼吸、心率、肺部及全身情况的变化。引流有效,则以上情况趋于稳定。③鼓励病人咳嗽及吹气球,以尽快地使肺膨胀而减小甚至消灭胸内脓腔。④静脉给予足量、广谱抗生素。⑤每1～2天检测1次血液生化,及时纠正水与电解质的失衡,同时给予全胃肠外营养疗法。⑥对全身情况较差、瘘口较大而难以近期愈合的病人,应尽早行空肠造口术,经过肠道补充营养,促使瘘口愈合。

(2)肺部并发症 发生的主要原因是病人术前营养较差、术后呼吸道分泌物多而咳痰无力、胸腔内胃对肺及纵隔的压迫等。保持呼吸道通畅和防治呼吸道感染是减少肺部并发症的主要护理措施。

(3)乳糜胸 乳糜胸是因术中损伤了胸导管或其分支,造成乳糜液渗漏到胸膜腔内。多发生在术后2～5天。表现为两大类症状。一是大量乳糜液对胸腔内脏器的压迫症状,如胸闷、气促、心悸等,如渗漏速度快而量大者,可有呼吸困难;二是大量乳糜液的丢失而出现全身消耗症状,如虚弱、脱水、饥渴及衰竭。在病人尚未进饮食前，胸膜腔引流液为浅黄色、透明微混。随着病人开始进食，尤其是脂肪饮食，胸膜腔内的液体变为乳白色。每日的引流液可达数百毫升至一两千毫升。此时病人应暂禁食，给予全胃肠外营养支持治疗，纠正水与电解质失衡，保持胸膜腔引流管通畅。部分病人可自愈。如 10～14 天仍未愈，往往需再次开胸结扎胸导管。

5. 康复期的护理指导

（1）指导并帮助病人建立起术后规律的饮食习惯：①少食多餐、细嚼慢咽，每日 5～6 餐为宜，以营养丰富且易消化的食物为主。3～6 个月后饮食量逐渐可恢复至术前正常状态。②每餐后不宜卧床而应稍事活动。进食后的胸腔胃对心、肺有所压迫而出现胸闷、气促，甚至食物反流造成呕吐。一般经过 3 个月左右，以上症状可逐渐消失。③结肠代食管逆蠕动吻合术后，病人进食时可有向上反流的感觉，甚至嗳气或呕吐 1～2 口。要向病人解释清楚，3～6 个月后症状即可自行消失，不必忧虑。④保持口腔卫生并每餐后饮少量清水，冲下黏附于食管内尤其是吻合口部位的食物残渣。

（2）逐步加强术侧肩关节的功能活动，避免长期制动而发生肩关节的强直、上肢肌肉的萎缩。

（3）根据病人饮食及体力的恢复情况，术后 3～6 个月可恢复轻体力工作。

（4）定期复查。根据病情给予术后化疗或放疗。

第五节 心血管疾病

一、体外循环

体外循环是将回心的静脉血从上、下腔静脉或右心房引出体外，在人工心肺机内进行氧合和排除二氧化碳后，再由血泵输回体内动脉。因此，血液可不经心、肺进行气体交换，在心、肺转流下，可阻断心脏血流，进行心内直视操作 2～3h。

1. 人工心肺机的组成

（1）血泵（人工心） 代替心脏排血功能的部件，驱动氧合器内的氧合血输回体内动脉进行循环。

（2）氧合器（人工肺） 用以代替肺的功能，氧合静脉血，排出二氧化碳。

（3）变温器 用于降低和升高血液温度的装置。

（4）滤器 用于过滤血液中的血小板、纤维素等碎屑。

2. 低温术

体外循环多与低温结合，即在开始转流时将血液降温至 25～30℃，以降低代谢，减少转流量、左回心血量和心肌细胞的损伤；待心内手术即将结束时，再将血液温度回升至常温。

3. 体外循环后的生理改变

（1）代谢改变 与组织灌注不良有关，多见代谢性酸中毒；过度换气则可引起呼吸性碱中毒。

（2）电解质失衡　与术前服用强心利尿药而转流中尿量多有关，多见低血钾。

（3）血液改变　常见红细胞的破坏，游离血红蛋白增高，溶酶激活，纤维蛋白原和血小板减少等，引起凝血机制紊乱，造成术后大量渗血。

（4）肾、肺等器官的功能减退　长时间的低血压、低灌注、酸中毒以及大量游离血红蛋白都影响肾的排泄功能。微栓、氧自由基等毒性物质的释放及炎性反应可引起肺间质水肿、出血、肺泡萎陷等，导致呼吸功能不全甚至呼吸衰竭。

4. 体外循环后的处理原则

力求血流动力学稳定，维持血容量平衡；及时纠正水、电解质和酸碱平衡失调；使用呼吸机辅助呼吸。

二、先天性心脏病

先天性心脏病可分为发绀型和非发绀型两大类。

（1）发绀型先心病是右向左分流的心脏病，即动脉血通过心腔内的异常通道，从右心向左心分流，未经氧合的静脉血与动脉血相混，使体循环血液中含氧量减少，临床上出现发绀。常见的发绀型先心病包括法洛四联症、大动脉转位、三尖瓣闭锁等。

（2）非发绀型先心病较常见，病人无明显分流或合并左向右分流。常见疾病包括肺动脉瓣狭窄、主动脉瓣狭窄、动脉导管未闭、房间隔缺损、室间隔缺损等。

（一）动脉导管未闭

动脉导管未闭是最常见的先天性心脏病之一，多见于儿童和青年。动脉导管是胎儿期肺动脉与主动脉间的生理性血流通道，多数婴儿在出生后 4 周导管逐渐闭锁。未能闭合则为病理状态，称为动脉导管未闭。未闭的动脉导管位于降主动脉峡部与左动脉根部之间，为主动脉和肺动脉之间的先天性异常通道。

≫· 病理生理

动脉导管未闭可引起以下血流动力学改变，压力高的主动脉血液分流到压力低的肺动脉内，增加了肺循环血量。肺循环血流增加压力增高，导致右心室肥大。左心室为维持全身血液循环，排血量增加 2～4 倍，左心负荷增大导致左心室肥大甚至左心衰竭。肺小动脉因承受大量分流血量先发生反应性痉挛，久之导致管壁增厚和纤维化，使肺动脉压力增高。当肺动脉压等于或超过主动脉压时，左向右分流消失，逆转为右向左分流，临床上出现发绀，导致 Eisenmenger 综合征，因肺动脉高压、右心衰竭而死亡。

≫· 临床表现

导管细、分流量少者无自觉症状。导管粗、分流量大的患儿发育不良，身材瘦小，易发生反复的呼吸道感染。在并发肺动脉高压和逆向分流时，患儿可出现活动后气促、发绀等。

（1）身体检查　胸骨左缘第二肋间连续性机器样粗糙杂音，向左锁骨下窝或颈部传导，局部可扪及震颤。肺动脉瓣区第二心音亢进。可有周围血管征，如脉压增宽、股动脉枪击音、毛细血管搏动等。

（2）心电图检查　可显示不同程度的左、右心室肥大。

（3）X线检查　心影随分流量而增大，纵隔阴影增宽，肺动脉圆锥隆起，肺门血管阴影增深，肺纹理增粗。

（4）超声心动图　左心房、右心室内径增大，二维切面可示沟通主动脉、肺动脉的动脉导管，并可测其内径和长度。

处理原则

诊断明确者，原则上应采取手术治疗。手术适宜年龄是 6～16 岁。根据病情采取全麻下行动脉导管结扎术或切断缝合术。严重肺动脉高压和逆向分流者，未闭导管又成为右心排血的重要通道，如予阻断将加速右心衰竭而死亡，应禁忌手术。

护理评估

① 病人的一般情况，包括年龄、身高、体重、发育情况等。
② 病人的自觉症状及体征，了解心功能受损情况。
③ 各项辅助检查的结果，包括心电图、超声心动图、X 线检查等。
④ 病人既往健康状况及药物使用情况。
⑤ 病人的生活习惯、家庭状况、自理能力、是否入学、有无沟通障碍等。
⑥ 病人及家属的心理状态。

护理诊断

（1）恐惧　与术后无家长陪伴、对 ICU 环境陌生有关。
（2）不能有效清理呼吸道　与术前可能存在的呼吸道感染、麻醉、术后疼痛、不会咳嗽有关。
（3）知识缺乏　与患儿及家长对疾病及围术期知识不了解有关。
（4）潜在并发症　高血压、肺不张、肺炎、喉返神经损伤等。

护理目标

① 维持有效的呼吸和循环功能，生命体征平稳。
② 无术后并发症出现。
③ 病人及家属了解术后的康复知识。

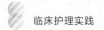 **护理措施**

1. 术前护理

① 术前测身高、体重，以便术中、术后用药。

② 术前指导病人深呼吸，进行呼吸训练器练习，教给病人有效的咳痰方法。

③ 因动脉导管未闭，病人肺血流多，抵抗力差，易发生呼吸道感染，所以，术前应加强呼吸道管理，防寒保暖，预防呼吸道感染的发生。

④ 病人以儿童为多，术后患儿进入 ICU，由于父母不在身边，患儿常会感到孤独无助。ICU 的环境会使患儿感到恐惧不安而大声哭闹，从而加重心肺负荷。故术前应带患儿参观 ICU，使之熟悉环境。

2. 术后护理

（1）术后回 ICU 后行心电监测，严密观察心率及血压的变化。

（2）保持呼吸道通畅　开胸手术创伤大，疼痛较剧烈，病人由于疼痛而不敢咳嗽；由于麻醉抑制，支气管纤毛运动减弱，使呼吸道清除率下降，易导致呼吸道分泌物潴留，引起肺不张、肺炎，所以术后应重点加强呼吸道管理。

① 麻醉清醒后给予半坐卧位。

② 指导并协助病人行深呼吸及有效咳嗽，叩背，给予雾化吸入，帮助排痰。

③ 观察呼吸次数、节律、深度，随时听诊双肺呼吸音。

④ 进行吹气球、呼吸训练器练习，促进肺膨胀。

（3）心理护理　术后 ICU 护士应注意病人的心理护理，经常到患儿床边看望，消除其孤独和恐惧感，配合治疗和护理。

（4）术后并发症的护理

① 高血压：由于手术结扎导管后，体循环血流量突然增加，术后可能出现高血压。因此，术后应密切观察血压的变化。如出现血压升高应遵医嘱及时予以抗高血压药，如硝普钠。使用此类药物时，应严密监测血压变化，准确记录药物用量，根据血压变化随时调整药物剂量，注意观察药物的毒副作用。使用硝普钠应现用现配、注意避光，以免影响治疗效果。

② 喉返神经损伤：术后应注意病人声音的变化，若病人术后 1～2 日出现单纯性声音嘶哑，可能为术中过度牵拉、挤压喉返神经或局部水肿所致，应休息，一般1～2 个月可恢复。

（二）房间隔缺损

在胚胎发育过程中，由于原发房间隔发育不良或吸收过度，继发房间隔发育障碍，导致左、右心房间存在通路，称房间隔缺损。

>> **病理生理**

由于左心房压力比右心房高，因而房缺时存在左向右分流。分流量的多少与缺损的大小、两心房间压差有关。幼儿期左、右心房压接近，分流量小，多数患儿无明显症状。随着年龄的增大，两心房压差增大，分流量逐渐增多，使右心房、右心室及肺动脉的血流量增加，右心肥大，最终导致右心衰竭。当右心压力不断增高、心房水平出现右向左分流时，临床上出现发绀，说明病变进入晚期。

>>· **临床表现**

多数在小儿期无明显症状，常在体检时发现。一般在青年期出现症状，表现为活动后心悸、气促、易疲劳，血流量增多时发生呼吸道感染甚至心力衰竭。病程晚期出现发绀。

（1）身体检查 病人左胸廓略膨隆，可扪及心搏动增强，少数可扪及震颤。肺动脉区可闻及Ⅱ～Ⅲ级收缩期吹风样杂音，第二心音亢进伴分裂。肺动脉高压形成后，肺动脉瓣区收缩期杂音可减轻。

（2）心电图检查 电轴右偏，不完全性或完全性右束支传导阻滞，右心室肥大，P波高大。

（3）X线检查 右心房、右心室增大，肺动脉圆锥突出，肺门阴影增大，肺野血管纹理增多。

（4）超声心动图 右心房、右心室增大。多普勒检查证实有分流。

>>· **治疗原则**

外科手术修补缺损是治疗本病的唯一有效方法。手术年龄以5～15岁最为理想，在低温直视下或体外循环直视下修补缺损。修补方式可根据缺损的大小采取直接缝合或采取补片修补。

（三）室间隔缺损

室间隔缺损是由于胚胎期室间隔发育不良而形成左、右心室间的异常通道，根据缺损的发生形态和解剖学，临床上可分为嵴上型、嵴下型、隔膜后型及肌型四类。

>>· **病理生理**

室缺主要的血流动力学改变是左向右分流，分流量取决于左、右心室压力差及缺损大小、肺血管阻力。分流量大，肺动脉压力和肺血管阻力逐渐上升。肺小动脉早期发生痉挛，管壁内膜和中层增厚，阻力增大，形成阻塞性肺动脉高压，并引起右心室肥大，导致左向右分流减少，甚至出现逆向分流而出现发绀。

>>· **临床表现**

直径小于0.5cm的缺损可无临床症状。缺损大者在出生2～3个月开始出现症

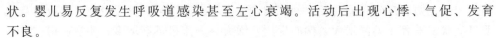

状。婴儿易反复发生呼吸道感染甚至左心衰竭。活动后出现心悸、气促、发育不良。

（1）心脏检查 胸骨左缘3～4肋间能扪及收缩期震颤，并能听到Ⅲ～Ⅳ级全收缩期杂音，肺动脉瓣区第二心音亢进。肺动脉高压导致分流量减少的病例，收缩期杂音逐步减轻甚至消失，但肺动脉瓣区第二心音更为亢进、分裂。

（2）心电图 缺损小示正常或电轴左偏。缺损大者随分流量和肺动脉压力增大而示左心室高电压、肥大及右心室肥大。

（3）X线检查 心影轻度到中度扩大，肺动脉圆锥隆凸，主动脉结变小，肺门充血。

（4）超声心动图 左心房、左心室内径增大。多普勒检查示左心室向右心室分流。

>>> **治疗原则**

室缺较小、无血流动力学改变者，部分病例可自行愈合。分流量超过50%并伴肺动脉压力增高者，应早日行手术治疗。严重肺动脉高压、有逆向分流者应禁忌手术。手术方式根据缺损大小及部位，可采用低温体外循环直视下直接缝合或用补片修补。

亚急性细菌性心内膜炎为常见并发症，应在积极治疗3～6个月后再行手术。

（四）法洛四联症

法洛四联症是常见的发绀型先天性心脏病，在发绀型心脏病中占50%～90%。包括肺动脉口狭窄、室间隔缺损、主动脉骑跨和右心室肥大四个联合心脏畸形。

>>> **病理生理**

肺动脉口狭窄使右心排血受阻，右心室压力上升超过左心室时，部分血流通过缺损的室间隔由右向左分流，动脉血氧饱和度下降，出现发绀，肺循环血流量减少。为代偿缺氧，红细胞数和血红蛋白量都显著增多。

>>> **临床表现**

新生儿即出现发绀，哭闹时明显，且逐年加重。患儿活动耐力由于缺氧而降低，活动后气促，喜蹲踞，多有发育障碍。严重者可突发缺氧性昏厥、抽搐。

（1）身体检查 口唇、甲床发绀，杵状指（趾）。心搏动增强，胸骨左缘第2、3、4肋间可闻及收缩期杂音，肺动脉瓣区第二心音减弱或消失。

（2）X线检查 心影正常或稍大，肺动脉段凹陷，心尖圆钝，呈"木靴形"，主动脉影增宽。

（3）超声心动图检查 二维左心室长轴切面示主动脉内径扩大，骑跨在室间隔上方。室间隔连续中断，右心室增大，流出道狭小。多普勒示右向左分流。

（4）心电图检查　电轴右偏、右心室肥大。

（5）血液检查　红细胞计数增多，可至 $(5\sim8)\times10^9/L$，血红蛋白增至 $150\sim200g/L$。

>>· 处理原则

手术是治疗法洛四联症的唯一方法。婴儿期如缺氧严重，屡发呼吸道感染或晕厥，可先行姑息分流术，常用有两种手术方法，锁骨下动脉-肺动脉吻合术及升主动脉-肺动脉吻合术。临床症状较轻者，5 岁后可行根治术，在低温体外循环下行室间隔缺损修补，疏通肺动脉口狭窄。

>>· 护理

术前除一般心脏外科护理外，需特别注意患儿缺氧发作的预防和护理。严重发绀型先天性心脏病病人术前 1 周间断给氧，需特别注意休息，避免大声哭闹，防止腹泻以及感冒引起的高热脱水等，警惕缺氧性晕厥发作。一旦缺氧性晕厥发作，立即让病人取下蹲位，给予吸氧、皮下注射吗啡等。术后护理见"体外循环术后的一般护理"。

三、瓣膜病变

心脏瓣膜的功能是使血液流经心脏腔室时能维持单一的方向流动。二尖瓣和三尖瓣可阻止血液在舒张期时由心室逆流回到心房，主动脉瓣和肺动脉瓣可以防止血液在舒张期由主动脉及肺动脉逆流回到心室。当心脏瓣膜出现狭窄或闭锁不全时，即产生血流动力学改变。风湿热是引起成人瓣膜性心脏病最常见的原因。风湿性心脏病可以侵犯任何一个瓣膜，最常侵犯的是二尖瓣，其次是主动脉瓣，三尖瓣及肺动脉瓣不常见。

>>· 病理生理

（1）二尖瓣狭窄　正常成年人二尖瓣瓣口面积为 $4\sim5cm^2$。风湿热反复发作累及二尖瓣后引起瓣叶在交界处相互粘连、融合，造成瓣口狭窄，瓣叶增厚、挛缩、变硬和钙化进一步加重瓣口狭窄，并限制瓣叶活动，致左心房压力增高，左心房扩大，继之产生肺静脉淤血、压力增高和肺毛细血管扩张，影响肺泡的换气功能。肺小动脉和肺动脉压力增高，致右心室排血负荷加重，右心室逐渐肥厚扩大，最终导致右心衰竭。

（2）二尖瓣关闭不全　常与二尖瓣狭窄并存。其主要病理改变为瓣叶和腱索增厚、挛缩，瓣膜面积缩小，瓣叶活动受限以及二尖瓣瓣环扩大等。左心室收缩时，血流由左心室经闭锁不全的瓣口向左心房逆流，使左心房容量负荷增加，压力升高，逐渐产生左心房扩大及肥厚。在舒张期左心房过多的血液流入左心室，左心室负荷加重，逐渐扩大、肥厚。随左心房、左心室扩大，二尖瓣瓣环也相应扩大，二尖瓣关闭不全加重，导致肺静脉淤血，肺循环压力升高，最后引起右心衰竭。此外，左心室长期负荷过重，最终发生左心衰竭。

（3）主动脉瓣狭窄　其病理改变与二尖瓣狭窄相似。左心室排血受阻，左心室收缩压力升高、排血时间延长、左心室与主动脉间压力差增大，左心室壁逐渐肥厚，最终导致左心衰竭。重度狭窄者，由于左心室高度肥厚，心肌耗氧量增加，主动脉平均压低于正常，进入冠状动脉血流量减少，常出现心肌供血不足的表现。

（4）主动脉瓣关闭不全　其病理改变和二尖瓣关闭不全相似。大量血液从主动脉经瓣口反流入左心室，使左心室容量负荷增加。左心室代偿性扩大肥厚，左心室功能代偿失调时，左心室排血量减少，直接影响冠状动脉灌注量，使心肌供血不足；同时左心房及肺静脉淤血、压力升高，最后导致肺动脉压力升高，严重者可出现左心衰竭。

>> 临床表现

1. 二尖瓣狭窄

临床症状的轻重主要取决于瓣膜口的狭窄程度。瓣膜口面积小于 $1.5cm^2$ 时，可出现气促、咳嗽、咯血、发绀等症状。气促多在活动时出现，且与活动量大小有关。在过度劳累或呼吸道感染、情绪激动、妊娠、心房纤颤等情况下，可诱发阵发性呼吸困难、端坐呼吸或急性肺水肿。

（1）病人常有口唇与面颊轻度发绀，即所谓"二尖瓣面容"。心尖部可触及舒张期震颤，闻及舒张期隆隆样杂音，第一心音亢进及二尖瓣开瓣音。肺动脉瓣区第二心音亢进、分裂。右心衰竭病例可出现肝大、腹水、颈静脉怒张及下肢水肿等表现。

（2）心电图检查　中度以上狭窄者，P 波增宽有切迹，或在右心导联出现增大的双相 P 波，即二尖瓣型 P 波。病程长者常有心房纤颤。

（3）X 线检查　中度以上狭窄常见左心房扩大。由于主动脉结缩小，肺动脉段突出，左心房膨出，可见梨形心（二尖瓣型心）。肺门区血管阴影纹增粗。长期肺淤血者，由于肺组织含铁血黄素沉着，可见致密的粟粒或网状阴影。

（4）超声心动图检查　M 型超声心动图显示瓣叶活动受限，常小于 15mm（正常＞20mm），大瓣正常活动波形消失，呈城墙垛样改变。大瓣与小瓣呈同向运动，左心房前后径增大。二维或切面超声示二尖瓣叶增厚变形，活动异常，瓣口狭小，左心房增大，还可检查心房内有无血栓及瓣膜有无钙化等情况。

2. 二尖瓣关闭不全

心功能代偿良好者可无明显症状。病变重或历时较久者可出现乏力、心悸、劳累后气促等症状。急性肺水肿、咯血发生率较二尖瓣狭窄少。临床上出现症状后，病情可在短时间内迅速恶化。

（1）体格检查　可见心尖搏动增强并向左下移位。心尖区可听到全收缩期杂音，常向左侧腋中线传导。肺动脉瓣区第二心音亢进，心尖区第一心音减弱或消失。晚期可出现肝大、腹水等右心衰竭的表现。

（2）心电图检查 较重病例常显示电轴左偏、二尖瓣型 P 波、左心室肥大和劳损。

（3）X 线检查 晚期左心房、左心室明显扩大。吞钡 X 线检查示食管受压向后移位。

（4）超声心动图检查 M 型超声心动图示二尖瓣大瓣曲线呈双峰型或单峰型，左心房、左心室前后径明显增大，左心房后壁出现凹陷波；二维或切面超声示心脏收缩时二尖瓣口未能完全闭合；多普勒示舒张期血液湍流。

3. 主动脉瓣狭窄

病变轻可无明显症状。中度和重度狭窄可有疲乏、活动后呼吸困难、晕厥、心绞痛、急性肺水肿等症状。并可并发细菌性心内膜炎或猝死。

（1）体格检查 主动脉瓣区可触及收缩期震颤，闻及粗糙的收缩期杂音，向颈部传导，第二心音减弱或消失。重度狭窄者常出现脉搏细弱、脉压小和血压偏低。

（2）心电图检查 可见电轴左偏，左心室肥大及劳损，T 波倒置，部分病例可示左束支传导阻滞、房室传导阻滞或心房纤颤。

（3）X 线检查 病变较重者可见左心室扩大，心脏左缘向左下延长，升主动脉可显示狭窄后扩张。

（4）超声心动图检查 瓣叶回声增强，变粗或凌乱不规则，前后瓣叶间距离缩小，常在 15mm 以下，开放速度减慢，左心室后壁增厚，流出道增宽，左心室腔扩大或正常。瓣膜开放口径与主动脉内径比例缩小。

4. 主动脉瓣关闭不全

早期可无症状或仅有心悸及头部强烈搏动感。后期可出现心绞痛、气促、阵发性呼吸困难、端坐呼吸和急性肺水肿等症状，严重者可发生右心衰竭。

（1）体格检查 心尖搏动向左下移位，呈抬举性搏动。重度关闭不全者有水冲脉、毛细血管搏动、股动脉枪击音。主动脉瓣区可听到叹息样舒张期杂音，向心尖部传导。

（2）心电图检查 示电轴左偏，左心室肥大、劳损。

（3）X 线检查 可见左心室明显扩大，心影呈靴形。

（4）超声心动图检查 主动脉瓣关闭与开放的速度均增快，左心室腔增大，左心室流出道增宽。

≫ 处理原则

心功能 II 级以上的二尖瓣狭窄患者，应手术治疗。手术方法包括闭式二尖瓣交界分离术、体外循环下的直视分离术和人造瓣膜置换。重度二尖瓣狭窄伴心力衰竭或房颤者，术前应给予洋地黄和利尿药，纠正电解质失衡，待全身情况和心功能改善后进行手术。二尖瓣关闭不全临床症状明显者，应及时在体外循环下行二尖瓣

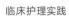

整复术或二尖瓣替换术。临床症状较重的主动脉瓣病变者，应实施人工瓣膜置换术。

临床上常用的人造瓣膜有机械瓣膜和人工瓣膜两大类。机械瓣膜耐用，不致钙化和感染，但需要终生抗凝治疗。生物瓣不需术后长期抗凝，缺点是可因生物瓣钙化或感染性心内膜炎而失败。

>> 护理评估

（1）评估病人的瓣膜病变是否因风湿热引起，可询问下列问题。

① 儿童期是否常感冒、咽喉炎及发热。

② 感冒、发热后是否及时就医。

③ 儿童时是否出现过多发性关节炎、关节痛、皮下结节、边缘性结节等风湿热的主要症状。

（2）病人的主要症状，询问病人是否疲乏，是否活动后心悸，有无日常生活能力减退情况。是否有胸痛、呼吸困难、端坐呼吸、夜间阵发性呼吸困难。

（3）病人的呼吸速率、节律，有无鼻翼扇动、三凹征等；是否有心律失常如房颤等；听诊是否有心脏杂音、肺部啰音。观察病人口唇黏膜、指甲颜色，下肢有无水肿。

（4）实验室及辅助检查结果如 X 线检查、心电图、超声心动图。

（5）了解病人既往用药情况，如洋地黄、利尿药等。

（6）心脏瓣膜病的病人常对越来越重的症状表示担心。他们不知道何时可以接受外科治疗。呼吸困难、疲乏、日常生活能力减低等表现影响了病人的日常生活。护士应评估病人对疾病和手术的认识程度及心理反应，亲属的关心程度和支持力度。

>> 护理诊断

1. 术前

（1）心排血量减少 与心脏瓣膜的结构改变导致的血流动力学改变有关。

（2）活动无耐力 与氧耗与氧供失衡有关。

（3）焦虑（恐惧） 与对心脏手术担心、对手术效果疑虑、担心医疗费用等有关。

（4）知识缺乏 与对疾病知识、手术目的及方式、围术期配合等不了解有关。

（5）潜在的并发症 心律失常、缺氧性晕厥、心肌梗死、动脉瘤破裂、栓塞、心力衰竭、感染性心内膜炎等。

2. 术后

（1）呼吸形态的改变 与人工气道、机械通气有关。

（2）潜在出血　与机体凝血机制障碍有关。

（3）心排血量减少　与严重心律失常、心肌收缩无力、前负荷不足、后负荷增加有关。

（4）体温过低（过高）　与低温术、体温反跳、致热原等有关。

（5）疼痛　与心脏手术有关。

（6）不能有效清理呼吸道　与人工气道、呼吸道分泌物多、伤口疼痛等有关。

（7）潜在并发症　出血、急性心脏压塞、肾功能不全、感染、休克、脑功能障碍等。

>>· **护理措施**

心脏手术一般术前护理如下。

（1）常规术前准备。

（2）预防和控制感染　口腔黏膜、皮肤以及呼吸道感染是导致心血管病人发生感染性内膜炎的潜在因素，同时呼吸道感染可导致术后呼吸道分泌物增多。故术前病人应加强口腔皮肤的护理，冬季应加强保暖，防止感冒和呼吸道感染。

（3）营养支持　指导病人进食高热量、高蛋白及富含维生素食物，以增强机体对手术的耐受力。心功能欠佳者应限制钠盐摄入；进食较少者可静脉补液；有低蛋白血症和贫血的病人，术前可给予白蛋白、新鲜血浆。

（4）手术前需练习

① 深呼吸及有效的咳嗽：教给病人在缓慢且深的吸气后缩唇呼气，可将下呼吸道的分泌物向上推而咳出，可促进术后肺的扩张。

② 腹式呼吸：术后由于卧床及伤口疼痛不敢呼吸，腹式呼吸可提高呼吸效率。取做坐位或卧位，一手放在上腹部支托手术部位，或双手抱枕头支撑胸部伤口，由鼻子慢慢吸气，使腹部鼓起；呼气时缩唇，腹部收缩，如此练习几次。

第六节　腹部疾病

一、腹部损伤

腹部损伤可分为闭合性损伤和开放性损伤两大类。腹壁无伤口的腹部损伤称闭合性损伤。开放性损伤根据其腹膜是否破损分为穿透伤和非穿透伤。无论闭合性或开放性损伤，既可局限于腹壁，也可同时有内脏损伤。当腹部大血管或实质脏器严重损伤导致大出血、腹腔内多个脏器严重损伤时，常会直接威胁生命。如处理不当，将会产生严重后果。

>>· **病因**

腹部闭合性损伤绝大多数发生于坠落、碰撞、冲击、挤压等钝性暴力的损伤。

轻者可仅为腹壁挫伤，重者合并腹腔内脏损伤。其损伤的严重程度及内脏损伤的情况与暴力的强度、速度、着力部位、作用方向、内脏本身的解剖特点和生理状态等因素有关。腹部损伤时，可同时合并腹部外损伤，如颅脑损伤、胸部损伤、肋骨骨折、脊柱和四肢骨折等。

腹部开放性损伤多为利器或火器伤所致，伤口与外界相通。

>>· **临床表现**

腹部损伤的临床表现与损伤脏器、复合伤、病人年龄、健康状况、受伤的时间等因素有关。

单纯腹壁损伤的症状和体征较轻。闭合性损伤仅表现腹壁局限性肿胀、疼痛、压痛及皮下瘀斑。开放性损伤表现为腹壁伤口、出血，穿透腹膜常有内脏突出。一般没有全身症状。

合并腹腔内脏损伤症状较重。在开放性损伤时，可根据伤口的部位和伤口渗出液的性质（如血液、胆汁、肠液、粪便、尿液等）和脱出的组织（大网膜、肠襻）等以及病人伤后的症状与体征，较易被发现。闭合性腹腔内脏器损伤如仅为挫伤，情况一般较轻。如发生破裂，则常有明显的临床表现，并因受损的器官性质不同而异。

实质性脏器（肝、脾、肠系膜等）破裂，主要的症状为内出血。病人出现面色苍白、四肢冰冷、脉搏加快、血压不稳，出血较多者有明显腹胀和移动性浊音，甚至休克。腹痛和腹膜刺激征较轻，但胆汁、胰液外漏者可出现明显腹痛和腹膜刺激征。腹腔穿刺抽出不凝固的血液有确诊意义，血红蛋白、红细胞计数及血细胞比容下降，白细胞计数略有增加。

空腔脏器（胃、肠、胆囊、膀胱等）破裂，主要的症状为腹膜炎的表现。消化液、胆汁、尿液进入腹腔刺激腹膜，出现明显腹痛和全身中毒症状，腹膜刺激征显著，呈板状腹，肠鸣音减弱或消失。胃肠道破裂时可有气腹的表现，如肝浊音界缩小或消失，X线立位透视可见膈下游离气体，腹腔穿刺可抽出混浊液体或食物残渣，白细胞计数及中性粒细胞比值增高。采用腹腔灌洗术可早期确诊有无腹腔器内脏损伤。B超、腹腔镜等检查可帮助判断受损的脏器。

>>· **治疗原则**

对单纯腹壁损伤的治疗，与其他软组织损伤的处理相同。

对已确诊或高度怀疑腹腔内脏损伤者，应做好紧急术前准备，力争早期手术。对实质性脏器破裂所致的腹腔大出血，应当机立断，在抗休克的同时迅速剖腹止血。对空腔脏器破裂者，休克发生较晚，且多为失液性休克，故应纠正休克再手术；若伴有感染性休克而不易纠正者，应尽早在抗休克的同时进行手术治疗。对于一时不能明确内脏有无损伤的病人，应严密观察，以免延误治疗。

手术处理的基本原则是先处理出血性损伤的脏器，后处理穿破性损伤的脏器。

手术根据脏器损伤情况做相应处理，如肝脾破裂，裂口小、创缘整齐，采用缝合修补术；脾破损严重者施脾切除术，肝脏大块组织碎裂者需做肝叶切除术。胃、小肠破裂可施修补术，严重破裂时做小肠肠段切除术。结肠破裂者因结肠壁薄、血液供应差、含菌量大，一期缝合成功率低，大多数病人先采用肠外置术或肠造口术，待3～4周后病人情况好转时再关闭瘘口。

>> 护理评估

（1）了解病人受伤的原因、时间、部位、姿势、致伤物的性质及暴力的大小，注意有无合并其他部位的损伤。如钝性暴力撞击左季肋区时可致脾破裂；受伤时间短，全身情况恶化说明损伤程度严重；合并胸外伤时会严重影响心肺功能。询问受伤后有无腹痛、腹胀、恶心、呕吐、呕血、便血等；受伤后是否接受过治疗，有何效果。对严重或昏迷病人，应询问陪同或现场目击者。

（2）测量体温、脉搏、血压、呼吸，注意病人生命体征的变化；注意病人腹部情况，了解腹膜刺激征的程度和范围，是否有肝浊音界变化或出现移动性浊音，有无肠蠕动减弱或消失。同时观察其尿量情况，注意有无失血性休克。估计是单纯性腹壁损伤还是合并腹腔内脏器损伤。如出现下列情况之一，即应考虑腹腔内脏器损伤：①早期出现休克；②持续性或进行性腹痛，伴恶心呕吐等；③有腹膜刺激征，呈扩散趋势；④有气腹表现或移动性浊音；⑤有呕吐、便血、尿血等；⑥直肠指诊、腹腔穿刺及腹腔灌洗等有阳性发现。发生腹腔内脏器损伤病人，如实质性脏器损伤主要表现为失血性休克，空腔脏器破裂主要表现为急性腹膜炎。

（3）评估病人时，要有整体观念，系统全面地观察病人，注意有无合并胸部、颅脑或四肢及其他部位的多发性损伤。

（4）病人的红细胞计数、血红蛋白、血细胞比容及白细胞计数。其他辅助检查如腹腔穿刺、X线、B超、CT等影像学检查的结果。此外，对疑有内脏损伤而腹腔穿刺无所发现者，也可进行腹腔灌洗。

（5）腹部损伤绝大多数在意外情况下突然发生，病人多表现为紧张、痛苦、悲哀、恐惧等心理变化。尤其腹壁有伤口、流血、内脏自伤口脱出或被紧急通知手术时，病人反应更为强烈。

>> 护理诊断/问题

（1）组织灌注量改变　与损伤腹腔内出血有关。

（2）体液不足　与损伤后体液渗入腹腔有关。

（3）腹痛　与腹部损伤有关。

（4）体温过高　与损伤腹腔内继发感染有关。

（5）有感染的危险　与伤口污染、腹腔内脏器破裂有关。

（6）潜在的并发症　急性腹膜炎、失血性休克等。

（7）焦虑或恐惧　与创伤的意外刺激，伤口、出血及内脏脱出的视觉刺激，急症手术及对预后的顾虑等因素有关。

>>· 护理目标

① 组织灌注良好。
② 体液恢复平衡状态。
③ 腹痛减轻或消失。
④ 体温降低逐渐恢复正常。
⑤ 感染等并发症得到预防或及时控制。
⑥ 情绪稳定,焦虑或恐惧感减轻,并能主动地配合医护工作。

>>· 护理措施

1. 急救

腹部损伤可合并多发性损伤,在急救时应分清主次和轻重缓急。首先处理危及生命的重要情况,如心跳呼吸骤停、窒息、大出血、张力性气胸等;对已发生休克者迅速建立通畅的静脉通路,及时补液,必要时输血;对开放性腹部损伤,应妥善处理伤口,及时止血,做好包扎固定。如有少量肠管脱出,可用消毒或清洁碗覆盖保护后再包扎,切勿现场还纳,以防污染腹腔。若有大量肠管脱出,应先将其还纳入腹腔,暂行包扎,以免肠管因伤口收缩受压缺血或肠系膜受牵拉引起或加重休克。

2. 病情观察期间护理

原则上执行急性腹膜炎非手术疗法护理措施,但应注意以下几点。

(1) 严密观察 注意有无急性腹膜炎、失血性休克等并发症的发生。①注意生命体征的变化,每 $15\sim30min$ 测定一次呼吸、脉搏、血压,并注意神志改变;危重病者随时测定;②加强临床症状和体征的观察,以判断病情进展变化;③每隔 $30min$ 检查腹部体征,了解腹膜刺激征的程度和范围改变,肝浊音界有无缩小或消失,有无移动性浊音等;④对疑有腹内出血病人,应 $30\sim60min$ 测定一次红细胞、血红蛋白和血细胞比容,通过动态观察判断腹腔内有无继续出血。通过白细胞计数和分类了解腹腔内感染情况,必要时可通过腹腔穿刺或腹腔灌洗观察腹腔内渗液的性状,协助诊断。灌洗的具体操作是:准备无菌切开包、套管针、有测孔的塑料管或腹膜透析管等。排空膀胱,在腹中线适当处直接刺入套管针,插入导管至盆腔。如能抽得血液,即可决定手术;若未抽出任何液体,应接瓶缓慢注入无菌生理盐水 $500\sim1000mL$,当液体滴完或稍感腹胀时,把空瓶转放至床面下,借助虹吸原理,使腹腔内灌洗液流向空瓶内。有下列情况之一时,即应做好术前准备:①灌洗引流液呈血性或含黄绿色的胆汁、食物残渣、肠内容物,或证明是尿液;②镜检红细胞计数超过 $100\times10^9/L$ 或白细胞计数超过 $0.5\times10^9/L$;③淀粉酶高于 100U;④灌洗液中含有细菌。

（2）体位 为避免病情加重，病人应绝对卧床休息，不能随便搬动病人，包括大小便也不应离床。待病情稳定后改为半卧位。

（3）禁食 腹部损伤病人可能有胃肠道穿孔或肠麻痹，绝对不能进食，应予胃肠减压行负压吸引以减轻腹胀和减少胃肠液外漏。待病情好转、肠功能恢复后，可拔除胃肠减压管，开始进流质饮食。禁食期间需及时补充适量的液体，并注意防止水、电解质和酸碱平衡失调。

（4）应用抗生素 腹部损伤后可应用广谱抗生素预防和治疗腹腔内感染。

（5）观察期间禁用吗啡类镇痛药，以免掩盖病情的观察，耽误治疗。禁止灌肠，因受伤肠管破裂后灌肠会加重病情。

（6）加强与病人沟通，关心病人，解除其紧张、焦虑情绪，使病人能积极配合治疗。

3. 术前护理

基本上同观察期间的要求进行护理，同时做好心理护理，解除病人和家属的恐惧心理，解释并说明手术治疗的必要性，取得他们的配合，增强治疗疾病的信心。尽快做好手术前的各项准备，除一般手术常规准备外，对休克病人应及时补充足够的血容量，监测中心静脉压，必要时可采用两条静脉输液途径。术前留置胃肠减压和导尿管。

4. 术后护理

原则上执行急性腹膜炎术后护理，对不同脏器损伤术后的特殊护理见有关章节。

5. 健康教育

嘱出院病人加强营养，多食营养丰富、易消化食物。保持大便通畅，预防便秘。适当活动，防止术后肠粘连。

二、急性腹膜炎

急性腹膜炎是一种常见的外科急腹症。按病因可分为继发性腹膜炎和原发性腹膜炎两大类。按累及的范围可分为弥漫性腹膜炎和局限性腹膜炎。在临床上，急性腹膜炎多为继发性细菌性腹膜炎。

▶▶ 病因与分类

（1）继发性腹膜炎 指腹腔内脏器破裂、穿孔、炎症或手术污染所引起的腹膜炎。临床上多见于急性阑尾炎穿孔，胃、十二指肠溃疡急性穿孔，绞窄性肠梗阻和腹腔内脏器损伤。致病菌多为大肠埃希菌，次为厌氧菌、变形杆菌和粪链球菌等，一般为多细菌的混合感染，毒性强。

（2）原发性腹膜炎 指腹腔内无原发病灶，多是溶血性链球菌或肺炎双球菌经血行、淋巴、肠壁或女性生殖系进入腹腔而引起的腹膜炎。临床上较少见，常发生于儿童，尤其是 10 岁以下的女孩。绝大多数患儿体弱多病，机体抵抗力低的情况下，并发上呼吸道感染后发病。成人可由肝硬化腹水感染所致。

▶▶ 临床表现

由于病因不同，急性腹膜炎可突发或逐渐发展，其主要表现有以下几项。

（1）腹痛　是最主要的症状。腹痛呈持续性，比较剧烈，常难以忍受，在深呼吸、咳嗽、转动体位时加重。疼痛从原发病灶开始，随炎症扩散可波及全腹，但以原发病灶处最明显。病人常屈曲侧卧，不愿活动。

（2）恶心、呕吐　为最早出现的常见症状。初期因腹膜受刺激而引起反射性恶心、呕吐，呕吐为胃内容物。晚期因麻痹性肠梗阻而呕吐频繁，呕吐物常为黄绿色胆汁，甚至粪样肠内容物。

（3）体温与脉搏　因穿孔、破裂造成的突发性腹膜炎，早期体温正常，以后逐渐升高。因脏器炎症继发腹膜炎，体温原已升高，腹膜炎后更高。但年老、体弱或病情后期体温不一定升高反而下降。当出现脉率加快而体温反而下降，提示病情恶化、预后不佳。

（4）感染中毒　常有高热、大汗、口干、脉快、呼吸浅快等全身中毒表现。腹膜炎后期可出现全身衰竭、严重脱水、代谢性酸中毒和休克。

（5）腹部体征　腹式呼吸减弱或消失，明显腹胀，腹胀加剧表示病情加重。腹肌紧张、压痛和反跳痛是腹膜炎的主要体征，称腹膜刺激征。一般以原发病变部位最明显。腹肌紧张程度受病因和病人全身情况的影响，胃肠道穿孔时因消化液化学性刺激强烈，腹肌紧张如"木板状"，年老体弱或幼儿腹肌紧张不明显。腹部叩诊肠胀气呈鼓音，胃肠道穿孔是肝浊音界缩小或消失，腹腔有较多积液时，可叩出移动性浊音。听诊肠鸣音减弱或消失。当盆腔有感染或形成脓肿时，直肠指诊可触及直肠前窝隆起及触痛。

（6）辅助检查　血常规检查白细胞计数及中性粒细胞升高，可出现中毒颗粒。腹部 X 线检查，胃肠道穿孔时多数可见膈下游离气体，肠麻痹时可见大肠、小肠普遍胀气或多个液气平面。腹腔穿刺抽出脓液即可确诊，抽出的液体应观察其颜色、混浊度和气味，做细菌培养、涂片及淀粉酶值测定。

▶▶ 治疗原则

应采取积极措施，清除病灶，消除引起腹膜炎的原因，清理或引流腹腔，促进腹腔脓性渗出液尽快局限、吸收。治疗方法有手术疗法和非手术疗法，绝大多数需手术治疗。

对原发性腹膜炎、盆腔器官感染引起的腹膜炎经治疗有效，炎症已有局限趋势，病因不明而病情不重，全身情况较好，腹腔积液不多，腹胀不明显，无休克，可在严密观察及同时做好术前准备情况下进行非手术治疗。

当腹膜炎病情严重或经非手术（一般不超过 12h）治疗无效，应选择手术治疗。手术治疗的主要目的是清除腹膜炎的病因，根据病人对手术的耐受程度，采用彻底切除病灶或行单纯腹腔引流。手术时应尽可能清除腹腔内脓液、食物残渣、粪便或异物等，可用大量温等渗盐水冲洗腹腔。常于腹腔原发病灶附近及膈下、盆腔底部等处放置烟卷引流、硅胶管或双套管引流，减少腹腔残余脓肿的发生。

>> 护理评估

（1）病人既往有无胃及十二指肠溃疡、阑尾炎、腹部外伤或腹部手术史；有无嗜烟、酗酒等不良生活习惯，发病前有无饱食、剧烈活动等诱因；有无肝炎等传染病接触史，对小儿要特别注意有无肾病、猩红热等抵抗力降低及营养不良的情况。

（2）根据病人的表现，腹膜刺激征的轻重和范围，评估急性腹膜炎的病情程度。如病人抵抗力强或原发病变轻，炎症表现局限于病灶局部或不超过腹部的两个象限，即为局限性腹膜炎。病人抗病能力差，病变严重时感染扩散，腹膜刺激征表现超过腹部两个象限或累及整个腹部，即为弥漫性腹膜炎。局限性腹膜炎可因病情的进展而扩散为弥漫性腹膜炎，弥漫性腹膜炎也可因病人的抗病能力增强或在治疗下转化为局限性腹膜炎，并逐渐吸收、炎症消散、痊愈。急性腹膜炎时，由于恶心呕吐，腹腔炎性渗出，常使病人呈现等渗性脱水、低钾血症、代谢性酸中毒或失液性休克。弥漫性腹膜炎全身中毒症状严重，可能致感染性休克。

在病情观察中，发现下列情况说明病情恶化，应与医师联系，考虑手术。①腹膜炎病因不明，无局限性趋势；②腹腔内原发病变严重，发展快；③经 8～12h 严格的非手术治疗，病情不缓解反而加重；④全身情况差，腹腔积液多，尤其有休克表现。

（3）根据治疗过程中，病人有无体温再次升高、腹痛、排便、排尿等情况，评估有无并发症的发生。腹膜炎时，如果渗出液不能被完全吸收并局限于某一部位，则形成腹腔脓肿，临床上分为三类。①膈下脓肿：位于膈肌之下、横结肠及其系膜以上的间隙。高热等全身中毒症状重，绝大部分表现为患侧腹部持续性钝痛、叩击痛及胸部下方呼吸音降低。X 线检查患侧膈肌抬高，活动受限，肋膈角模糊或有少量积液。B 超等可确定诊断。②盆腔脓肿：最常见，全身中毒症状轻，主要表现为直肠或膀胱刺激症状；直肠指诊可见肛门括约肌松弛，直肠前壁处饱满，有触痛。③肠间脓肿：脓液积聚在肠管、肠系膜与网膜之间。多有腹痛或肠梗阻的表现。可能触及边缘不清的压痛包块。X 线检查可见肠壁间距增宽及部分肠胀气。

腹膜炎痊愈后，腹腔内因遗留纤维素粘连，使部分肠管扭曲或受压，可形成粘连性肠梗阻。

（4）由于急性腹膜炎病因多、病情重，病人由于疼痛等因素的影响，可有焦虑、烦躁甚至精神症状。当非手术治疗无效而改为手术或因病变严重而决定急诊手术时，更易产生恐惧、不信任或不安全感。

>> 护理诊断/问题

（1）腹痛　与腹腔感染有关。

（2）体温过高　与腹腔感染有关。

（3）体液不足　与呕吐、禁饮食、胃肠减压、腹膜广泛渗出、发热等因素有关。

（4）潜在并发症　感染性休克、腹腔脓肿、粘连性肠梗阻等。

（5）焦虑或恐惧　与担心疾病的预后、对手术缺乏认识、住院后环境改变等因素有关。

（6）有伤口感染的危险　与伤口污染及病人抵抗力降低有关。

（7）营养失调低于机体需要量　与禁饮食及机体能量消耗过多等因素有关。

≫· 护理目标

① 腹痛减轻或消失，体温下降逐渐恢复正常。
② 液体得到充分补充。
③ 并发症得到及时发现与处理。
④ 对疾病有正确的认识，能积极配合医疗护理工作。
⑤ 伤口不出现感染，及时改善全身营养状况。

≫· 护理措施

1. 非手术治疗的护理

（1）观察要点　①注意生命体征的变化，有无脱水、电解质和酸碱平衡紊乱及休克的表现；②定时询问腹痛和检查腹部体征，以判断病情的变化，当病情突然加重应报告医师；在病情观察或非手术治疗期间出现手术指征时，应立即与医师联系，考虑手术处理；③注意辅助检查结果提示的有关情况；④监测尿量，记录液体出入量；⑤观察腹腔脓肿或粘连性肠梗阻的发生。

（2）心理护理　做好病人及家属的解释工作，解除思想顾虑，使其配合治疗。

（3）体位　在无休克情况下，病人宜取半卧位，以利腹腔内渗出液、脓液等积聚在盆腔，使炎症局限。因为盆腔腹膜吸收能力较上腹部差，可减少毒素的吸收，并可防止膈下脓肿。此外，半卧位时膈肌可免受压迫，有利呼吸和循环的改善。

（4）禁食　可减少胃肠道内容物继续流入腹腔，有利于控制感染的扩散。必须待肠功能恢复后才可开始进食。

（5）胃肠减压　可减轻胃肠道内积气、积液，减少胃肠内容物继续漏入腹腔，有利减轻腹胀、炎症局限，改善肠壁血液循环和促进胃肠道功能的恢复，是腹膜炎治疗中重要措施之一。

（6）输液　腹膜炎时，腹腔内有大量液体渗出，加之呕吐，病人不仅丧失水、电解质，也丧失了大量的血浆。应根据病人的临床表现和血生化测定、中心静脉压等监测，输入适量的晶体液和胶体液，纠正水、电解质及酸碱平衡失调，必要时需输血浆或全血，以维持血容量。注意静脉输液通道的通畅。

（7）应用抗生素　一般在腹膜炎确定后即给予抗生素。继发性腹膜炎，尤其是急性阑尾炎穿孔、胃肠穿孔引起的腹膜炎，由于需氧菌与厌氧菌感染混合存在，因此常以联合用药为主。用药时应注意给药的途径及配伍禁忌等。

（8）监测　除定时测量体温、脉搏、呼吸、血压、尿量及腹部体征变化外，对休克病人还应监测中心静脉压及血气分析数值。

（9）对诊断未明确者，应严禁使用麻醉类镇痛药，以免掩盖病情的观察，延误诊断和治疗。

2. 术前护理

原则上同非手术治疗的护理。

3. 术后护理

（1）详细了解手术经过、麻醉情况、腹腔内炎症情况、手术方式、引流管放置的部位及引流状况。

（2）体位　全麻清醒前应去枕平卧，头偏向一侧，以免呕吐时误吸。全麻清醒后或硬膜外麻醉平卧 6h 后，如血压、脉搏平稳，可改为半卧位，以利腹腔引流，减轻腹胀。鼓励病人及早翻身、活动，预防肠粘连。

（3）生命体征观察　注意观察体温、脉搏、呼吸、血压及尿量改变。

（4）禁食和胃肠减压　术后禁食 2～3 天后，肠蠕动功能恢复后，可拔除胃管，进流质饮食，如无腹胀、腹痛、呕吐等不适，过 2～3 天后再改半流质。对胃肠道切除吻合术病者，进食时间酌情推迟。

（5）输液以维持水、电解质、酸碱平衡　腹膜炎病人术前因腹腔内大量液体丧失，常有水、电解质及酸碱平衡失调，术后应补充足够水、电解质、维生素及其他营养物质，必要时需输血浆或全血，以补充机体高代谢和修复的需要。

（6）应用抗生素　术后继续使用广谱抗生素，以减轻和防止腹腔残余感染。

（7）腹腔引流护理　及时接通并妥善固定腹腔引流管，保持引流通畅，不要受压、扭曲，定期挤捏引流管道以防血块或脓块堵塞。观察并记录引流液的量和性质。如色泽鲜红，说明有继发性出血，应及时处理。引流液突然减少，病人感腹胀，伴发热，应及时检查引流管腔有无堵塞，若有堵塞可选用生理盐水冲洗。保护好引流管周围的皮肤，可用凡士林纱布或氧化锌软膏保护局部皮肤。定期更换引流瓶，严格遵循无菌操作。如一般情况好，腹部症状体征减轻，引流液明显减少，色清淡，即可考虑拔管如为烟卷引流，则应保持外层敷料干燥，每日换药时应转动烟卷引流并拔出少许，用别针固定尾端以防滑入腹腔。

双套引流管是选用两根粗细不等的乳胶管，细管插在粗管内。外套管内径 1～1.5cm，内套管内径 0.6～0.7cm，有时再加一细滴液管，外套管壁有许多小孔，使压力比较分散、均匀，不易被组织吸附，以利引流通畅无阻。内套管接负压吸引。可由滴液管滴入抗生素液持续冲洗吸引，效果更好。

（8）注意急性化脓性腹膜炎术后并发腹腔残余感染的发生，应密切观察病人体温、白细胞计数、全身中毒症状及腹部的变化，观察有无大便次数增多、尿频或排尿困难、下腹坠胀、里急后重等表现。出现异常情况应及时通知医师处理。

4. 健康教育

平时多食高蛋白、高热量、高维生素、易消化的饮食。保持大便通畅，防止便秘。可适当活动，防止术后肠粘连。出院后仍需注意体温及腹痛情况，对发生突然腹痛并逐渐加重者，应及时去医院就诊。

三、腹外疝

腹腔内脏器或组织离开了原来的部位，经腹壁或盆壁的薄弱或缺损处向体表突出，在局部形成包块称腹外疝。是外科最常见疾病之一。

▶▶ 病因

腹外疝的发病原因包括腹壁强度减弱和腹内压增高两大因素。

（1）腹壁强度减弱　分先天性和后天性。先天性因素如腹膜鞘状突未闭、脐环闭锁不全、腹白线发育不全及某些正常组织穿过腹壁的部位，如精索或子宫圆韧带穿过腹股沟管，股动静脉穿过股管，脐血管穿过脐环和腹股沟三角区。后天性因素有手术切口愈合不良、外伤、感染所致的腹壁缺损，及年老体弱或过度肥胖造成腹壁肌肉萎缩等。

（2）腹内压增高　常见原因有慢性咳嗽、便秘、排尿困难、腹水、妊娠后期、举重、婴儿经常啼哭等因素。

▶▶ 临床分类

腹外疝有易复性、难复性、嵌顿性、绞窄性等类型。

（1）易复性疝　疝内容物在站立、行走、劳动或腹内压增高时进入疝囊，平卧，或用手推送即可回纳入腹腔。

（2）难复性疝　疝内容物反复突出，致囊颈摩擦而损伤产生粘连，使内容物不能完全回纳入腹腔。

（3）嵌顿性疝　疝环比较狭小而腹内压骤然增高时，疝内容物挤入疝囊后，随弹性收缩的疝环卡住，使疝内容物不能回纳腹腔。发生嵌顿后，疝内容物静脉回流受阻，导致组织淤血、水肿。

（4）绞窄性疝　嵌顿性疝如不及时解除，造成疝内容物血液循环障碍，血流完全阻断，称绞窄性疝。因缺血可发生坏死，局部可发生感染，甚至由感染性渗液流入腹腔出现腹膜炎。严重者可发生感染性休克。

▶▶ 常见疝与表现

1. 腹股沟疝

腹腔内脏器或组织从腹股沟区的间隙或薄弱处突出者，称腹股沟疝。可分为腹股沟斜疝和直疝两种。

（1）腹股沟斜疝 疝内容物由腹股沟管突出者称腹股沟斜疝。多见于儿童与青壮年男性，一般无明显症状。易复性斜疝在腹股沟区有肿块突出，偶有胀痛。开始时仅在站立、行走、劳动或咳嗽时突出，疝块呈带蒂的梨形，可降至阴囊或大阴唇。平卧或用手向腹腔推送时，突出的肿块可自行回纳而消失。检查时，用手按肿块，嘱病人咳嗽，可有膨胀性冲击感。疝块回纳后，用拇指压住腹股沟管深环（腹股沟韧带中点上方 2cm 处），让病人站立咳嗽，以增加腹压而疝块不再出现，但手指放开后疝块又可出现。疝内容物如为肠襻则肿块柔软、表面光滑，叩诊呈鼓音。难复性疝其疝块不能完全回纳，病人感胀痛。嵌顿性疝表现为疝块突然增大，有明显胀痛，疝块不能回纳。检查时肿块紧张发硬，有明显触痛。如为肠管，表现为机械性肠梗阻症状。当发展为绞窄性疝时，全身症状严重，可有毒血症表现，甚至并发肠瘘。

（2）腹股沟直疝 疝内容物从腹壁下动脉内侧，经直疝三角向前突出者称腹股沟直疝。直疝三角是由腹壁下动脉构成外侧边，腹直肌外缘为内侧边，腹股沟韧带为底边的三角形区域。

直疝常见于年老体弱者，当病人站立时，在腹股沟内侧端、耻骨结节上外方出现一半球形肿块，不降入阴囊。平卧后因疝囊颈宽大，疝块多能自行回纳腹腔而消失，极少发生嵌顿。股疝腹腔内脏器或组织经股环、股管向股部卵圆窝突出称股疝。多见于中年以上的经产妇女，由于女性骨盆较宽、联合肌腱和陷窝韧带薄弱，以致股管口宽大松弛，当腹内压增高时易发生股疝。

股疝病人在腹股沟韧带内侧下方卵圆窝处，有一半球形的肿块，症状较轻，仅久站或咳嗽时感到胀痛，可回纳。由于疝囊颈较窄小，易发生嵌顿，且易发展成绞窄性疝。在腹外疝中，股疝嵌顿者最多。

2. 脐疝

腹腔内脏器或组织由脐环突出称脐疝。婴儿脐疝较多见，大多是先天性脐环闭锁不全所致。成人脐疝少见，多发生于中年肥胖的经产妇女，病人脐部可见半球形肿块，按之能回纳。成人脐疝因疝环较小，易发生嵌顿。

3. 切口疝

是指发生在手术切口的疝。主要原因是病人营养不良、腹壁切口感染或放置引流物时间过长，造成切口瘢痕薄弱。也可因术后有明显腹胀、剧烈咳嗽等造成的腹压增高，引起切口内层的腹膜、筋膜、腱膜等组织裂开，使腹壁强度降低。病人在腹壁切口处逐渐膨隆，出现肿块。站立或用力时明显，平卧时缩小或消失，常伴有腹部不适及消化不良症状。

>>· 治疗原则

手术是治疗腹外疝的有效方法。除少数特殊情况外，均应尽早施行手术修补。

腹股沟疝：1 岁以内的患儿，随着生长发育，腹壁肌逐渐增强，疝有自愈可能，可暂时采用压迫疝环的方法，如腹股沟斜疝用棉线束带或绷带包扎压迫腹股沟管深环，避免疝内容物脱出，给予发育中的腹肌以加强腹壁的机会。年老体弱或伴有严重疾病、不能耐受手术者，可佩带疝带，或用其他压迫法阻止疝内容物脱出。

一般腹外疝均为择期手术，对嵌顿疝者，如嵌顿在 3～4h 内，局部痛不明显，无腹膜炎体征，可先试行手法回纳，以后再择期手术。如手法复位后出现腹膜炎或肠梗阻症状，或手法复位失败，嵌顿时间较长，发生绞窄时需紧急手术。

手术治疗的方式有以下几个。①疝囊高位结扎术：在疝囊颈以上结扎疝囊，同时切除多余的疝囊，以消除腹膜的袋状突出。婴幼儿患者仅做疝囊高位结扎术。②疝修补术：是在疝囊高位结扎的基础上，用邻近的健康组织修补疝囊突出部位的腹壁缺损，加强腹股沟管前壁的 Ferguson 法和腹股沟管后壁的 Bassini 法。③疝成形术：对疝周围组织严重缺损、无法做修补的病人，可利用自体的腹直肌前鞘或游离的阔筋膜来缝补腹壁。也可用丝绸片或尼龙织物等作为成形材料缝补腹壁。

股疝常采用手术 McVay 修补法。

脐疝在 2 岁以前如无嵌顿，可采用非手术治疗。即疝块回纳后用一大于脐环、外包纱布的硬币或纽扣，压住脐环，然后用胶布或绷带固定，半年内可痊愈。2 岁以上患儿，脐环直径大于 1.5cm 者，宜手术治疗。手术修补方法是在疝囊颈处切除部分疝囊，缝合疝环，然后缝合两侧腹直肌。

切口疝主要以手术修补为主，仅对年老体弱或严重咳嗽、腹水者使用弹性绷带包扎。

>> 护理评估

（1）询问病人有无慢性咳嗽、便秘、排尿困难或腹水等腹内压升高因素。

（2）观察病人腹股沟部肿块大小、质地、有无增大、压痛、能否回纳入腹腔，有无发生嵌顿或绞窄。如嵌顿的内容物为肠襻，即伴有腹部绞痛、腹胀、呕吐等肠梗阻表现。如嵌顿时间长，疝内容物发生缺血坏死，形成绞窄性疝，此时疝块有红、肿、热、痛等急性炎症的表现，并有急性腹膜炎的体征，严重者可并发感染性休克。嵌顿性疝手法复位后，要严密观察腹部情况，如出现腹膜炎或肠梗阻的症状，提示回纳的疝内容物发生坏死或肠管没有完全复位，应报告医师，并做好手术前的准备。

（3）病人情绪反应　有无因肿块反复突出、影响其正常活动而焦虑。

（4）病人掌握防治知识的情况　对疝的病因和治疗方法的认识程度，预防疝内容物嵌顿、术后复发的措施。

>> 护理诊断

（1）焦虑　与肿块反复突出、担心术后复发或发生并发症等因素有关。

（2）有疝内容物嵌顿或绞窄的危险　与腹内压突然增高有关。

（3）有术后疝复发的危险　与腹内压增高、切口感染或缺乏知识等因素有关。

（4）潜在并发症　术后阴囊血肿、切口感染。

>>· 护理目标

① 稳定情绪，消除顾虑。

② 病人能叙述预防腹内压增高的目的和措施，能配合治疗护理工作。

③ 并发症发生的危险性减少或不发生并发症。

>>· 护理措施

1. 一般护理

（1）对有慢性咳嗽、便秘、排尿困难者应采取积极措施，对症护理。

（2）疝块较大者应少活动、多卧床休息，离床活动时使用疝带压住疝环口，避免腹腔内容物脱出，防止疝嵌顿。

（3）观察腹部情况，如有腹痛尤其是腹部绞痛，有发生嵌顿可能，应立即与医生联系，及时处理。

2. 术前护理

（1）向病者解释腹外疝的病因和诱发因素、手术治疗的必要性；同时消除病人的各种顾虑。对老年病人应特别注意心、肺、肝、肾等重要脏器的功能及有无糖尿病。

（2）消除腹内压增高的因素　术前有咳嗽、便秘、排尿困难等腹压升高的因素，除紧急手术外，均应做相应处理，待症状控制后再进行手术。否则往往会使疝修补手术失败，术后疝复发。吸烟者应在术前2周开始戒烟。注意保暖，预防受凉感冒。多饮水，多吃蔬菜等粗纤维食物，以保持大便通畅。

（3）备皮　术前嘱病人沐浴，按规定范围严格备皮。特别注意做好会阴部、阴囊的皮肤准备，不能损伤皮肤，预防感染。

（4）灌肠与排尿　术前晚肥皂水灌肠，清洁肠内积粪，防止术后腹胀及排便困难。送病人进手术室前嘱病人排空小便，以防术中误伤膀胱。

3. 术后护理

（1）体位与活动　术后取平卧位，膝下垫一软枕，使膝关节、髋关节微屈，以松弛腹股沟伤口的张力，并减少腹腔内压力，减轻切口疼痛。次日可改为半卧位，并开始适当卧床活动。一般在3～6天后考虑离床活动，但年老体弱者、复发疝、绞窄疝、巨大疝的手术卧床时间可延长至术后10天。既保证手术伤口牢固愈合，又避免腹内压升高。卧床期间要加强对病人进食及排便的照顾。

（2）饮食　一般病人术后6～12h可进流质，次日可进软食或普食。对肠切除吻合术后病人应禁食，待肠道功能恢复后方可开始进流质食物，逐渐改为半流质、普食。

（3）预防阴囊血肿　密切观察阴囊及切口有无渗血，因阴囊比较松弛，且位置较低，渗血易积聚阴囊。为避免阴囊内积血和促进淋巴回流，术后可应用丁字带将阴囊托起，或以小枕抬高阴囊。

（4）预防切口感染　切口感染是疝复发的主要原因之一。一般疝修补术为无菌手术，不应发生感染。而绞窄性疝行肠切除、肠吻合术，切口易发生感染。注意保持敷料清洁、干燥，避免大小便污染。如发现敷料污染或脱落时，应及时更换，防止切口感染。嵌顿性或绞窄性疝手术后，应用抗生素。术后注意观察，如病人体温再次升高、切口疼痛，应检查切口，一旦发现切口感染，应尽早采取相应措施。

（5）防腹内压力增高　术后注意保暖，防止受凉感冒而引起咳嗽。如有咳嗽应及时用药治疗，并嘱病人在咳嗽时用手掌按压伤口，减少对切口愈合的影响。保持大小便通畅，有便秘者应及时给通便药物，嘱病人勿用力增加腹压。术后避免过早重体力劳动，以免疝复发。

（6）尿潴留处理　手术后因麻醉或手术刺激引起尿潴留者，可肌内注射胺甲酰胆碱 0.25mg，以促进膀胱平滑肌的收缩，或针刺，必要时需导尿。

4. 健康教育

出院后仍需注意休息，适当活动，可参加一般性工作，一般 3 个月内避免重体力劳动。生活要有规律，避免过度紧张和疲劳。多吃营养丰富的粗纤维食物，保持大便通畅。注意保暖，避免感冒和咳嗽。有排尿困难、便秘者应及时处理。积极预防和治疗使腹内压升高的各种疾病。

四、胃及十二指肠疾病

绝大多数的胃、十二指肠溃疡属于内科治疗范围，仅其中一小部分需要外科治疗。胃、十二指肠溃疡的主要手术适应证有：①胃、十二指肠溃疡急性穿孔；②胃、十二指肠溃疡大出血；③胃、十二指肠溃疡瘢痕性幽门梗阻；④胃溃疡恶变；⑤内科治疗无效的顽固性溃疡。

≫　护理评估

（1）健康史　大多数病人有胃、十二指肠溃疡病史，急性穿孔、大出血前常有溃疡症状加重。急性穿孔前常有暴饮暴食、进刺激食物、情绪激动、过度疲劳等诱发因素。病人长期生活过度紧张、饮食不规律，溃疡反复发作，可造成营养状况不良。

（2）身体状况　①穿孔后突发腹痛，呈刀割样，从上腹开始，很快扩散至全腹，可致神经源性休克；病人表情痛苦，取平卧姿态，不敢翻动，也不敢深呼吸。数小时后出现发热、脉率增快，白细胞计数增高；晚期可出现腹胀、肠麻痹，严重者可发生感染性休克；②急性大出血根据临床表现可评估失血的程度；出血量达到 50～80mL 时即可出现柏油样血便。突然大量出血即出现呕血，如果十二指肠溃疡出血量大而迅猛，可出现色泽较鲜红的血便。短期内失血量超过 400mL 时，病人出现面色苍白、口渴、脉搏快速有力、血压正常但脉压小的循环代偿现象；而当失血量超过 800mL 时，可出现明显休克现象，出冷汗、脉搏细速、呼吸浅促、血压降低等，随着出血量的增加，血红蛋白、红细胞计数和血细胞比容呈进行性下降；③瘢痕性幽门梗阻病人经常发生呕吐，引起水、电解质失调和营养障碍。由于大量氢离子、氯离子和钾离子随胃液呕出，久之可发生低氯低钾代谢性碱中毒。

（3）心理状况　对突发的腹部剧痛、呕血、便血等病变，病人无足够的心理准备，表现出极度紧张、焦虑不安；由于知识的缺乏，对疾病的治疗缺乏信心，对手术有恐惧心理。

护理诊断

1. 术前

（1）组织灌注量改变　与血容量不足或休克有关。

（2）体液不足　与幽门梗阻、消化液丢失有关（可伴有电解质及酸碱平衡失调）。

（3）焦虑或恐惧　与惧怕手术、对疾病的预后顾虑等因素有关。

2. 术后

（1）疼痛　与手术切口以及腹腔内炎症有关。

（2）焦虑　与手术后恢复过程较长等因素有关。

（3）活动无耐力　与术后处于负氮平衡状态、体力未恢复有关。

（4）潜在并发症　切口感染，与术后抵抗力低下及切口污染有关；出血，与术中处理不当有关；梗阻，与炎症水肿，肠段扭曲、粘连、牵拉等因素有关；倾倒综合征，与大量高渗性食物过快地排入空肠有关。

护理目标

① 血容量充足，体液平衡。

② 减轻焦虑和恐惧。

③ 疼痛减轻或消失。

④ 逐渐恢复正常活动。

⑤ 伤口不发生感染。

⑥ 学会胃手术后如何逐渐进食的知识，能主动合作。

⑦ 潜在的并发症得到预防和及时控制。

护理措施

1. 术前准备

（1）心理准备　手术前要安慰病人，耐心解答病人的问题，简介胃手术的大致过程，如何应对恐惧和不良反应，如进行呼吸锻炼可避免恐惧和减轻身体的反应。消除病人不良心理，使病人能很好地配合手术。

（2）择期手术病人的准备　饮食宜少量多餐，给予高蛋白、高热量、高维生素、易消化、无刺激食物。术前一日进流质，术前12h禁食。加强营养，纠正贫血、低蛋白血症，必要时补充血浆或全血，以提高病人手术耐受力。手术日清晨放置胃管，使胃保持空虚，以防麻醉过程中呕吐、误吸。拟行迷走神经切断术的病人，术前应做基础胃酸分泌量（主要反映神经分泌）和最大胃酸分泌量（反映胃壁细胞的功能）测定，便于手术前后对比，鉴定手术后效果。其他同腹部外科术前的一般护理。

（3）急性穿孔病人术前准备　取半卧位，禁食，持续性胃肠减压，以防止胃肠内容物继续漏入腹腔，有利于腹膜炎的好转或局限；输液；应用抗生素；严密观察病情变化。基本原则和方法同急性腹膜炎的术前护理。

（4）急性大出血病人术前准备　病人取平卧位，可给镇静药，一般应暂禁食。胃管中滴入冷生理盐水，可加适量去甲肾上腺素，可有止血作用。静脉滴注西咪替丁也有良好的止血效果。给予输血输液，开始时滴速宜快，待休克纠正后应减慢速度。血压宜维持在稍低于正常水平，有利于减轻局部出血。在此期间，每30min测血压、脉搏一次，记录呕血量及便血量，注意大便颜色的改变以及病人的神志变化，有无头晕、心悸、冷汗、口渴、晕厥，并记录每小时尿量。经6～8h输血600～900mL，而血压、脉搏及一般情况仍未好转；或虽一度好转，但停止输血或减慢输血速度后，症状又迅速恶化；或24h内需要输血量超过1000mL才能维持血压和血细胞比容者，均说明出血仍在继续，即应迅速手术。

（5）瘢痕性幽门梗阻病人术前准备　积极纠正脱水、低钠、低氯、低钾和代谢性碱中毒。根据病情给予流质饮食或暂禁食，同时由静脉补给营养以改善营养状况，提高手术耐受力。必要时，术前2～3天行胃肠减压，并每晚用温生理盐水洗胃，并记录胃潴留量。以减轻长期梗阻所致的胃黏膜水肿，有利于术后吻合口愈合。

2. 术后护理

（1）体位与观察　病人回病房后，取平卧位。密切观察血压、脉搏、呼吸，术后最初3h应每半小时测量一次，以后改为每小时一次至病情平稳。同时，应定时观察病人神志、体温、尿量和腹部体征。

（2）禁食、胃肠减压　禁食期间应注意口腔护理。术后胃肠减压可减轻胃肠道的张力，有利于吻合口的愈合，应注意妥善固定，保持胃管通畅，注意观察并记录引流液的量和性质。

（3）输液　禁食期间应静脉补充液体，记录24h出入水量，为合理输液提供依据，避免水与电解质失衡；必要时输血浆、全血，以改善病人营养状况，促进吻合口及切口的愈合。

（4）饮食　术后24～48h胃肠功能恢复后，可拔除胃管，拔管后当日给少量饮水，每次4～5汤匙，每1～2h 1次；第2天进半量流质，每次50～80mL，第3日进食全量流质，每次100～150mL，进食后无不适，第4日可进半流质，以稀饭为好，术后第10～14天可进软食；逐渐改为普食，应少食多餐，避免生、冷、硬、辣及不易消化食物。

3. 术后并发症的观察和护理

（1）胃大部切除术后并发症

① 术后胃出血：手术后 24h 内因术中残留或缝合创面少量渗血可从胃管内流出少量暗红或咖啡色胃液，一般不超过 100～300mL，量逐渐减少而颜色变淡属于术后正常现象。胃内大出血是指术后短期内从胃管流出大量鲜血，甚至呕血或黑粪，持续不止。可采用禁食、止血药物、输鲜血等措施，绝大多数可停止，若积极治疗未能止血，血压逐渐下降，发生失血性休克，应及时再次手术止血。

② 十二指肠残端破裂：多发生在毕氏 Ⅱ 式术后 3～6 天，表现为右上腹突发剧痛和局部明显腹肌紧张、压痛和反跳痛等急性弥漫性腹膜炎特征，需立刻进行手术。经十二指肠残端破裂处置管做连续引流，残端周围另置烟卷引流。术后持续负压吸孔积极纠正水电解质的失衡，给予全静脉营养或空肠造口置管补充营养，应用抗生素，用氧化锌软膏保护引流处周围皮肤。

③ 胃肠吻合口破裂：少见，多发生在术后 5～7 日。多数因吻合处张力过大、低蛋白血症、组织水肿等致组织愈合不良所引起。早期破裂可引起严重腹膜炎，如破裂较晚，多产生局部脓肿或日后向外穿破形成外瘘。出现严重腹膜炎者，需立即手术修补。局部脓肿或外瘘者，除引流外，还应胃肠减压和积极支持疗法。一般数周后吻合口瘘自愈；若经久不闭合，需再次行胃切除术。

④ 术后梗阻：分为吻合口梗阻、输入段梗阻和输出段梗阻。共同症状是大量呕吐，不能进食。

a. 吻合口梗阻：分为机械梗阻和胃排空障碍两种。机械性梗阻表现为进食后上腹饱胀、呕吐，呕吐物不含胆汁，X 线吞钡检查钡剂完全停留在胃内，需再次手术解除梗阻。胃排空障碍，临床较多见，在术后 7～10 天后，已流质饮食情况良好患者，在改为进食半流质、不易消化食物后突然发生呕吐，经禁食后，轻者 3～4 日自愈，严重者呕吐频繁，可持续 20～30 天，治疗包括禁食、胃肠减压、输液、输血和应用皮质激素等，切忌再次手术。

b. 输入段梗阻：急性完全性输入段梗阻，属急性闭襻性梗阻，肠段易坏死和穿孔，病情极为严重。表现为上腹部突发剧烈疼痛，频繁呕吐，呕吐物量少，不含胆汁。上腹偏右有压痛，可扪及包块。血清淀粉酶升高，有时出现黄疸，可有休克症状，应紧急手术治疗。慢性不完全性输入段梗阻，表现为进食后 15～30min，上腹胀痛，喷射状呕吐，呕吐物主要为胆汁，不含食物，呕吐后症状消失。多数采用非手术治疗可使症状改善和消失，少数需再次手术。

c. 输出段梗阻：表现为上腹饱胀，呕吐食物和胆汁，X 线吞钡可确定梗阻部位。如不能自行缓解，应立即手术加以解除。

⑤ 倾倒综合征与低血糖综合征：表现为进甜流质饮食后 10～20min，出现剑突下不适、心悸、乏力、出汗、头晕、恶心、呕吐以致虚脱，常伴有肠鸣及腹泻，平卧数分钟后，症状多可缓解。一般认为是由胃大部切除术后丧失了幽门括约肌，食物过快地大量排入上段空肠，又未经胃肠液混合稀释而呈高渗性，将大量的细胞

外液吸入肠腔，以致循环血容量骤然减低。也和肠腔突然膨胀，释放 5-羟色胺，肠蠕动剧增，刺激腹腔神经丛有关。术后嘱病人应少量多餐，使胃肠道逐渐适应，避免过甜、过热流质，进餐后平卧 20～30min。多数病人在 1 年内能逐渐自愈，如经长期治疗护理未能改善者，应手术治疗，可将毕氏Ⅱ式改为毕氏Ⅰ式吻合。低血糖综合征：多发生在进食后 2～4h，表现为心慌、无力、眩晕、出汗、手颤、嗜睡，也可导致虚脱。原因为食物过快地进入空肠，葡萄糖过快地吸收，血糖呈一时性增高，刺激胰腺分泌过多的胰岛素而发生反应性低血糖所致。出现症状时稍进饮食，尤其是糖类即可缓解，少食多餐可防止其发生。

（2）迷走神经切断术后并发症

① 吞咽困难：原因是迷走神经切断后食管下端的运动失调或食管炎。术后早期开始进固体食物时出现，下咽时胸骨后隐痛，X 线吞钡见食管下段狭窄、贲门痉挛。大多于术后 1～4 个月自行缓解。

② 胃潴留：系术后胃张力减退、蠕动消失所致。多于术后 3～4 日，拔除胃管后出现上腹不适、饱胀、呕吐胆汁和食物。采用禁食、持续胃肠减压、输液、每天多次用温热高渗盐水洗胃等护理措施。一般在术后 10～14 天内症状逐渐消失。

③ 胃小弯坏死穿孔：见于高选择性迷走神经切断术后，穿孔后突发上腹剧烈疼痛和急性弥漫性腹膜炎症状，需立刻进行手术修补。

④ 腹泻：因肠道功能紊乱，胆道和胰腺功能失常，或胃酸低，胃潴留后食物发酵和细菌繁殖所致。应注意饮食或服助消化药及收敛剂，多数病人术后数月症状逐渐减轻或消失。

4. 健康教育

（1）宣传饮食定时、定量、细嚼慢咽的卫生习惯，少吃过冷、过热、过辣及油煎炸食物，切勿酗酒、吸烟。注意劳逸结合，行为规律的健康生活方式。加强自我调整，情绪稳定，豁达乐观。减少溃疡病的客观因素。

（2）嘱溃疡病人，要坚持系统的药物、饮食等内科治疗，争取非手术治疗愈合。需手术病人，应及时手术以防并发症。胃大部切除术后病人，一年内胃容量受限，宜少食多餐、高营养饮食，以后可逐步过渡到普通饮食。

五、胃癌

胃癌是最常见的消化道恶性肿瘤，发病年龄以 40～60 岁为多见，男多于女，约为 3∶1。

▶▶ 病因

尚未完全清楚，但一般认为与下列因素有关，如遗传、血型、体质等属内在因素；生活习惯、饮食、嗜好、职业、环境等属外界因素。其中以生活、饮食习惯和遗传因素为重要。某些疾病如胃息肉、胃溃疡、慢性萎缩性胃炎是胃癌发生的癌前状态。近年发现胃幽门螺杆菌是胃癌发生的重要因素之一。

>> · 病理

胃癌最多见于胃窦，其次为胃小弯，再次为贲门，其他部位较少发生。胃癌按病期与大体形体可分为早期与进展性胃癌。

（1）早期胃癌 指病变局限于黏膜或黏膜下层，不论是否有淋巴转移。根据胃镜所见对直径 6～10mm 的癌灶定为小胃癌，直径≤5mm 的癌灶为微小胃癌。

（2）进展性胃癌 指病变已达肌层或浆肌层。常分为三种类型。①块状型癌：癌肿突入胃腔内，小如息肉样，大呈蕈状巨块，表面常破溃、出血、坏死，较局限，生长缓慢，转移较晚。②溃疡型癌：癌中心部凹陷形成直径大于 2.5cm 的溃疡，四周有不同程度的浸润，转移早，预后差，易发生出血、穿孔。③弥漫型癌：癌细胞弥漫浸润于胃壁各层内，遍及胃的大部或全部，胃腔缩窄，胃壁僵硬，呈"革袋状"，细胞分化差，恶性程度高，转移早，预后最差。

从组织学上看，绝大多数为腺癌，包括乳头状、管状、黏液和印戒细胞癌；还有腺鳞癌、鳞状细胞癌、未分化癌、未分化类癌。

胃癌的转移途径如下。①直接蔓延：癌肿向胃壁四周或深部浸润，可直接侵入邻近器官或组织。②淋巴转移：是最主要的转移方式。经胃癌根治术后证实淋巴转移者高达 60%，甚至仅限于黏膜内的早期胃癌已有淋巴转移的情况。癌细胞侵入淋巴管后，形成栓子，随淋巴液转移至局部淋巴结。恶性程度较高的癌肿可跳跃式转移至远处淋巴结，常见有通过胸导管转移到左锁骨上淋巴结和通过肝圆韧带淋巴管转移到脐周围。③血行转移：多发生在晚期，癌细胞通过血行，播散到肝、肺、骨、脑等处。④腹腔种植：癌肿浸润穿透胃壁，癌细胞脱落而种植于腹膜、大网膜或其他脏器表面。

此外，胃癌还可转移至卵巢，其确切的转移途径尚不清楚。

>> · 临床表现

（1）胃癌早期 临床症状多不明显，也不典型，可出现上腹不适、隐痛、嗳气、反酸、食欲减退、轻度贫血等，类似胃十二指肠溃疡或慢性胃炎等症状。

（2）病情发展 症状日趋明显，上腹疼痛、食欲缺乏、消瘦、体重减轻。胃窦部癌引起幽门梗阻时发生呕吐，呕吐物多为宿食和胃液；贲门癌和高位小弯癌引起食管梗阻时出现进食梗阻感。癌肿破溃或侵袭血管，导致一般出血或突发上消化道大出血，也可能发生急性穿孔。晚期出现上腹肿块或其他转移症状，如肝大、腹水、锁骨上淋巴结肿大，此时消瘦、贫血明显，呈恶病质。

（3）体检 早期无特殊，晚期上腹肿块明显，多呈结节状、质硬、略有压痛；发生直肠前凹种植转移时，直肠指诊可摸到肿块。

（4）实验室检查

① X 线钡餐检查：块状型癌可见胃腔内充盈缺损，溃疡型癌可见较大龛影。在病变处可见局限性或广泛性胃壁僵硬，黏膜纹中断变形，幽门部晚期巨块型可有

部分或完全幽门梗阻。

② 纤维胃镜检查：直接观察病变部位，做活检确定诊断，是一种安全、有效、简便的检查方法。

③ 细胞学检查：可以应用一般冲洗法；已找到可疑病变时可采用纤维胃镜直接冲洗法。在胃冲洗液中查到癌细胞即可确诊。

>>> 治疗原则

（1）手术治疗　病人全身情况允许又无明显远处转移时，应剖腹探查。术前充分准备，包括纠正贫血、蛋白质缺乏和恢复水、电解质平衡等。术中根据探查结果，决定手术方式。

① 根治切除术：按癌肿位置完整地切除胃的全部或大部，全部大网膜、小网膜和局属淋巴结，并重建消化道，是胃癌特别是早期胃癌的有效治疗方法。

② 姑息性切除：适用于癌肿远处转移，无根治的可能，而原发性肿瘤尚可切除者，可行包括原发肿瘤在内的胃部分切除术。如癌肿不能切除而有幽门梗阻者，可行胃空肠吻合术，以解除梗阻。

（2）化学疗法　临床一般联合用药。常用 FAM 方案，即氟尿嘧啶（5-FU）＋多柔比星（ADM）＋丝裂霉素 C（M2WC）。

>>> 护理评估

胃癌病人的特点是随着疾病发展，消化道症状逐渐明显，身体营养状况日益低下，加上手术的影响、化疗的不良反应，病人充满疑虑与恐惧甚至产生绝望，应予以重视。对化疗病人，应注意是否有不良反应。

>>> 护理诊断

（1）焦虑、恐惧或绝望　与对疾病的发展及预后缺乏了解、对疾病的治疗效果缺乏信心等因素有关。

（2）营养失调　低于机体需要量，与胃功能降低、营养摄入不足、肿瘤生长消耗大量能量、消化道对化疗的反应等因素有关。

>>> 护理目标

① 情绪稳定，焦虑、恐惧或绝望感减轻。
② 营养状态改善。

>>> 护理措施

胃癌病人的手术护理与胃溃疡胃大部切除术的护理基本相同。对晚期需同时行肠切除者，术前应做好肠道准备。对化疗病人有不良反应者，应做好相应的护理。此外，应注意如下问题。

（1）心理护理　注意病人的情绪变化，根据病人的需要程度和接受能力提供信息；帮助分析治疗中的有利条件和因素，消除病人的顾虑和消极心理，增强对治疗的信心，使病人能积极配合治疗和护理。

（2）营养护理　对胃癌病人要加强营养的护理，纠正负氮平衡，提高手术耐受力和术后恢复的效果。能进食者给予高热量、高蛋白、高维生素饮食，食物应新鲜、易消化。对不能进食或禁食病人，应从静脉补给足够能量、氨基酸类、电解质和维生素，必要时可实施全胃肠外营养（TPN）。对化疗的病人应适当减少脂肪、蛋白含量高的食物，多食蔬菜和水果，以利于消化和吸收。

（3）健康教育　对术后化疗病人，嘱出院后定期门诊随访，检查血象、肝功能等，并注意预防感染。

六、肠梗阻

任何原因造成的肠腔内容物正常运行或通过发生障碍，即称为肠梗阻。它是外科常见的急腹症，它不仅引起肠壁形态和功能改变，更重要的是引起全身性生理紊乱。随着对肠梗阻病理生理的深入了解和各种诊疗措施的应用，对本病的诊治有很大进展。病死率也从 20 世纪初的＞50％降低到目前的＜10％。但重症肠梗阻病死率仍很高。

≫· 病因及分类

根据肠梗阻发生的基本原因可分为三类。

（1）机械性肠梗阻　临床上最常见。主要是由于各种原因引起肠腔变窄，肠内容物通过障碍。

① 肠腔堵塞：粪便、胆石、异物、寄生虫等。

② 肠管受压：粘连压迫、肠管扭转、嵌顿疝或受肿瘤压迫。

③ 肠壁病变：先天性肠道闭锁、狭窄、炎症和肿瘤等引起。

（2）动力性肠梗阻　无器质性肠腔狭窄，主要由于神经反射或毒素刺激引起肠壁肌层功能紊乱，肠蠕动丧失或肠管痉挛，以致肠内容物停止运行。

① 麻痹性肠梗阻常由于腹膜炎、腹部大手术等引起。

② 痉挛性肠梗阻较少见，但可见急性肠炎、肠道功能紊乱或慢性铅中毒等。

（3）血运性肠梗阻　由于肠系膜血栓，使肠管血运障碍，继而发生肠麻痹，肠内容物不能通过。按肠壁血液供应有无障碍可分为两种。

① 单纯性肠梗阻：肠内容物通行受阻，但肠壁血运正常。

② 绞窄性肠梗阻：肠梗阻同时伴有肠壁血供障碍。

>>> 临床表现

肠梗阻虽有不同分类，但有着一些共同的表现，即腹痛、呕吐、腹胀。

（1）腹痛　一般为阵发性绞痛伴高调肠鸣音。当病人出现腹痛间歇期缩短，腹痛持续、剧烈时，应考虑为可能出现绞窄性肠梗阻。晚期的麻痹性肠梗阻可出现持续性胀痛。

（2）呕吐　早期可出现反射性呕吐，呕吐物多为食物或胃液。晚期因为梗阻部位不同，呕吐出现的时间和性质有所不同。高位小肠梗阻呕吐出现早，频繁。呕吐物主要是胃液、胆汁、胰液、十二指肠液等。低位肠梗阻出现晚，呕吐物呈"粪样"。绞窄性肠梗阻呕吐物为血性或棕褐色液体。

（3）腹胀　腹胀一般出现较晚。高位梗阻腹胀不明显，低位梗阻腹胀明显，遍及全腹。若出现不对称性腹胀，腹部触及有压痛的包块，有腹膜刺激征，可能出现了绞窄性肠梗阻。

（4）停止排便排气　完全性肠梗阻的病人不再有排便排气，但不全性肠梗阻可有多次少量的排便排气，绞窄性肠梗阻可排出黏液性血便。

>>> 治疗原则

肠梗阻的处理原则是矫正因肠梗阻引起的全身生理紊乱及解除梗阻。包括以下几项。

1. 基础疗法

应用胃肠减压、静脉补液及应用抗生素防治感染等措施，以纠正病人的水、电解质、酸碱失衡；改善病人一般情况；防治感染和中毒。

2. 解除梗阻

（1）非手术治疗

① 禁食及胃肠减压。

② 静脉补液以纠正水电解质失衡及酸中毒，必要时输血。

③ 应用抗生素，防治感染。

④ 半卧位，有利于膈肌下降，减轻腹胀对呼吸循环的影响。

⑤ 明确诊断后可用阿托品等缓解疼痛，禁用吗啡类镇痛药，以免掩盖症状，贻误治疗。

⑥ 可试用中医中药治疗、灌注生植物油等。

（2）手术治疗　是肠梗阻重要治疗手段。

① 手术适应证：绞窄性肠梗阻及由肿瘤、先天性畸形引起的肠梗阻，以及非手术治疗无效的病人。

② 手术方法：a. 解除引起梗阻的原因；b. 肠切除肠吻合术；c. 短路手术，适用于晚期肿瘤，局部不能切除以解除梗阻时；d. 肠造口术或肠外置术。

>>· 护理评估

1. 现病史

（1）病人一般资料 年龄、性别、饮食习惯。

（2）了解病人腹痛、腹胀等症状出现的时间及动态变化；是否有排便排气，最后一次排便的时间等；呕吐的时间、频度，呕吐物的量、颜色和性质。

（3）病人有无水、电解质及酸碱失衡的症状、体征。

（4）病人神志及生命体征的情况及动态变化。

（5）病人的各项检查结果。

2. 身体评估

（1）进行腹部检查时应注意是否有肠型、蠕动波。腹胀是否对称。

（2）触诊时单纯性肠梗阻可有轻度压痛，但无腹膜刺激征；绞窄性肠梗阻时会有固定压痛及腹膜刺激征。

（3）叩诊往往呈鼓音，但当有绞窄性肠梗阻时，腹腔有渗液，可有移动性浊音。

（4）听诊时有肠鸣音亢进、气过水声，为机械性肠梗阻；麻痹性肠梗阻时听诊肠鸣音减弱或消失。

（5）注意病人全身情况 梗阻晚期或出现绞窄性肠梗阻时，病人可出现口唇干燥、眼窝内陷、皮肤弹性丧失、尿少或无尿等明显的缺水症。还可出现脉搏细弱、血压下降、面色苍白、四肢冰冷等中毒性休克表现。

3. 既往健康状况

（1）是否有腹部手术史、克罗恩病、溃疡性结肠炎、结肠憩室、疝气、肿瘤的情况。

（2）是否有结肠直肠肿瘤的家族史。

4. 心理社会情况

评估病人可能对诊断过程中的检查产生紧张。肠梗阻引起的腹痛、腹胀、呕吐等症状会使病人出现烦躁、焦虑及恐惧。护士应帮助病人表达自己的情绪，并帮助病人了解检查结果和治疗方法。

5. 实验室及辅助检查的评估

（1）实验室检查 无特异性检查。晚期由于失水和血液浓缩，白细胞计数、血红蛋白、血细胞比容都有增高，尿比重增高。由于体液、电解质丢失，血钾、血钠、血氯浓度降低。当出现酸诊断时，可出现血 pH 增高、二氧化碳结合力下降。

（2）X 线检查 当怀疑有肠梗阻时，应拍左侧卧位及立位的 X 线片。X 线片中可见多数液平面及气胀肠襻。横膈下有游离气体时表示有肠穿孔。但当有绞窄性肠梗阻时，X 线片检查常常是正常的，因此，X 线片正常不能排除肠梗阻发生。

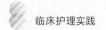

►►· 护理诊断

① 疼痛：肠道局部缺血或肠道肌层强烈收缩引起。
② 腹胀：肠梗阻、肠腔积液积气引起。
③ 体液不足：呕吐及肠腔积液造成体液丢失引起。
④ 焦虑：病人身体严重不适、疲倦，对检查及治疗不了解引起。
⑤ 潜在的并发症（感染及休克）：与肠梗阻有关。

►►· 护理目标

① 减轻疼痛不适。
② 维持体液酸碱平衡。
③ 减轻焦虑。
④ 避免发生并发症。

►►· 护理措施

1. 一般护理

（1）禁食并维持有效的胃肠减压　妥善固定胃管；注意保持引流管的通畅，并记录引流液的颜色、性状及量；当出现血性引流液时，应考虑为绞窄性肠梗阻。

（2）静脉补液以纠正水、电解质失衡及酸中毒。

① 监测并记录每日出入量：包括呕吐、胃肠减压及肠腔积液的估计。必要时安置尿管，记录每小时尿量。

② 严格遵医嘱正确补充液体。

（3）病人生命体征平稳后可取半卧位，有利于膈肌下降，减轻腹胀对呼吸循环的影响。

（4）明确诊断，无绞窄性肠梗阻后可用阿托品等抗胆碱类药物缓解疼痛，禁用吗啡类镇痛药，以免掩盖症状，贻误治疗。

（5）密切观察病人病情变化　当病人出现以下情况时应考虑是否出现绞窄性肠梗阻。

① 腹痛持续并加剧，腹痛间隙缩短。
② 腹胀不对称，腹部有压痛性包块。
③ 有明显的腹膜刺激征，白细胞计数逐渐上升，体温增高。
④ 呕吐物、胃肠减压及排便中有血性液体出现。

2. 手术后的护理

① 腹部手术护理常规。

② 密切观察病情，及早发现术后并发症如肠梗阻或出现瘘。当病人主诉体温增高，出现腹痛、腹胀等异常情况时，及时报告医生。

3. 健康教育

① 向病人及家属讲解胃肠减压对治疗疾病的意义，以取得配合。

② 鼓励病人术后早期下地活动，以促进胃肠道功能的恢复。

③ 出院后注意饮食调节，勿暴饮暴食。

④ 注意保持大便通畅。

⑤ 有腹痛、腹胀等不适症状及时就医。

七、痔

痔为成人常见病，是直肠下端黏膜和肛管的静脉丛扩大和曲张所形成的静脉团。

>>· 病因

（1）解剖因素　直肠上静脉丛属门静脉系，门静脉及其属支无静脉瓣，使血流淤积，且血流回流时必须穿过直肠肌层，易受肠壁痉挛和粪块的压迫，影响静脉回流。

（2）腹压增高　长期从事体力劳动或久坐、习惯性便秘、前列腺增生症、尿路结石以及妊娠子宫的压迫均能造成腹压升高，阻碍直肠静脉血液回流。

（3）感染因素　使静脉壁组织纤维化，失去弹性，引起回流障碍。

>>· 分类

（1）内痔　位于齿状线以上，是直肠上静脉丛扩大曲张所致，为直肠黏膜所覆盖，常表现为下端右前方、右后方和左方（即膀胱截石位3点、7点、11点）三处下垂突出，基底较宽；亦可脱出至肛门外，黏膜面充血或擦伤后可形成溃疡，便后容易出血。

（2）外痔　位于齿状线以下，是直肠下静脉丛扩大曲张引起，为肛门皮肤所覆盖，表现为肛管皮下处有1个至数个椭圆形突出；有时破裂后血块凝结皮下，形成硬结，血块吸收后遗留纤维性皮垂。

（3）混合痔　因直肠上、下静脉丛彼此吻合，齿状线上、下的静脉丛可以同时扩大、曲张而成混合痔。

>>· 临床表现与诊断

（1）内痔　位于直肠黏膜下，直肠黏膜属于内脏神经支配，痛觉不如肛管皮肤。干燥大便排出时易擦破扩张的血管，引起出血，轻者大便带血或便后滴血；重则有较大血管破裂，出血呈喷射状，但便后能自行止血。长期出血可引起贫血，出现头晕、面色苍白、乏力和消瘦。增大的内痔在排便时脱出肛门。开始时便后痔能自行回纳，此时病人会感到肛门肿胀、疼痛，有排便未尽感，需用手将脱出的内痔纳入肛内才感舒适。至晚期因括约肌张力减退和肛管周围组织松弛，站立过久、有力咳嗽均可使痔核脱出。由于行走、活动使脱出的痔核表面受到摩擦，引起破溃、感染、有渗出液流出，有时因感染刺激而出现剧烈疼痛。

（2）外痔　过度劳累、站立或行走过久，肛门部有肿胀感，有时大便干结，用力解便、剧烈运动可以引起痔静脉破裂，血块凝集于皮下形成"血栓性外痔"，可见到肛门表面红色肿块，大小似黄豆或胡桃不一，排便以及咳嗽时稍受牵动即感剧烈疼痛。

（3）混合痔　则具有以上两者的症状。

痔核根据临床表现与肛门检查，即可明确诊断。内痔于肛门镜下可见黏膜呈粗糙的暗红色隆起，好发于3点、7点、11点三处。外痔于肛门表面见红色或暗红色硬结，大小不一。

≫· 治疗

（1）保守疗法

① 保持大便通畅。

② 每晚用温水坐浴，改善局部血液循环。

③ 若有内痔脱出，出现水肿，可用50％硫酸镁热敷，每日2～3次，每次约30min，能使水肿较快消退。

（2）注射硬化剂　常用于单纯性内痔的治疗。将硬化剂（5％碳酸植物油溶液或5％鱼肝油酸钠溶液）注射于痔基底部的黏膜下层、上痔静脉丛周围组织内，使之产生化学性炎症反应，促使纤维组织增生，而使静脉闭塞。

（3）冷冻疗法　对较小的痔，将－196℃的液氮与痔块接触，造成痔组织冷冻坏死。

（4）手术疗法　适用于病程长、经常发作、症状明显者。取腰椎或骶管麻醉。病人采取膀胱截石位，扩肛后显露痔核，在痔核基底部用止血钳夹住，切除痔组织，缝合黏膜创面，切口的皮肤部分不必缝合，以利引流。手术时妥善止血。

≫· 护理评估

① 病人的排便情况，有无便秘，有无肛周疼痛、大便表面带血或便后滴血。

② 排便后能否自行将肿块还纳，有无肿块嵌顿。

③ 进行肛门镜检以了解痔核大小、局部情况。

④ 了解平时饮食习惯。

≫· 护理诊断

（1）疼痛　与痔发作及手术有关。

（2）便秘 与害怕解大便引起痔的疼痛有关。

（3）知识缺乏 与缺少避免痔发作的健康知识有关。

护理目标

① 疼痛程度降低。

② 保持正常大便。

③ 学会调节合理饮食、活动，避免便秘和痔发作。

护理措施

1. 术前护理

① 进行肠道准备术前 3 天开始进食无渣饮食，并在术前 1 天口服甘露醇，以排空肠道。

② 术前坚持每天两次坐浴。

③ 做好术前的皮肤准备。

2. 术后护理

① 严密观察伤口出血或渗血情况，并监测生命体征变化。

② 术后肛门疼痛，可应用镇痛药。

③ 术后 48h 内服用阿片酊控制排便。术后前 3 天尽可能不解大便，以保证伤口愈合。

④ 每天用 1∶5000 的高锰酸钾溶液坐浴 2 次。坐浴后用油纱覆盖创面，并盖纱布以固定。

⑤ 术后前 2～3 天进食流食，以后改为少渣饮食。

⑥ 如病人出现排便困难、大便变细或失禁时，可为病人进行扩肛或指导病人进行肛门收缩练习。

⑦ 健康教育。

a. 调节饮食习惯，保持大便通畅。

b. 应养成良好的排便习惯。

c. 出院后近期坚持坐浴，促进创面愈合。

d. 一旦出现排便困难等异常情况，及时就医。

八、急性阑尾炎

急性阑尾炎是外科最常见疾病，阑尾位于盲肠末端，为一蚯蚓状盲管，一般长 5～10cm，直径 0.5～0.7cm。阑尾根部的体表投影部位在右下腹麦氏（MeBurney）点上。但变异较多。阑尾是一个淋巴器官，具有一定的免疫功能。

>> · 病因

阑尾腔梗阻后并发感染是急性阑尾炎的基本病因。阑尾管腔细窄，开口狭小，成卷曲状，易被粪石、异物、蛔虫和肿瘤等阻塞。阻塞后，腔内的细菌伺机生长繁殖，侵入管壁，引起炎症，致病菌为各种革兰阴性杆菌和厌氧菌。

>> · 分类

根据病理解剖学改变急性阑尾炎可分为四种病理类型。

（1）急性单纯性阑尾炎　为早期病变，阑尾外观轻度肿胀，浆膜表面充血，失去正常光泽并有少量纤维性渗出物。各层组织均有充血、水肿和中性粒细胞浸润，以黏膜和黏膜下层最为显著。

（2）急性化脓性阑尾炎　又称蜂窝织性阑尾炎，阑尾明显肿胀，浆膜面高度充血，有脓性渗出物附着，管壁各层有小脓肿形成。腔内亦有积脓。

（3）坏疽性及穿孔性阑尾炎　病变进一步加重，阑尾管壁坏死或部分坏死，呈暗紫色或黑色，2/3 病例可发生穿孔，穿孔后可引起急性弥漫性腹膜炎。

（4）阑尾周围脓肿　急性阑尾炎化脓坏疽时，大网膜可移至右下腹部，将阑尾包裹并形成粘连，出现炎性肿块或形成阑尾周围脓肿。

转归：急性单纯性阑尾炎经及时治疗炎症可消除或局限化。其他三种阑尾炎治疗如不及时可使炎症扩散，发展为弥漫性腹膜炎、化脓性门静脉炎乃至感染性休克。

>> · 临床表现

1. 症状

（1）腹痛　典型的急性阑尾炎表现为转移性右下腹痛，疼痛多起于脐周和上腹部，这是由于管腔扩张和管壁肌收缩引起的内脏神经反射性疼痛，数小时后，疼痛转移并固定在右下腹部。这是因为阑尾炎侵及浆膜，壁层腹膜受到刺激引起的体神经定位疼痛。若病情发展快，腹痛一开始即可局限于右下腹，若腹痛波及中下腹或全腹，是阑尾穿孔并发腹膜炎的表现。

（2）胃肠道症状　早期发生恶心、呕吐，呕吐内容物为食物，程度较轻。盆位阑尾炎时炎症刺激直肠而引起排便次数增多。并发腹膜炎时，出现肠麻痹则有腹胀和持续性呕吐。

（3）全身症状　一般有低热，体温在 38℃ 以下。如有阑尾穿孔，体温明显升高。

2. 体征

（1）右下腹压痛　是急性阑尾炎常见的重要体征，压痛点通常在麦氏点，可随阑尾位置变异而改变，但压痛点始终在某一个固定的位置上，病变早期腹痛尚未转移到右下腹时,压痛已固定于右下腹部。压痛程度和范围往往与炎症的严重程度相平行。

(2) 腹肌紧张、反跳痛 这是壁层腹膜受到炎性刺激的一种反应,常提示阑尾炎已发展到化脓、坏疽或穿孔的程度。

(3) 其他可协助诊断的体征 有腰大肌试验、结肠充气试验、闭孔内肌试验和直肠指诊。有助于盲肠后、盆腔内阑尾炎的诊断。

3. 实验室检查

血液白细胞计数和中性粒细胞增高,白细胞 $1.1 \times 10^9 / L$。

>>· 治疗原则

(1) 单纯性阑尾炎 行阑尾切除术或抗炎治疗。

(2) 急性化脓性或坏疽性阑尾炎 行阑尾切除术。

(3) 阑尾周围脓肿 先行非手术治疗,禁食、输液、抗感染。如肿块缩小、体温正常,可出院 3 个月后再行手术切除阑尾。非手术治疗过程中,体温日渐升高、肿块增大、疼痛不减轻者,应行脓肿切开引流术,伤口愈合 3 个月后再行阑尾切除术。

>>· 护理评估

1. 现病史

(1) 年龄 好发于 20～30 岁的青壮年。

(2) 腹痛 是最常见、最早出现的症状,多数病人有转移性右下腹痛的病史。部分病人腹痛一开始即可局限于右下腹,阑尾坏疽穿孔后,腹痛可扩散至全腹。

(3) 常伴发恶心、呕吐,体温升高在 38℃ 左右。

(4) 患急性肠炎、炎性肠病、血吸虫病等时,病变可直接蔓延至阑尾,或引起阑尾管壁肌痉挛,使血运障碍而致炎症。

2. 身体评估

(1) 体温升高至 38℃ 左右或正常体温,呈右侧屈曲体位。

(2) 右下腹压痛,麦氏点是最常见的压痛部位,阑尾呈化脓性、坏疽性改变时,有反跳痛和肌紧张。阑尾穿孔后有弥漫性腹膜炎的体征,阑尾周围脓肿时,右下腹可触及有压痛的肿块。

3. 既往健康情况

大多数患者既往身体健康。老年患者可同时伴有心、肺、肾疾病。

4. 心理社会评估

阑尾炎常常突然发作,病人毫无心理准备,部分病人还缺乏阑尾炎及手术治疗的有关知识。

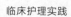

5. 实验室检查评估

血液检查白细胞计数和中性粒细胞增多。当盲肠后位阑尾炎症刺激右输尿管时，尿内可有少量白细胞和红细胞。

>> 护理诊断

（1）疼痛　与阑尾炎症或手术创伤有关。

（2）恶心、呕吐　与神经反射有关。

（3）潜在并发症

① 急性阑尾炎的并发症：阑尾坏疽或穿孔致腹膜炎、阑尾周围脓肿、粪瘘、门静脉炎。

② 阑尾切除术的并发症：切口感染或出血、腹腔脓肿、肠瘘、阑尾残株炎及粘连性肠梗阻。

>> 护理目标

① 病人未发生阑尾穿孔。

② 病人在最佳身心状况下接受手术。

③ 维持手术后身心舒适，预防术后并发症。

>> 护理措施

1. 术前护理措施

（1）病人取半卧位，右膝屈曲，该姿势使腹肌松弛，可减轻疼痛。

（2）禁食，按医嘱给予静脉输液，保持水、电解质平衡。

（3）按医嘱及时使用有效抗生素。

（4）观察病情变化。

① 生命体征：体温升高，脉搏、呼吸增快，提示炎症较重，或炎症已有扩散。

② 观察腹痛和腹部体征：若腹痛加剧，范围扩大，腹膜刺激征更明显，说明病情加重；如腹痛突然减轻，但体征和全身中毒症状迅速加重，常见阑尾坏疽穿孔引起的弥漫性腹膜炎。

③ 阑尾周围脓肿时，若右下腹肿块逐渐增大，体温持续升高，压痛范围扩大，应考虑有脓肿穿破的可能。

观察的结果应及时准确地报告医生，为立即手术治疗提供依据。观察期间禁用镇痛药，以免掩盖症状。亦不能灌肠，以防阑尾穿孔。

（5）减轻病人对手术的恐惧，适时地给予有关知识与适当的解释。

2. 术后护理措施

（1）观察生命体征　监测体温、脉搏、呼吸、血压直到稳定。

（2）卧位 病人回病房后，采取去枕平卧位，如为全身麻醉，清醒后可取半卧位。硬膜外麻醉后，6小时后方可半卧位。

（3）饮食 术后禁食，待肛门排气后可进流质，但此时不要喝甜饮料或牛奶，以免引起腹胀。进流质后无不适反应可改进半流质，如粥、米糊等，再逐渐过渡为普食。

（4）早期活动 术后10h病人即可起床活动，以促进肠蠕动恢复，防止肠粘连发生，减轻疼痛。手术后疼痛常限制病人的活动，影响睡眠，引起血压升高，应遵医嘱适时给予镇痛药。

（5）观察术后并发症

① 腹腔内出血：阑尾系膜结扎线脱落，阑尾动脉出血引起，表现为手术后24h内，患者血压进行性下降，脉搏增快，面色苍白，腹部隆起。如出现上述情况应加快输液，申请输血，报告医生，做好手术止血准备。

② 切口感染：阑尾坏疽、穿孔并发腹膜炎，易发生切口感染，在手术3天以后，患者不活动时切口疼痛，切口局部红肿、压痛，按压有波动感，可确定为伤口感染，应报告医生，拆线敞开切口，清除坏死组织和异物，换药直到愈合。

③ 腹腔脓肿：常发生于年老体弱，阑尾坏疽、穿孔并发腹膜炎的患者，或者术中腹腔脓液清理、引流不彻底患者，表现为术后体温持续升高，腹痛、腹胀、大便次数增多，护理同急性腹膜炎病人的护理。

④ 粪瘘：多因阑尾残端结扎线脱落，盲肠损伤，或并存盲肠结核、癌等引起，表现为发热、腹痛，粪便样物从切口流出。此时要加强皮肤的护理，可涂锌氧油或氧化锌软膏，防止皮肤糜烂，避免感染，因粪瘘时炎症多已局限化，不致发生弥漫性腹膜炎。瘘的位置较低，也不致造成水、电解质失衡和营养障碍，经非手术治疗可闭合自愈。

小儿阑尾炎、妊娠期急性阑尾炎、老年人急性阑尾炎、慢性阑尾炎的护理基本同急性阑尾炎的护理，重点是针对各自的发病特点，拟订相关的护理措施。

九、肝脓肿

≫· 分类

肝脓肿可分为细菌性肝脓肿和阿米巴性肝脓肿。

（1）细菌性肝脓肿 致病菌主要为大肠杆菌和金黄色葡萄球菌。脓肿常为多发性，较小。

（2）阿米巴性肝脓肿 阿米巴性肝脓肿是肠道阿米巴感染的并发症，阿米巴原虫是从结肠溃疡处侵入门静脉分支进入肝内的。脓肿绝大多数为单发。治疗以抗阿米巴药物甲硝唑和反复穿刺吸脓为主。

因细菌肝脓肿和阿米巴性肝脓肿在临床上都有发热、肝区疼痛和肝大等特点，此重点论述细菌性肝脓肿病人的护理。

>>· 病因病理

胆道化脓性感染时，细菌沿胆管上行至肝脏，是引起细菌性肝脓肿的主要原因。细菌还可经过肝动脉或门静脉入肝，引起肝脓肿。此外开放性肝损伤时或肝邻近脏器感染时，也可使细菌进入肝脏，引起肝脓肿。

>>· 临床表现

起病较急，表现为寒战、高热，体温高达 39～40℃，为弛张热，伴恶心、呕吐、乏力。右肋下可触及肿大的肝脏，肝区有压痛、叩击痛，有时出现右上腹肌紧张。严重时可出现黄疸。血白细胞计数增多，明显核左移。胸腹部 X 线透视示肝阴影增大或有局限性隆起，有时出现右侧胸腔积液。B 超检查发现脓肿病灶可确定诊断。

>>· 治疗原则

（1）支持治疗　补充营养，纠正水、电解质失衡，必要时输血或血浆。

（2）抗生素治疗　选用对大肠埃希菌和金黄色葡萄球菌有效的药物，然后根据细菌培养和药敏试验结果调整用药。

（3）手术治疗

① 穿刺引流：可在 B 超引导下穿刺吸脓或置管引流，冲洗脓腔。

② 手术引流：多发性肝脓肿有一处较大者可施行切开引流、胆源性肝脓肿应同时做胆总管引流。

阿米巴性肝脓肿时，手术切开适合于脓肿合并细菌感染、脓肿穿破胸膜腔、肝左叶脓肿和经药物治疗后高热不退时。

>>· 护理评估

（1）现病史　寒战、高热，体温 39～40℃，肝区持续胀痛，伴恶心、呕吐、乏力。

（2）身体评估　右上腹可触及肿大的肝脏，肝区有压痛、叩击痛。

（3）既往健康情况　既往有肝胆管结石病或反复胆道感染史或发病前有较长时间腹泻史。

（4）心理社会评估　对肝脓肿的病理不了解，害怕以后肝脏功能丧失，对肝脏的手术或穿刺亦感恐惧，由于消耗较大，对健康问题有悲观感。

（5）实验室及辅助检查的评估　血白细胞计数增加、核左移、红细胞减少，胸部 X 线透视有时可见胸腔积液，B 超发现有单个或多个病灶。

▶▶· 护理诊断

（1）体温过高　与感染有关。

（2）疼痛　与感染和手术有关。

（3）有继发感染的危险　与阿米巴肝脓肿破溃或穿刺时细菌污染有关。

（4）活动力下降　与营养不良有关。

▶▶· 护理目标

① 感染控制，体温正常。

② 疼痛减轻或缓解。

③ 阿米巴脓肿引流后，没有合并细菌感染。

④ 能耐受日常活动。

▶▶· 护理措施

（1）肝脓肿　继发脓毒血症或急性化脓性胆管炎时，如并发感染性休克，应立即抢救。

（2）高热护理　体温 40℃ 以上时，可给予头部冰袋物理降温。鼓励病人多喝水。出汗后及时更换衣服，保暖但不宜穿盖过多。观察并记录降温效果，必要时给予退热药物并吸氧。根据医嘱静脉内滴注抗生素，保持病室空气新鲜、通风，室温 18～22℃，相对湿度以 50%～70% 为宜。

（3）疼痛护理　适时应用镇痛药物，口服、肌内注射和塞肛均可。

（4）引流护理　半卧位有利呼吸和引流。①阿米巴肝脓肿，穿刺后用无菌水封瓶，闭式引流。每日更换消毒瓶，接口处保持无菌；②穿刺吸脓后应观察有无肝脏出血；③穿刺置管或切开置管引流后，应牢靠固定引流管，防止脱出；④用生理盐水反复冲洗脓腔，每日引流量少于 10mL 时即可拔除引流管，用凡士林纱条引流，换药，至脓腔闭合。

（5）健康教育

① 指导病人（家属）识别体温的异常表现并及时向医生护士报告。

② 病人可摄入高蛋白、高糖类、高维生素、低脂肪、易消化食物。

十、门静脉高压症

门静脉高压症是由于门静脉血流受阻，血液淤滞而致门静脉压力增高的一组病理综合征。其主要临床表现为脾大、脾功能亢进、食管-胃底静脉曲张、呕血和黑粪以及腹水等。我国90％以上的门静脉高压症是由肝硬化所致，常见的有肝炎后性肝硬化和血吸虫性肝硬化。此外，肝静脉阻塞、肝外门静脉主干阻塞，如门静脉主干先天性畸形（闭锁、狭窄或海绵窦样变）、血栓形成、肿瘤压迫等在我国少见。

》》· **临床表现**

门脉高压症的临床表现可因病因不同而有所差异，但其共同之处主要表现如下。

（1）脾大、脾功能亢进　脾大可在左肋下扪到，巨脾下缘可达脐下，内侧可超过腹中线。早期肿大脾脏质软、活动性好，晚期因纤维组织增生、与周围粘连而质地变硬、活动受限。病人伴不同程度脾功能亢进，表现全血细胞减少，出现贫血和出血倾向。

（2）呕血和黑粪　为门脉高压症最凶险的并发症。食管下段-胃底曲张静脉一旦破裂，立刻发生急性大出血，呕血量大，血色鲜红，常伴黑粪或柏油样便。由于肝功能损害致凝血功能障碍，脾功能亢进使血小板减少，加之曲张静脉压力高，故出血不易自止。大出血一方面可加重肝细胞缺血缺氧，另一方面因肠道积血、产氨增加，极易诱发肝昏迷。

（3）腹水　腹水是肝功能严重损害的表现。由于大出血，肝组织因缺血缺氧而受损加重，常引起或加剧腹水形成。严重腹水者常伴低蛋白血症，出现双下肢水肿、腹胀、食欲减退等。

（4）其他　肝功能严重受损的晚期病人可出现黄疸、肝掌、蜘蛛痣、腹壁静脉曲张及肝大等体征。

（5）辅助检查　①血象：脾功能亢进时表现全血细胞计数减少，尤以白细胞和血小板减少为甚。②肝功能：肝功能损害时表现为白蛋白降低、球蛋白增高、白球蛋白比例倒置；肝病活动期常出现血清转氨酶和胆红素增高，凝血酶原时间延长。③食管吞钡X线检查：有食管-胃底静脉曲张征象。④B超：呈肝硬化波形，可发现脾大和腹水。

》》· **治疗原则**

门静脉高压症外科治疗的主要目的是紧急制止食管-胃底曲张静脉破裂引起的上消化道出血，矫正脾功能亢进。鉴于门静脉高压90％以上由肝硬化所致，而手术对肝硬化并无直接疗效，甚至因手术加重病人负担而引起肝功能衰竭，故对有食管-胃底静脉曲张但无出血的病人，不宜做预防性手术，其手术前后的治疗重点应是内科的保肝治疗。

1. **非手术治疗**

对有黄疸、大量腹水、肝功能严重损害并发上消化道大出血的病人，原则上尽量以非手术疗法为主，重点是以下几个。

（1）迅速补充血容量 若收缩压低于 80mmHg，估计失血量已达 800mL 以上，应快速输血。

（2）止血药物的应用 ①垂体加压素的应用：一般用 20U 加入 5%葡萄糖溶液 200mL 静脉滴注，20～30min 滴完，必要时 4h 后可重复。其主要作用是通过内脏小动脉收缩，减少门静脉回流量，短暂降低门静脉压力达到止血目的。由于其减少了肝血供，将加重肝功能损害，故不宜多用，冠状动脉供血不足及高血压病人均不适用。②维生素 K_1、酚磺乙胺、氨甲苯酸、6-氨基己酸、血凝酶等止血药物的应用。

（3）三腔管气囊压迫止血 通过充气的气囊分别压迫食管-胃底下段曲张静脉达到止血目的。该管有三腔，其中两腔分别与压迫食管的椭圆形气囊和压迫胃底的圆形气囊相通，一腔与胃腔相通，经此腔可行吸引、冲洗和注入止血药物。一般先自胃囊充气 150～200mL 后，以 0.5kg 重量做牵引压迫，观察止血效果，如仍有出血，再向食管囊注气 100～150mL，若胃内无新鲜血吸出，且血压、脉搏渐趋稳定，说明出血已基本控制。

（4）硬化剂疗法 常于三腔管压迫止血无效的情况下，经纤维内镜将硬化剂直接注射到曲张静脉内止血，每周可重复注射。近期疗效虽较好，但再出血率较高（达 45%）。

2. 手术治疗

食管下段-胃底曲张静脉一旦破裂出血，常反复出血，而每次出血都会加重肝损害。故对于无黄疸及明显腹水的大出血病人，应积极争取手术，以防再出血和并发肝性脑病。

（1）分流术 将门静脉和腔静脉连通，使压力较高的门静脉血流直接分流到压力较低的腔静脉内，从而降低门静脉压力，达到止血目的。

常用的手术方式有四种。①脾肾静脉分流术：脾切除后，行脾静脉与左肾静脉端侧吻合。②门腔静脉分流术：将门静脉与下腔静脉直接行侧侧或端侧吻合。③脾腔静脉分流术：脾切除后，将脾静脉与下腔静脉做端侧吻合。④肠系膜上、下腔静脉分流术：将下腔静脉与肠系膜上静脉做侧侧或端侧吻合，也可将自体静脉（右侧颈内静脉一段）移植，吻合于肠系膜上静脉和下腔静脉间，即 H 形或桥式吻合。

虽然分流术降低门静脉作用较大，但由于未切除脾脏，故不能消除脾功能亢进。此外，经肠道吸收的部分或全部氨直接进入血液循环而未经肝脏转为尿素解毒，将影响大脑能量代谢，易致肝性脑病甚至昏迷，故病死率较高。

（2）断流术 通过阻断门奇静脉间反常血流达到止血目的。常用且最有效的手术方式是贲门周围血管离断术。在脾切除的同时，彻底结扎、切断贲门周围血管。

（3）脾切除术 适用于严重脾大合并明显脾功能亢进者，尤其是晚期血吸虫性肝硬化，因其肝功能较好，单纯脾切除疗效较好。但若伴明显食管静脉曲张并曾大出血者，则应在脾切除同时行贲门周围血管离断术。

（4）腹腔静脉转流术 对于肝硬化引起的顽固性腹水，采用腹腔-颈静脉转流术，即将具活瓣作用的微型转流装置置于腹膜外肌层下，一端接多孔硅胶管通腹腔，另一端接硅胶导水管经胸壁皮下隧道插入右颈内静脉而达上腔静脉，利用胸腹腔内压差，使腹水随呼吸运动节律性地流入上腔静脉，临床疗效较好。

>> 护理评估

（1）健康史　主要询问：①有无慢性肝炎、血吸虫病、黄疸、脾区疼痛、发热、腹水、肝性脑病史；②有无大量饮酒史、酒量、饮酒时间；③有无呕血、黑粪史，具体出血时间、次数、量及治疗情况。

（2）生理评估

① 生命体征、意识、面色、皮肤黏膜温度及色泽、24h 出入量、必要时评估每小时尿量。

② 呕吐物及排泄物性状、量及次数。

③ 有无头晕、乏力、恶心、食欲减退、体重减轻等。

④ 皮肤弹性、毛发及指甲光泽、三角肌皮皱褶厚度。

⑤ 有无下肢水肿、黄疸、肝掌、蜘蛛痣。

⑥ 有无肝大、脾大、移动性浊音、腹壁静脉曲张；腹围大小。

⑦ 术后伤口渗出物及引流物性状和量。

⑧ 辅助检查结果：包括血常规、肝功能、血气分析、血氨、血电解质、食管吞钡 X 线检查、B 超等。

（3）心理社会评估　①对突然、大量出血是否感到紧张、恐惧；②长期生病、反复住院，有无经济上和家庭劳力上的困难和顾虑；劳动力减弱或丧失是否使其悲观、失望；③病情重、身体虚弱，治疗费用较高，家庭或单位能否提供足够的生理、心理和经济支持；④病人及家属对门脉高压疾病、治疗、再出血预防等方面知识的了解程度。

>> 护理诊断

（1）潜在的体液不足　与曲张静脉破裂出血、术后出血有关。

（2）营养失调（低于机体需要量）　与肝功损害、摄入减少、脾功能亢进有关。

（3）活动无耐力　与乏力、伤口疼痛、引流管牵拉有关。

（4）体液容积过多（腹水）　与肝功能损害、门脉高压有关。

（5）思维过程改变　与肝功能衰竭、血氨增加影响大脑代谢有关。

（6）焦虑　与突然大量出血、担心预后、惧怕死亡有关。

（7）自我形象紊乱　与体力下降、需长期照顾有关。

（8）知识缺乏　关于出血预防、饮食要求、出院后自我照顾。

（9）潜在性损伤　与三腔管气囊长时间压迫食管-胃底黏膜、呕吐物及分泌物误吸、食管囊上移压迫咽喉部、三腔管长期牵引压迫鼻黏膜有关。

>> 护理目标

① 维持或恢复生命体征、尿量正常。

② 维持体重不低于入院水平或体重增加。

③ 活动耐力增强，日常活动时无疲乏感。

④ 腹水量减少，腹围缩小或恢复到基准测量值。

⑤ 维持或恢复意识、性格正常。

⑥ 能说出焦虑、恐惧原因及应对策略。

⑦ 正确认识并接受体力下降、需他人照顾的现实。

⑧ 了解饮食要求、出血预防及出院后自我照顾方法。

⑨ 免于窒息、误吸、食管及鼻黏膜损害、创伤后出血等损伤。

护理措施

1. 病情观察

（1）生命体征、意识、性格、精神状态的观察，休克时定时监测中心静脉压，注意有无休克及肝性脑病征象。

（2）呕吐物及排泄物次数，性状及量的变化，注意有无呕血及黑粪出现。

（3）伤口敷料渗血情况、引流物性状及量，发现异常出血应及时报告医生处理，并做好紧急手术准备。

（4）24h出入量，休克者留置导尿管记录小时尿量。

（5）每天一次测腹围，每周一次测体重：腹围测定部位做标记，注意每次在同一时间、采取同一体位在相同部位测量。

（6）动态监测血常规、肝肾功能、血电解质、血气分析、血氨等。

2. 卧位与休息

消化道大出血时，应迅速将病人安置在有抢救设备、安静、温暖的病室，休克时应按休克护理要求采取卧位；当因腹水、疼痛等致呼吸困难或不适时，协助采取半卧位或高坐卧位，以利呼吸；断流术后生命体征平稳，第二天即可采取半卧位；分流术后24～48h采取平卧位，避免过早体位变动致血管吻合口破裂。

3. 药物治疗的护理

①对消化道大出血者，迅速建立静脉双通道，按医嘱及时输血、输液，补充血容量，定时自胃管灌注冰盐水加血管收缩剂；②按医嘱正确应用止血药、抗生素、利尿药、白蛋白、血浆、凝血因子、降血氨药或解除神经递质作用药物等。密切观察用药后效果及反应，发现异常及时汇报医生处理。

4. 三腔二囊管引流的护理

（1）置管前检查三腔管是否老化、有无漏气，三管分别做好标记，以防意外放出胃囊气体；解释插管目的，说明配合方法，争取病人的主动配合。

（2）充分润滑三腔管，轻柔插入50～60cm，以抽出胃液及血液为准；胃囊先注气后钳夹并稍向外拉，然后自管端以0.5kg重量通过滑车装置作牵拉，利用反牵引力压迫胃底；若仍持续出血不止，再自食管囊注气150mL并钳夹；胃管接胃肠减压，观察止血效果，也可自此注入止血药物或进行冲洗。

（3）置管后护理 ①头偏一侧，及时抽吸口腔、鼻咽腔分泌物，防止呕吐物及分泌物误吸致坠积性肺炎；②润滑鼻腔，调整牵引绳方向，防鼻及口唇黏膜长期、过度受压，造成糜烂、坏死；③每12h将食管囊放气20～30min，防止黏膜长期压迫发生糜烂、坏死；④床旁备剪刀一把，若发现呼吸道阻塞引起严重呼吸困难时，立即剪断管子，恢复呼吸道通畅；⑤密切观察引流物性状，注意出血进展情况；⑥按医嘱48～72h（或止血24h）后拔管，拔管前抽尽气囊内气体，观察12～48h无出血后，吞服30～50mL液状石蜡充分润滑三腔管，然后缓慢、轻柔地拔出引流管。

5. 基础护理

满足日常生活需要：对体质虚弱、无法进行日常活动者，帮助其料理日常生活；有头晕、乏力者，活动时需有人陪伴床旁并监测生命体征，若发现面色苍白、心慌、出冷汗、脉搏增快、呼吸增快、血压下降等不能耐受征象时，应立即停止活动，卧床休息；病人体力好转后，协助床上及下床活动，鼓励在其耐受范围内参与自我照顾活动，尽量自己完成日常活动的自我照顾。

6. 心理护理

对大出血病人应在积极抢救的同时做好安慰和解释工作，减轻或消除其恐惧感；详细解释疾病有关知识、各种检查、治疗及手术目的、程序、效果、常见不适等，使病人有充分的思想准备，积极配合治疗和护理，促进康复。

7. 健康教育

（1）饮食指导　①肝功能损害较轻者，进食高蛋白、高热量、高维生素、低脂饮食，维持每日摄入2000～3000cal热量；肝功能严重受损及分流术后病人，限制蛋白质及含氨食物的摄入；腹水病人限制水和钠的摄入；②养成规律进食的习惯，少量多餐，食物以糖类为主；③指导家属按饮食要求为病人准备喜好、可口的食物，鼓励进食，增加摄入；④嘱进食无渣饮食，避免进食粗糙、干硬、带骨渣或鱼刺、油炸及辛辣食品，防止食管黏膜损伤，诱发大出血。

（2）注意休息　避免过量活动或过于劳累，在充分休息的基础上适当活动，一旦出现头晕、心慌、出汗等不适，立即卧床休息。

（3）避免引起腹压增高的因素　如咳嗽、打喷嚏、用力大便、提举重物等，以免诱发曲张静脉破裂出血。

（4）保持乐观、稳定的心理状态，避免精神紧张、抑郁等不良情绪。

（5）肝硬化与饮酒的关系，劝其戒酒。

（6）注意自身防护　用软牙刷刷牙，避免牙龈出血；拔输液针头后按压时间延长；防外伤等。

（7）出血先兆及出血后的基本处理方法。

（8）定时复诊的重要性、时间，大出血时紧急就诊的途径及方法。

十一、胆道疾病

（一）胆道疾病的特殊检查法

（1）B超检查　是无损伤性检查方法，在胆道结石、肿瘤和囊性病变的诊断以及阻塞性黄疸的鉴别诊断方面，被认为是首选的诊断方法。胆囊结石的诊断符合率在95%以上。

（2）经皮肝穿刺胆道造影　在 B 超引导下，用套管穿刺针经皮穿刺进入胆管，注入对比剂，在 X 线下可清晰地显示肝内外胆管和梗阻部位，有助于黄疸的鉴别。

（3）经内镜逆行胰胆管造影　应用纤维或电子十二指肠镜插入十二指肠降部，再经乳头开口插管至胆管或胰管内，注入对比剂，在 X 线下显示胆道梗阻的部位以及诊断胆道、胰腺病变。

（4）电子计算机 X 线断层扫描　对胆道系统结石、肿瘤等病变能作出较准确的判断，且不受十二指肠气体的影响。

（5）磁共振胰胆管成像　是一种无创伤的检查方法，适合年老体弱、病情严重者，能充分显示胰、胆管树的解剖形态，准确显示胆管阻塞的部位、范围和性质。

此外还有口服胆囊造影、静脉胆道造影等检查，但现在较少应用。

（二）胆囊结石及胆囊炎

胆道结石按结石所含的化学成分可分为胆固醇结石、胆色素结石和混合性结石三类。在最近一次全国胆石症调查中，发现胆囊结石占所有胆道结石的 79.9％，而 80％为胆固醇结石。胆固醇结石的形成是由于胆汁中胆固醇含量增加，或胆盐及磷脂成分减少，胆固醇可沉淀析出结晶，而形成结石。胆囊结石和胆囊炎常同时存在，往往先有结石，结石阻塞胆囊颈管，胆汁淤积、细菌繁殖而致胆囊炎，在严重创伤和大手术后，胆囊收缩功能降低，胆汁淤滞、胆盐浓度增高，刺激胆囊黏膜引起非结石性胆囊炎。

胆囊炎症始于黏膜层，炎症发展可波及胆囊壁全层，形成化脓性或坏疽性胆囊炎，如胆囊壁坏死穿孔可导致胆汁性腹膜炎。

炎症消退后又反复多次发作可形成慢性胆囊炎。

临床表现

（1）胆绞痛　右上腹阵发性绞痛，剧烈难忍，常在进高脂食物后发作，亦多见于夜间发作。疼痛向右肩背部放射。

（2）恶心呕吐　由反射性刺激引起。

（3）发热　常为中度发热，如胆囊积脓、穿孔可高热。

（4）右上腹压痛　严重时可出现反跳痛，肌紧张，墨菲征阳性。可触及肿大的胆囊。根据临床表现，B 超检查发现有胆囊结石影或胆囊壁明显增厚时可确诊。

治疗原则

手术切除病变的胆囊。有开腹胆囊切除和腹腔镜胆囊切除术两种。年老体弱、并存病多、不能耐受胆囊切除术，或胆囊周围粘连严重时，可行胆囊造口术。术前有黄疸史，术中见胆总管扩张至 1.2cm 以上，胆总管可触及结石以及肿瘤时，在切除胆囊的同时应探查胆总管。

护理评估

（1）现病史　右上腹阵发性绞痛，疼痛向右肩背部放射，伴恶心呕吐。询问疼痛发作前是否进油腻饮食、过度疲劳。

（2）身体评估　有中等度发热或高热，右上腹压痛，病重时有反跳痛、肌紧张，右上腹可触及肿大的胆囊。

（3）既往健康情况　既往有无类似发作，治疗方法及检查结果。妇女有无多次妊娠生育史；是否出现过皮肤、巩膜黄染，老年人有无动脉硬化性疾病。

（4）心理社会评估　病人常常担心胆囊切除后会影响日后进食和食物消化，对麻醉和手术有恐惧感，部分患者担心结石复发。

（5）实验室及辅助检查的评估　血白细胞计数增加，呕吐和禁食可能使血清Na^+、K^+的浓度降低。病史长者可能出现缺水。B超检查发现结石。

护理诊断

（1）疼痛　与胆管痉挛、手术和胆瘘有关。
（2）有体液不足的危险　与呕吐、禁食有关。
（3）缺乏知识　与缺乏胆石症手术治疗的知识有关。
（4）潜在并发症　胆囊穿孔、术后胆漏（胆囊颈管结扎线脱落，或迷走胆管漏胆汁）和术后出血（胆囊床渗血或胆囊动脉结扎线脱落出血）。

护理目标

① 疼痛减轻。
② 病人的体液保持平衡。
③ 增加胆囊切除术后的有关保健知识。病人获得胆囊结石手术治疗的健康知识。
④ 预防手术后并发症。

护理措施

（1）疼痛的护理
① 卧床休息，协助病人采取舒适的体位，入院后及时放置鼻胃管胃肠减压。
② 对病人的主诉采取同感性倾听，以减轻焦虑，降低不适。
③ 协助应用镇痛药物，胆绞痛时可用阿托品、山莨菪碱等，术后切口疼痛可用哌替啶注射液、曲马多注射液或栓剂。
（2）迅速建立静脉输液途径，适量补充液体和电解质。
（3）给患者讲解结石合并炎症的胆囊已失去正常的功能，保留不仅无用，而且是一个隐藏的感染病灶，危害身体健康，胆囊切除后，胆总管可发挥部分代偿功能。
（4）预防并发症
① 术前密切病情变化，如果腹痛范围扩大，全身情况加重，有胆囊穿孔的可

能，应立即报告医生，并迅速完成术前准备。

② 观察腹腔引流管内引流液的颜色、量、性状，如为较多鲜血或胆汁，应立即报告医生，及时处理。

（5）健康教育

① 术后病人不吃肥肉等高脂肪饮食，增加高蛋白类食物，食物宜清淡、易消化。

② 指导病人对异常现象的观察，如出现腹胀、恶心、呕吐、黄疸、茶色尿液和伤口红、肿、热、痛等应及时到医院检查。

（三）胆管结石及胆管炎

胆管结石分为肝外胆管结石和肝内胆管结石两种。肝外胆管结石又可分为原发性和继发性两种，继发性肝外胆管结石常由肝内胆管结石下落引起，少部分来自胆囊结石。肝内胆管结石是发生于左、右肝管及其以上分支胆管内的结石。左侧多于右侧，常与肝外胆管结石并存。胆管结石主要为胆色素结石。胆色素结石的形成是于胆道内感染，细菌产生 β-葡萄糖醛酸酶，水解可溶性的结合性胆红素，成为非水溶性的游离胆红素，与钙结合后沉淀，形成胆色素结石。胆管结石和胆管炎常同时存在，互为因果。结石可引起胆管阻塞、胆汁淤滞，发生感染，导致胆管炎。反复胆管炎可使结石增多增大。此外寄生虫、肿瘤和胆管狭窄也可引起胆管阻塞。常见细菌为大肠埃希菌、变形杆菌。

>>· 临床表现

（1）腹痛　起病急骤，突发右上腹或剑突下顶胀痛或绞痛。常发生在进油腻饮食或体位改变后。

（2）寒战、高热　继胆绞痛后出现。细菌毒素逆行扩散经门静脉入体循环引起全身感染症状；病人急性重病容，高热大汗、恶心、呕吐。

（3）黄疸　常于胆绞痛及高热后出现不同程度的黄疸，有时阻塞性黄疸成为少数胆管结石者唯一的临床表现。

三者并存称为查柯三联征（Charcot 征），是胆管感染的典型表现。在 Charcot 征基础上出现神志淡漠，嗜睡、昏迷以及血压降低，心率 120～140 次/分，病变已发展为急性梗阻性化脓性胆管炎，可在短时间内死亡。

（4）血白细胞 $2.0×10^9/L$，血清转氨酶增高，血清胆红素、尿胆红素增高。

（5）B 超见胆管增粗，有时可发现结石或其他病灶。

（6）病情稳定时可行 PTC 或 ERCP 检查，显示梗阻的部位和性质。

>>· 治疗原则

（1）急性梗阻性化脓性胆管炎　应紧急手术解除胆道梗阻并减压引流，同时给予抗炎、补液支持治疗。

（2）肝外胆管结石　可行胆总管切开取石、T 管引流术，或经十二指肠镜行十二指肠乳头切开取石术。

（3）肝内胆管结石　主要是手术治疗，通过手术切除病灶，解除狭窄，通畅引流。也可经 T 管窦道用纤维胆道镜取石。

>> 护理评估

（1）现病史

① 突然发作右上腹或剑突下绞痛，伴恶心、呕吐、畏寒、发热，体温 39℃ 以上，巩膜和皮肤黄染，尿呈茶色。既往反复发作胆绞痛。发作前曾进油腻饮食。

② 严重者可迅速出现发绀、血压降低、心率 120～140 次/分的休克表现及神志淡漠或谵妄、昏迷的表现。

（2）身体评估　急性重面容，右上腹压痛、反跳痛。

（3）既往健康情况　部分患者既往有胆道手术史，由于饮食限制，比较消瘦，营养状态较差。

（4）心理社会评估　因较多患者既往曾行胆道手术，担心此次手术治疗后以后还会复发，常常恐惧或抑郁。又因为病人多来自农村，经济情况差，多次治疗已经负债，往往消极、悲观，可能拒绝治疗。

（5）实验室及辅助检查评估　血清总蛋白＜60g/L，白蛋白＜25g/L，红细胞计数、血红蛋白值低于正常，血清 K^+、Na^+ 降低，血清谷丙转氨酶、碱性磷酸酶升高。PTC 和 ERCP 检查可显示胆管梗阻的部位和性质。B 超检查可见胆管扩张或发现病灶。

>> 护理诊断

（1）焦虑　与疼痛、心理恐惧有关。

（2）有休克的危险　与胆道感染有关。

（3）营养失调（低于机体需要量）　与长期禁食和消耗有关。

（4）有皮肤完整性受损的危险　与手术有关。

（5）潜在并发症　胆汁性肝硬化、肝功能衰竭、急性胰腺炎、肝脓肿、胆道出血、术后 T 管引流不畅。

>> 护理目标

① 血压脉搏在正常范围。

② 心理负担减轻，信心增强。

③ 营养状况改善。

④ T 管周围皮肤未出现红肿或破损。

⑤ 预防并发症发生。

>> 护理措施

（1）严密观察病情变化 胆道感染病情严重、变化快，当病人腹痛加剧、寒战、高热、黄疸伴休克时，应抢救休克和紧急手术同时进行，尽早解除胆道梗阻，抢救生命。

（2）稳定病人情绪 安慰、体贴患者，并详细给患者介绍，由于新术式和新技术的广泛应用，胆道结石的复发率和再次手术率已明显减低。尽量减少医疗费用。

（3）迅速完成各项术前准备 维持水、电解质平衡，观察生命体征变化，遵医嘱应用有效抗生素。

（4）供给适当营养 术后能进食者，可给予高蛋白饮食，长期不能进食者可给予全胃肠外营养。

（5）发热护理 高热时，应给予物理降温、吸氧、药物退热、测量记录体温及观察降温效果。

（6）黄疸护理 黄疸较深时，因胆盐刺激，引起皮肤瘙痒，用温水清洗或炉甘石洗剂擦拭局部，可稍止痒，应用抗组胺药物也可止痒。

（7）并发症的密切观察 如出现谵妄、昏迷、黄疸加深，血清转氨酶持续上升等表现可能为急性肝功能衰竭；腹痛扩展至左上腹或左腰部，血尿淀粉酶、脂肪酶升高，为急性胰腺炎的表现，T管流出血性胆汁或鲜血系胆道出血。观察到上述情况，应立即报告医生及时处理。

（8）T管护理 胆道手术后，应常规放置T管引流，可预防胆漏、观察肝胆道的病情变化，为进一步的治疗提供通道。护理措施如下。

① 妥善固定：更换床单，病人翻身和更换敷料时应千万小心，防止T管牵拉脱落。

② 保持引流通畅：如观察到胆汁突然减少，应注意是否有泥沙样结石或蛔虫堵塞，是否引流管扭曲受压。如有阻塞可用无菌生理盐水缓慢冲洗，不可用力推注。更换引流袋时注意无菌操作。

③ 观察记录胆汁量及性状：每日胆汁量为300～500mL，量过少可能因T管堵塞或肝功能衰竭所致；量过多可能胆总管下端仍有梗阻；若胆汁颜色过淡、过于稀薄，量过多，表示肝功能不佳；若胆汁混浊或有泥沙结石流出，提示有肝内胆管结石。

④ 观察病人全身情况：如病人体温下降、黄疸消退、大便颜色加深，说明胆汁已部分进入肠道，否则也表示胆总管下端不通畅。

⑤ 保护引流管口皮肤：定期消毒管口皮肤，更换敷料，如有胆汁渗漏，应及时换掉湿纱布，局部擦拭锌氧油保护。

⑥ T管造影，应常规完成，在术后14天，用38%胆影葡胺注入T管内拍摄X线片，了解有无胆道残余结石或其他病变，如有残石可于术后6周行纤维胆道镜取石。如无异常可考虑拔管。

⑦ 拔管：拔管时间在术后14天以上，营养状态不好时，可延长时日。拔管前先抬高引流管，平卧时在腋中线水平上30cm，抬管后1天内如无腹痛、腹胀、发

热，再夹闭 T 管 2 天仍无不适反应，可拔除 T 管。拔管后继续观察腹痛、体温及黄疸情况。管口继续换药直到愈合。

⑧ 健康教育

a. 低脂肪饮食。

b. 带 T 管出院的患者，应讲明其目的和意义。如有些胆道狭窄需用 T 管支撑3～6 天才有效果；胆道残石如需纤维胆道镜取石，6 周后 T 管窦道才长得坚韧、厚实，取石时才不会破裂，如 T 管脱落应及时到医院就诊。

c. 告诉病人服用利胆排石的中药有一定的预防结石复发的作用。

（四）胆道蛔虫病

胆道蛔虫病是一种较常见的异位蛔虫症。儿童和青壮年多见。农村发病率较高，近年来由于我国卫生防治工作的结果，发病率已明显下降。

蛔虫通常寄生在人体小肠中下段内，由于机体因高热、饥饿、恶心呕吐、腹泻和妊娠等因素可引起胃肠道功能紊乱或驱虫不当，胃酸度降低等，成虫因寄生环境的变化而上窜入胆道引起本病。

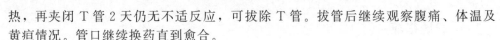

临床表现

（1）病人突发上腹剑突下钻顶样绞痛，由于蛔虫成虫上窜入胆道，Oddi 括约肌痉挛产生绞痛，呈阵发性反复发作，使病人辗转不安、全身大汗、痛苦异常。虫体静止或完全进入胆道后，绞痛即缓解甚至完全消失，病人可安静入睡，常伴恶心呕吐，甚至呕出蛔虫。

（2）多数病人无黄疸及感染症状，腹部柔软，剑突下或稍偏右有压痛，但无反跳痛，无肌紧张。症状严重而体征轻微是胆道蛔虫病的特征。

（3）发热和黄疸蛔虫可携带肠道细菌进入胆道，引起继发感染，并发胆道炎症、胆源性肝脓肿、胆源性胰腺炎等。蛔虫体阻塞胆道后，可出现轻度黄疸、畏寒和发热。

诊断要点

根据临床表现及下列检查协助诊断。

（1）实验室检查　血白细胞计数和嗜酸粒细胞可增多。粪便及十二指肠引流液中有虫卵。

（2）B 超　可见胆总管略扩张。

治疗原则

（1）非手术治疗

① 抗感染：应用甲硝唑、庆大霉素等药物。

② 利胆驱虫：除中药外，常用 50％硫酸镁、阿司匹林、磷酸哌嗪、阿苯达唑等药物。氧气驱虫也常有效。近几年来在内镜（ERCP）直视下取虫，诊断和治疗

效果亦较好。

（2）手术治疗　当胆道梗阻难以解除时应考虑手术，切开胆总管探查取虫，置T管引流，术中、术后驱虫治疗。

>> **护理要点**

① 观察并记录病人疼痛发作情况。

② 驱虫药应于清晨空腹或晚上临睡前给病人服用；服药后观察粪便内有无蛔虫体排出。

③ 培养儿童和人群养成良好卫生习惯，如饭前便后洗手，水果要削皮后吃，烹调蔬菜前要清洗干净等。

（五）内镜在胆道疾病中的应用及其护理要点

内镜技术在胆道疾病的治疗中已发挥了重要作用，它具有损伤小、恢复快的优点，是近几年来胆道外科的一项重大进展。下面介绍电视腹腔镜、胆道镜和十二指肠镜的各自适应证、禁忌证及护理要点。

1. 电视腹腔镜胆囊摘除术

腹腔镜在胆道外科的应用主要是腹腔镜胆囊切除术。90%以上的胆囊切除术可经腹腔镜完成。

（1）适应证　胆囊结石、慢性胆囊炎、胆囊息肉。

（2）禁忌证　①萎缩性胆囊炎；②胆囊癌；③肝硬化合并门静脉高压者；④肝胆管结石；⑤胆囊三角解剖结构不清；⑥凝血机制障碍。

（3）护理要点　①给患者讲解腹腔镜胆囊切除术的有关知识，解除心理疑虑；②术前置鼻胃管和导尿管；③备皮，特别注意脐部皮肤清洗干净；④术后严密观察生命体征的变化；⑤观察腹腔内出血，应注意腹部穿刺点有无渗血现象；有引流管者观察引流液的量和颜色，以及有无腹痛，腹胀；⑥观察胆道损伤，有无胆漏，注意病人巩膜和皮肤是否有黄疸发生，并注意引流管有无胆汁流出及腹膜炎体征；⑦下肢静脉炎，主要由于气腹后造成下腔静脉压力升高，下肢静脉回流受阻，静脉内压力升高，输液后易发生渗出而致炎症改变，50%硫酸镁液湿敷后能改善症状，应选择上肢输液；⑧肩背部酸痛是二氧化碳积聚在膈下刺激神经反射而致，术后尽量排除二氧化碳气，吸氧 10～16h 能减少该症发生率，口服吲哚美辛，疗效显著；⑨皮下气肿，腹胸部皮肤肿胀并有捻发音，经热敷后可自行消退。

2. 纤维胆道镜

可在手术中或手术后 T 管窦道应用。

（1）适应证　①术中术后胆道检查。②肝内外胆管结石取石。③取胆道蛔虫。④息肉或肿瘤取活检。⑤胆管狭窄扩张治疗或置放胆道支架。

（2）禁忌证　一般无特殊禁忌证。

（3）护理要点　①给患者介绍纤维胆道镜治疗的目的以及可能出现不适反应；

②胆道镜及辅件用甲醛气体消毒 1h（术后胆道镜）；③无菌生理盐水每 500mL 内加庆大霉素 8 万 U 注入胆管内，使视野清楚；④如一次胆道镜不能取净结石，需再次取石时，必须经窦道再放一根短臂 T 管或普通引流管进入胆总管；⑤T 管可缝合固定，也可胶布固定；⑥如果 T 管不慎脱落，应立即再次置入；⑦胆道镜检查时间最早在术后 6 周，两次胆道镜间隔时间为 1 周。

3. 十二指肠镜

主要方法是在十二指肠镜下经十二指肠乳头插管注入造影剂在 X 线下显示胆管、胰管的情况（ETCP）。现在多用于治疗许多胆、胰疾病，如十二指肠乳头切开术（EPT）。

（1）适应证 ①原因不明的梗阻性黄疸；②肝胆、胰腺恶性肿瘤；③慢性胰腺炎；④良性乳头狭窄；⑤胆管结石；⑥急性胆管炎；⑦胆道蛔虫症；⑧胆源性胰腺炎；⑨胰管内结石；⑩胰头部恶性肿瘤。

（2）禁忌证 ①有消化道梗阻者；②碘过敏者；③有心肺功能不全者；④有出血倾向者；⑤胆总管下段狭窄长度超过 2cm 者；⑥胆管高位狭窄并肝内胆管结石者。

（3）护理要点 ①术前向患者说明检查的必要性和可能的并发症，签署同意书；②咽部滴入润滑胶；③术前肌内注射山莨菪碱 10mg；④取出义齿，将牙垫咬好，左侧卧位；⑤准备好各种导管，高频发生器和对比剂。小腿处系好电极板；⑥术中如出血，可用 0.6%～0.8% 去甲肾上腺素盐水冲洗；⑦术后观察消化道出血、急性胰腺炎、十二指肠穿孔的表现，如有发生，立即报告医生，作出处理。

十二、急性胰腺炎

急性胰腺炎是由于胰酶对胰腺组织的"自体消化"而引起。它分为急性水肿型和急性出血坏死型两类。前者病情较轻微，一般经内科姑息治疗 1～2 周可治愈。而后者则是一种极为严重的外科急腹症，其来势凶猛，病情严重，发展迅速，并发症多，不仅可引起急性腹膜炎，而且常因并发休克、多器官功能衰竭而危及生命，病死率高。出血坏死型胰腺炎病情复杂多变，护理问题多，护理难度大，集中体现了胰腺疾病的外科护理要求。

▶▶ 病因

急性胰腺炎病因较复杂，目前尚未完全阐明。一般认为胆汁和胰液反流及胰酶损害胰组织对其发病起重要作用。

（1）胆道疾病 最常见，占我国急性胰腺炎发病原因的 50% 左右，多因胆总管下端结石、胆道蛔虫、胆管炎、Oddi 括约肌水肿、痉挛或壶腹部狭窄等引起主胰管与胆总管"共同通道"梗阻，胆汁逆流入胰管，胆酸等成分激活胰酶；同时由于胰液排出受阻，胰管内压增高，胰腺导管及腺泡破裂，胰液进入胰腺实质，导致胰腺的"自身消化"。

（2）酗酒与暴饮暴食 在我国占急性胰腺炎发病原因的 30％。摄入食物和酒精后均可通过神经体液调节机制反馈性刺激胰液分泌增加；此外，酒精尚可直接造成胰腺腺泡细胞中毒、胰液内蛋白质沉淀阻塞胰腺导管及 Oddi 括约肌水肿、痉挛，从而使胰液引流不畅，胰管内压增高，胰管屏障作用遭受破坏。

（3）其他胰腺外伤 逆行胆胰管检查时插管损伤；病毒或细菌（如腮腺炎病毒、肝炎病毒、伤寒杆菌）感染；代谢-营养紊乱（如妊娠、高钙血症、甲状旁腺功能亢进症）；遗传因素；某些药物副作用（如口服避孕药、长期应用雌激素、维生素 A、利尿药、硫唑嘌呤、吲哚美辛）以及情绪激动等均可导致胰腺炎。

除以上病因外，有的胰腺炎找不到确切的原因，称特发性胰腺炎。

>>· 临床表现

1. 腹痛

因胰腺炎多见于体尾部，故多为左上腹持续性剧烈疼痛，若为全胰腺炎则整个上腹呈索带样疼痛。疼痛与体位和饮食有关（屈曲位减轻，进食后加重），且不易为一般镇痛药所缓解。

2. 恶心、呕吐

早期呈反射性呕吐，晚期因严重肠麻痹而呈溢出性呕吐，呕吐之后疼痛不缓解。

3. 腹胀

主要因肠麻痹和腹腔积液所致。腹胀进行性加重是本病特征之一，也是病情恶化的征兆。

4. 腹部体征

由于腹腔内炎症刺激，病人腹式呼吸减弱；严重腹膜炎时，表现为全腹压痛、反跳痛、肌紧张，尤以左上腹为甚；因腹腔内大量渗液，可有移动性浊音；肠鸣音减弱，出现麻痹性肠梗阻时，肠鸣音可消失；腰部常有压痛，甚至出现水肿及发红；腰背部或脐周可出现瘀斑（Grey-Turner 征或 Cullen 征）。

5. 休克

为急性出血坏死性胰腺炎早期主要死亡原因之一，多因胰腺坏死或合并严重胆道感染所致。由于广泛腹膜炎致大量失液、脱水；大量组织坏死产生的毒性物质被吸收；胰腺坏死产生心肌抑制因子引起心功能障碍，激肽的产生与释放使周围血管扩张，加之胰腺坏死合并严重感染，病人早期即可发生循环衰竭，表现为面色苍白、四肢湿冷、脉搏细速、血压下降、尿量减少等。

6. 多器官功能衰竭

为急性出血坏死性胰腺炎的主要死亡原因之一，因胰腺坏死释放毒素而致。其中出现最早、发病率最高的是肺功能衰竭，其次为肾功能衰竭、肝功能衰竭、心功能衰竭、消化道出血，DIC 以及脑损害等较少见。

7. 发热、黄疸

坏死组织吸收可致发热，合并严重感染时可出现高热。胰腺炎黄疸发生率约20%，在严重胰腺水肿压迫胆总管或胆源性胰腺炎时可出现。

8. 淀粉酶检查

急性胰腺炎时，血、尿淀粉酶均可升高，其升高与检查时间有关。①血淀粉酶：一般发病后数小时开始升高并持续 2 天左右，一般＞500U（索氏）有诊断价值。②尿淀粉酶：常于发病 2 天后开始升高并可持续 1～2 周，＞500U（索氏）可作诊断。对血、尿淀粉酶的测定和动态观察需遵循此特点。血、尿淀粉酶升高虽为诊断急性胰腺炎提供重要参考，但其与急性胰腺炎严重性无关，因严重胰腺坏死时，其淀粉酶分泌减少，血、尿淀粉酶可以不高。③腹腔穿刺液淀粉酶：急性胰腺炎时常＞1500U（索氏）。

9. 其他辅助检查

（1）实验室检查　①血钙降低、血糖升高、严重感染时白细胞升高；②循环衰竭及呼吸衰竭时可出现动脉氧分压降低、二氧化碳分压升高、pH 升高、血钾升高等；③肝、肾功能衰竭时可出现血浆白蛋白降低、白球蛋白比例失调、胆红素及血清转氨酶升高、肌酐和尿素升高等；

（2）影像学检查　B 超、CT、MRI、X 线检查可发现胰腺肿胀、胰周及腹膜后浸润、胰周脓肿、假性胰腺囊肿等。

≫ 治疗原则

近年来，随着影像学的发展、ICU 监测手段的进步及新的抑酶制剂的出现，人们对急性坏死性胰腺炎手术治疗在观念上发生了明显变化，治疗上趋向于中西医结合的非手术治疗，手术时机上偏向于晚期手术，手术方式则趋向于根据术中病理发现的不同，选择不同的引流方式。

1. 非手术治疗

（1）禁食、持续胃肠减压　目的是减少胃酸刺激胰酶分泌，减轻腹胀。

（2）积极抗休克、营养支持、纠正水电解质酸碱失衡　充分扩充血容量，降低血液黏度，改善微循环，纠正水、电解质、酸碱失衡，同时进行营养支持。有条件者早期即可予以全胃肠外营养，维持机体正氮平衡，使胰腺外分泌处于"休息"状态。

（3）改善微循环　静脉滴注复方丹参及生脉注射液等药物降低血液黏度，改善肺及胰腺微循环，防治胰腺炎引发的 ARDS 及胰腺损害。

（4）抑制胰酶分泌　应用抑制消化腺分泌的药物，如奥曲肽、生长激素释放抑制激素（施他宁）等，减少胰酶分泌。

（5）减少胰酶吸收　采用中药柴芩承气汤经胃管灌注行通里攻下治疗，辅以硫酸镁等泻药，促进肠蠕动，改善肠麻痹状态，减轻腹胀；同时通过减少胰酶肠吸收，有效降低血中胰酶浓度，有效改善全身中毒症状。

（6）积极防治感染　选用对胰腺易感细菌敏感、能透过血胰屏障的抗生素，有效抗感染。

（7）防治多器官功能衰竭　密切监测各重要脏器功能，积极预防并处理多器官功能衰竭，尤其是急性成人呼吸窘迫综合征。

2. 手术治疗

在积极非手术治疗的情况下，病情逐渐加重，且合并胰腺或胰周细菌感染或脓肿形成时才采取手术治疗。手术目的是引流含胰酶及毒性物质的腹腔液，清除坏死组织，解除胆道梗阻。手术方式根据病变程度及范围可选择胰床引流术、胰腺及胰周坏死组织清除术、腹腔引流术、后上腰腹膜后灌洗引流术以及三造口术（即胃造口、空肠营养造口、胆总管探查 T 管引流或胆囊造口术）。胃造瘘可避免长期安置鼻胃管对呼吸的影响和对咽喉刺激引起的不适；空肠造口可接替完全胃肠外营养，减少 TPN 治疗并发症，为长期经肠道提供营养支持，促进康复作准备。

≫· 护理评估

1. 健康史

主要询问有无暴饮、暴食、酗酒、胆道疾病、逆行胆胰管造影、胰腺外伤、细菌、病毒感染等历史。

2. 生理评估

① 生命体征、意识、皮肤黏膜色泽、肢体温度、湿度、24h 出入量、休克时记录每小时尿量。

② 腹痛性质、程度、时间、部位；腹胀情况；呕吐次数、呕吐物性状及量；腹部体征，尤其是腹膜刺激征、肠鸣音变化；有无牙龈出血、鼻衄、便血、皮下瘀斑或出血点等。

③ 营养状况：包括体重、三角肌皮皱褶厚度等。

④ 并发症征象。

⑤ 术后伤口渗出物、引流物性状及量。

⑥ 血、尿淀粉酶，肝、肾功能，电解质，血气分析，血常规，B 超，CT，MRI 及 X 线辅助检查结果。

3. 心理社会评估

（1）心理状态　有无焦虑、恐惧、失望等情绪表现。

（2）社会支持力量　病人重要关系人（包括家属、亲朋好友、同事、领导等）对其生理、心理的照顾和支持情况，以及医疗费用的来源等。

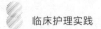

>>· 护理诊断

（1）体液不足　与腹腔大量渗液、禁食、胃肠减压、术中体液丢失、术后引流液丢失、血管床容积扩大、腹腔大动脉溃破出血有关。

（2）气体交换受损　与肺循环障碍、通气/血流比例失调、肺表面活性物质分泌减少、腹胀有关。

（3）清理呼吸道无效或低效　与全麻术后呼吸道分泌物增加、切口疼痛惧怕咳嗽、体液不足痰液黏稠、无力咳嗽、缺乏咳嗽知识有关。

（4）营养失调（低于机体需要量）　与长期禁食、摄入量减少、腹腔大量蛋白质渗出、感染及高热致机体高代谢状态有关。

（5）舒适改变　与腹腔内炎症刺激引起剧烈疼痛、手术创伤、引流管牵拉、强迫体位有关。

（6）体温过高　与坏死组织毒素吸收、继发感染、脓肿有关。

（7）活动无耐力或耐力降低　与组织灌注不足、呼吸困难、疲乏无力、切口疼痛、引流管牵拉有关。

（8）自理缺陷或自理能力减弱　与手术创伤、乏力、引流管牵拉有关。

（9）焦虑恐惧　与突然发病、病情危重、缺乏疾病有关知识、担心预后、环境陌生、与亲人分离有关。

（10）睡眠形态紊乱　与焦虑、恐惧、舒适改变、环境刺激有关。

>>· 护理目标

① 维持生命体征和尿量正常。

② 维持血气分析值在正常范围，无气紧感。

③ 痰液减少，呼吸音清晰。

④ 营养状况有所改善，体重保持入院前水平，血清白蛋白、血红蛋白恢复正常。

⑤ 疼痛减轻，舒适感增强。

⑥ 体温维持或恢复正常。

⑦ 日常活动情况下不感疲乏。

⑧ 卧床期间生活需要得到满足，恢复到原来的生活自理水平。

⑨ 焦虑、恐惧程度减轻，生理和心理舒适感增强。

⑩ 睡眠充足，睡眠后精力较充沛。

⑪ 建立一种有效的沟通方式，表达所需。

⑫ 意识、性格保持正常。

⑬ 了解疾病有关知识，能积极配合治疗、检查和护理。

>>· 护理措施

1. 病情观察

（1）密切监测生命体征　休克者定时监测 CVP 变化，注意有无休克、感染、心功能衰竭、呼吸衰竭、代谢性酸中毒等征象。

（2）密切观察意识变化 出现烦躁、谵妄、淡漠、昏迷，提示病人休克；出现焦虑不安、幻觉、定向障碍、失语、昏迷则提示已并发胰性脑病。

（3）动态监测血糖及尿糖 TPN 治疗期间，一般每 4～6h 测血糖一次，为调整外源性胰岛素用量提供依据。一般以维持尿糖（＋）～（＋＋）为最佳状态。

（4）定时监测尿比重 若比重＞1.030 示有脱水；若比重＜1.010 则表明肾功能衰竭。

（5）准确记录 24h 出入量 必要时留置导尿管记录 24h 尿量。若每小时尿量＜30mL或 24h 尿量＜500mL，应考虑有无脱水、休克或肾衰竭。

（6）密切观察皮肤黏膜状况 注意有无苍白、发绀、皮下出血点、瘀斑等贫血、呼吸衰竭及 DIC 征象。

2. 饮食及胃肠减压的护理

讲明禁食的必要性和重要性，举例说明过早进食对健康的危害性，争取病人及家属对长期、严格禁食的主动配合；绝对禁食、胃肠减压；保持胃肠减压通畅、有效；观察并准确记录引流物性状和量的变化，注意有无咖啡色或暗红色引流物出现，警惕应急性溃疡穿孔出血、消化道出血及 DIC 的出现。

3. 药物治疗的护理

（1）按医嘱使用抗生素、抑制胰酶分泌及改善微循环药物等。

（2）注意观察用药后效果及反应，发现异常反应及时报告医生处理。

（3）中药治疗病人的护理 ①大承气汤内含芒硝为挥发性药物，应单独包放，待每次灌药前加入所需量；②按医嘱定时自胃管灌注，夹闭 30min 后再开放引流；③保持注射器具清洁，避免污染，每日更换、清洁并煮沸消毒；④密切观察用药后反应，注意腹部症状、体征及大便次数、性状和量的变化；⑤加强皮肤护理，预防压疮：大承气汤泻下作用强烈，病人大便次数及量均增加，极易形成压疮，应加强压疮预防措施。

4. 补液治疗的护理

（1）根据病情随时调节输液量、浓度及滴速 休克病人输升压药时应随时根据血压变化调节滴速及用药浓度，一般维持血压 90/60mmHg 左右为宜。

（2）TPN 治疗者，应维持 24h 匀速滴注，避免输入过快致高渗性脱水，输入过慢造成营养补充不足；同时严格按要求进行 TPN 治疗的护理，防止细菌污染、脱管、堵管、空气栓塞及漏液等，确保 TPN 治疗顺利进行。

5. 多器官功能衰竭的预防及护理

（1）ARDS 的预防及护理

① ARDS 的预防：低流量吸氧；温水湿化氧气；半卧位；定时胸部理疗；氧气雾化。

② ARDS 的护理：立即备好气管插管、气管切开用物，通知并配合医生紧急气管插管、气管切开，尽早行人工呼吸；严格气管切开护理；严格限制液体入量、滴速，避免加重肺循环负荷；按医嘱给利尿药，减轻肺水肿，改善肺功能；定时胸

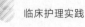

部理疗和雾化吸入,改善肺通气功能;密切观察呼吸、面色、肺部体征及血气分析变化,了解病情进展情况。

(2)肾衰竭病人的护理 同第一章第四节中肾功能衰竭的护理措施。

(3)其他器官功能衰竭病人的护理 按相应护理常规进行。

6. 管道护理

(1)引流管的护理 ①卧位,卧向患侧30°或仰卧位,以利引流;②妥善固定,保持通畅;③术后12h可接负压吸引;④每日抗生素稀释液冲洗脓腔,注意维持冲洗和引流量平衡;⑤密切观察引流物性状和量,注意有无血性液流出,若发现异常出血,应立即报告医生处理,必要时积极做好紧急手术的准备;⑥严格无菌操作,每日更换引流瓶,冲洗液现配现用;⑦保持敷料清洁、干燥,及时更换浸湿的敷料,尤其是术后72h内脓液及坏死组织引流较多,需每日更换数次敷料;⑧引流管口周围皮肤的保护,局部涂擦氧化锌软膏或紫草油等,防止胰液腐蚀、糜烂。

(2)胃造口管的护理 同第一章第三节食管癌中胃肠减压的护理。

(3)空肠造口管的护理 按空肠造口护理常规进行。

(4)T管的护理 按T管护理常规进行。

7. 心理护理

急性胰腺炎常突然发病,病人病情危重,病情复杂多变,多需在重症监护病房治疗,由于环境改变、与亲人分离,加之对疾病性质、治疗、护理等缺乏了解,常担心治疗效果和预后,恐意外突然发生。此外,由于治疗时间长、费用高,需有人长期陪伴、照顾等,对家庭造成较大的劳务负担和经济负担。护士应加强与病人及其重要关系人的沟通,充分动员其社会力量支持、关心和帮助病人,同时做好安危的解释工作和有关的健康教育,消除或减轻病人心理障碍。注意提供安静、清洁、舒适、无不良刺激的治疗环境,促进其康复。

8. 恢复期健康指导

(1)饮食指导 宣传合理进食的重要性及不当进食的严重危害性,指导合理进食,嘱其不暴饮暴食,应少食多餐,进食低脂饮食,避免饮酒和进食刺激性食物,以免过度刺激胰腺分泌,导致病情加重或胰腺炎复发。

(2)告知需及时就诊的异常征象 如腹痛、腹胀、恶心呕吐、发热等;嘱病人坚持定期复查,以利康复。

(3)伤口瘘的护理 指导病人及家属保持伤口无菌及周围皮肤清洁,注意保护瘘口周围皮肤,防止糜烂。嘱其定期到门诊换药,直至愈合。

(4)指导病人观察大便性状变化 由于胰腺功能部分丧失,胰液分泌减少,病人消化能力降低,易出现脂肪泻,告知若发现大便恶臭、带泡沫或漂浮物等应及时报告医生。

(5)指导病人养成良好的个人卫生习惯 如定时驱蛔、不吃不洁生食、饭前便后洗手等,避免寄生虫及细菌、病毒的感染。

第七节 泌尿及男性生殖系统疾病

一、泌尿系损伤

泌尿系统损伤以男性尿道损伤较多见，肾和膀胱次之，输尿管损伤较少见。

（一）肾损伤

因为肾的位置深且隐蔽，受到腰肌椎体肋骨和前面脏器的保护，所以肾损伤较少见。肾损伤按暴力方式和损伤程度分为两大类：开放性损伤和闭合性损伤。开放性损伤可因弹片、刀剑等锐器致伤。闭合性肾损伤可因直接暴力如腰部、腹部受硬物撞击或挤压、肋骨或横突的骨折等致肾损伤。间接暴力如自高处跌下或是臀部着地骤然减速作用，可致肾蒂断裂。

▶▶ 分类

（1）肾挫伤 肾实质内或包膜内形成血肿、肾包膜及肾盂黏膜尚完整。

（2）肾部分裂伤 肾实质部分裂伤伴有肾包膜破裂，则可形成肾周围血肿；若伴有肾盂黏膜破裂，则可出现肉眼血尿。

（3）肾全层裂伤 肾实质、肾包膜、肾盂黏膜一并破裂，大量血和尿流入肾周围，同时有严重血尿。

（4）肾蒂血管断裂 引起严重大出血，常来不及诊治即死亡。

▶▶ 临床表现

（1）休克 重度肾损伤或合并其他脏器伤时，常发生创伤失血性休克。重度肾损伤，尤其合并其他脏器损伤时，因创伤和出血常发生休克甚至危及生命。

（2）血尿 肾挫伤时血尿轻，重度肾损伤多有大量肉眼血尿。当血块堵塞输尿管、输尿管或肾盂断裂、肾蒂血管伤时，血尿可不明显，甚至无血尿。肾蒂断裂，损伤性肾动脉血栓形成，血尿可不明显，甚至无血尿。

（3）疼痛及肿块 肾及肾周围组织损伤引起患侧腰腹部疼痛。血液和尿液渗入肾周围组织可形成肿块，疼痛加剧，并有明显触痛，腰部、腹部肌肉紧张。血液、尿液刺激腹膜或进入腹腔，可出现腹痛和腹部触痛、肌紧张、肠鸣音弱等腹膜炎症状。

（4）其他 尿外渗继发感染，出现发热，局部疼痛加剧。开放性损伤时，伤口可有血性尿液漏出。

（5）辅助检查 化验尿中含有大量红细胞，血红蛋白与血细胞比容持续降低说明有活动性出血。血白细胞增多应注意并发感染可能性。大剂量排泄性尿路造影可了解双侧肾脏功能及形态，肾损伤的范围和程度。B型超声检查可显示肾裂伤处血、尿外渗情况，以及有无肝、脾等合并伤。需要时尚可行肾动脉造影或CT检查。

>> 治疗原则

（1）紧急处理 主要为防治休克，及时补液输血。确定无其他内脏伤可给镇静药、止痛药。

（2）非手术疗法 绝对卧床休息2周，过早活动可引起继发性出血。给予抗生素预防感染，补充血容量和热量，维持水、电解质平衡，保持足够尿量。

（3）手术疗法 适应证：①并发休克经积极治疗未见好转；②经非手术治疗48h，血尿无减轻或腰部肿块增大；③开放性肾损伤；④疑有腹腔内脏器伤；⑤继发严重感染。手术方式：①肾引流；②肾修补术；③肾部分切除术；④肾切除术；⑤并发症的治疗，腹膜后尿囊肿或肾周脓肿要施行手术治疗。恶性高血压需施行血管修复或肾切除手术。肾积水需施行成形术或肾切除术。持久性血尿，经动脉造影证实为局限性肾裂伤，可施行损伤部位的选择性肾动脉栓塞术。

>> 护理评估

① 询问病人受伤时姿势、致伤物的性质及暴力大小，评估病人出血、血尿及渗尿情况，了解肾损伤的程度。

② 评估病人发热及白细胞，包括测量体温、血常规，了解感染情况。

③ 评估病人腰腹部肿块，了解肾周血肿情况。

④ 评估尿常规、血尿素氮、血肌酐，了解肾功能。

⑤ 心理状况评估：肾损伤常在意外情况下突然发生，病人常有焦虑、恐惧等心理变化，当合并胸腹联合损伤时，以上反应更甚。

>> 护理诊断

（1）胸背疼痛 与创伤肾区及胸腹联合损伤有关。

（2）排尿异常 与血尿及膀胱内凝血块有关。

（3）有体液不足的危险 与失血、体液丢失有关。

（4）自理能力降低 与疼痛、肋骨骨折有关。

（5）有感染的可能 伤口感染、肾周脓肿，与肾周血肿开放性损伤有关。

（6）焦虑和恐惧 与损伤的刺激、血尿的视觉效果及对手术顾虑有关。

>> 护理目标

① 生命体征在正常范围。

② 维持排尿通畅。

③ 感染得到预防或及时控制。

④ 无并发症发生。

⑤ 情绪稳定或焦虑、恐惧心理变化得到减轻或消失。

>>· 护理措施

（1）观察生命体征　伤后 2 日内每 1～2h 测血压、脉搏、呼吸 1 次。

（2）出血、血尿、渗尿的观察和护理　①观察血尿，每 4h 留一份血尿标本，如颜色逐渐加重，说明出血加重，反之病情好转；②观察腰腹部肿块，每日在腰或腹壁上准确画出肿块范围，可以估计渗血、渗尿情况，提示有无进行性出血；③了解病人失血程度可观察血红蛋白及血细胞比容的变化；④观察腹膜刺激症状，腹膜刺激症状是肾挫伤渗血、渗尿刺激后腹膜所致，加重或好转可反映病情变化；⑤绝对卧床休息 2 周。

（3）观察和预防感染的发生　①每日测体温 4 次，定期检查白细胞总数；②导尿管、引流管、尿袋及接管严格无菌操作；③留置导尿时尿道外口护理，每日 2 次；④鼓励病人多饮水，每日 2000～3000mL，以助冲洗尿路，保持管腔通畅。

（4）维持管道通畅　观察三腔水囊导尿管通畅情况，若不能持续有尿液流出，说明有血块堵塞，应行膀胱冲洗，每日 2 次。

（5）健康教育

① 嘱咐病人适当多饮水。

② 宣传病人带有留置导尿管，防脱落，保持通畅的意义。

③ 嘱咐病人出院后 2～3 个月避免重体力劳动。

（二）膀胱损伤

膀胱排空时深藏在骨盆内，除非骨盆骨折，一般不易受伤，膀胱充盈时伸展至下腹部，壁薄，易损伤。

（1）闭合性损伤　当膀胱膨胀时，下腹部遭撞击或骨盆骨折端刺破膀胱壁。

（2）开放性损伤　战时多见，由弹片或刀剑等锐器所伤，常合并腹部脏器伤。

（3）手术损伤　经尿道做膀胱镜检查或治疗，如操作不当可造成损伤盆腔。腹股沟斜疝修补术、阴道手术、难产处理不当，也可伤及膀胱。

>>· 病理

（1）挫伤　挫伤仅伤及黏膜层或肌层，膀胱壁未破，膀胱壁形成血肿。

（2）膀胱破裂　①腹膜外破裂，即膀胱未被腹膜覆盖处的破裂，尿外渗至膀胱周围组织，引起腹膜外盆腔炎及脓肿；②腹膜内破裂，即腹膜壁与覆盖它的腹膜一同破裂，尿液进入腹腔，引起腹膜炎。

>>· 临床表现

（1）膀胱挫伤　症状轻微，仅有下腹部不适和血尿。

（2）休克　膀胱破裂致尿外渗或腹膜炎，合并其他器官损伤，有大量出血时，均可发生休克。

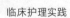

（3）腹痛 腹膜外破裂时，可有下腹部痛、肿胀、肌紧张及压痛；尿外渗至腹膜周围，直肠指诊可触及肿块和压痛。腹膜内破裂时，可表现为急性腹膜炎症状，并有移动性浊音。

（4）血尿和排尿困难 病人有尿意，但仅能排少量血尿，当有血块堵塞时，则无尿。

（5）漏尿 开放性损伤时可有伤口或阴道、直肠漏尿。

（6）注水试验 导尿管可顺利插入膀胱，经导尿管注 200mL 无菌生理盐水，抽出量明显少于注入量。必要时自导尿管注入 10％泛影葡胺做膀胱造影，可以显示膀胱破裂的位置及程度。

▶▶ 治疗原则

（1）膀胱挫伤 适当多休息、多饮水，有排尿困难或血尿者可留置导尿管，并给抗生素预防感染及镇静、镇痛、输液。

（2）膀胱破裂 应尽早进行手术治疗，以减少尿外渗或出血。如病人伴有休克，应首先进行抗休克治疗。手术原则为修补膀胱破裂处及膀胱造口开放性损伤，闭合性损伤伴有血性腹水者，均应探查腹腔，同时处理损伤器官，缝合腹膜后，做腹膜外膀胱造口，并引流膀胱周围间隙。

▶▶ 护理评估

① 向病人家属或目击者询问下腹部受伤史或骨盆骨折史。有无手术史及难产生育史。

② 评估病人生命体征、排尿情况、血尿、腹膜刺激征、腹痛和尿外渗的严重程度，了解有无休克或手术适应证。

③ 评估贯穿伤内外瘘口，判断有否尿瘘发生。

④ 心理评估：膀胱损伤为突然的意外事故，病人常有恐惧、烦躁心理。

▶▶ 护理诊断

（1）有体液不足的危险 与出血、体液丢失有关。

（2）疼痛 与骨盆骨折和膀胱破裂及尿外渗有关。

（3）排尿异常 与血尿及尿外渗有关。

（4）活动障碍 与骨盆骨折、开放性伤口有关。

（5）有感染的危险 尿、血外渗至腹腔或盆腔易致腹膜炎、盆腔脓肿。

▶▶ 护理目标

① 生命体征在正常范围。

② 体液平衡得到改善。

③ 感染得到预防或及时控制，增强抵抗力。

④ 排尿恢复正常。

⑤ 疼痛减轻或消失。

⑥ 情绪平稳。

>>· 护理措施

（1）受伤后 2 日内测量血压、脉搏、呼吸，每 2h 一次。如有血压下降、脉搏增快、面色苍白，提示有休克发生，应按休克处理，保证输血、输液通畅。

（2）密切观察血尿及腹膜刺激症状，判断有无再出血发生。

（3）留置导尿管的护理 ①保持留置导尿管通畅，要求妥善固定导尿管，避免导尿管扭曲折叠，定时挤压；②记录尿量及性质；③每天 2 次尿道外口护理；④2 周后拔管，拔管前应夹住导尿管 1～2 天方可拔除；⑤观察排尿情况必要时重复放置导尿管。

（4）每日测体温 4 次，体温超过 38℃应给予酒精擦浴和物理降温，防止感染。补充一定量的液体，保证抗生素的进入，预防感染的发生。

（5）骨盆骨折病人应卧硬板床，卧床期间防止压疮发生，并协助病人活动上肢、按摩下肢。

（6）健康教育

① 嘱病人多饮水。

② 宣传留置导尿管防脱漏，保持通畅的意义。

（三）尿道损伤

男性尿道分前、后段，前尿道包括悬垂部和球部，后尿道分为膜部和前列腺部。损伤多发生在球部或膜部。

>>· 病因和病理

尿道球部固定于耻骨联合下方，当发生跌伤时，会阴部跨压在硬物上，尿道球部被挤压在耻骨与硬物之间，造成尿道球部挫伤、裂伤或完全断裂。尿道断裂后，除出血外，常并发尿外渗，血液及尿液渗入会阴浅筋膜形成的会阴浅袋，可致会阴、阴囊、阴茎和下腹壁肿胀、淤血。若延误治疗，会发生广泛皮肤及皮下组织坏死、感染及脓毒血症。

膜部尿道穿过并固定于尿生殖膈，当骨盆骨折时，尿生殖膈突然移动，使膜部尿道撕裂，耻骨前列腺韧带若同时撕断，则前列腺向后上方移位。盆腔血管损伤及骨折，在前列腺和膀胱周围形成大血肿。排尿时，尿外渗至膀胱周围。

>>· 临床表现

（1）尿道挫伤或部分裂伤时仍可排尿，但尿中有血。

（2）严重的球部裂伤及尿道断裂则有尿道口流出少量鲜血，排尿困难致急性尿潴留，勉强排尿时出现尿外渗，使会阴部肿胀及疼痛，尿外渗量大时可蔓延至下腹壁。血肿及尿外渗并发感染，则出现全身中毒症状。

（3）膜部尿道裂伤或断裂时，尿道外口有少许血液流出，下腹部压痛、肌紧张。直肠指诊可触知直肠前方有柔软、压痛的血肿或浮动的前列腺。病人常有骨盆受挤压伤病史，出现或轻或重的创伤，出血性休克症状。

（4）诊断球部尿道损伤有骑跨伤史，膜部尿道损伤可根据骨盆骨折病史。必要时可行尿道造影以确诊损伤部位和程度。

>>· 治疗原则

（1）紧急处理　尿道球海绵体严重出血或骨盆骨折可导致休克，应压迫会阴部或平卧位，抗休克治疗。

（2）尿道挫伤及尿潴留处理　留置导尿2周，抗生素预防感染。

（3）手术治疗　球部尿道断裂施行经会阴部尿道修补术或断端吻合术，尿外渗引流术。膜部尿道断裂可行耻骨上高位膀胱造口术，3个月后行尿道瘢痕切除端端吻合术，亦可行尿道会师复位术。

（4）预防　尿道狭窄定期尿道扩张术，开始每周一次，以后视排尿情况延长间隔时间。

>>· 护理评估

① 搜集病史时注意询问受伤的姿势，有无骑跨伤或骨盆骨折史，了解尿道球部或膜部损伤。

② 评估血肿、瘀斑、排尿困难的体征，了解尿外渗严重的程度。

③ 评估体温、血细胞，注意感染的发生。

>>· 护理诊断

（1）疼痛　与尿外渗、骨盆骨折有关。

（2）有体液不足的危险　与出血、体液丢失有关。

（3）排尿模式改变　与膀胱造口、留置导尿有关。

（4）舒适的改变　与骨盆骨折、卧床有关。

（5）有感染的危险　与尿外渗、骨盆骨折有关。

（6）有尿道狭窄的可能　与尿道损伤、手术损伤有关。

>>· 护理目标

① 维持体液平衡，生命体征在正常范围。

② 了解排尿模式改变的知识，管道通畅。

③ 疼痛缓解，情绪稳定。

④ 无感染发生。

⑤ 定期尿道扩张。

>>· 护理措施

（1）术后2天内，每隔2h测血压、脉搏、呼吸一次，并注意有无休克症状发生。保证输血、输液通畅，补充血容量。镇静，止痛，保证休息，减轻痛苦，利于恢复。能经口进食者鼓励多饮水，进高蛋白、高热量饮食。

（2）观察体温及血细胞变化，及时发现感染现象。

（3）留置导尿者，每日尿道外口护理2次、冲洗膀胱一次并记录尿量，保持导尿管通畅。膀胱穿刺造口者，保持造口管通畅，避免扭曲、折叠。每日冲洗膀胱1次，预防泌尿系感染。2周后可以拔管，拔管前夹管1～2天。

（4）尿外渗多处切开引流者观察渗出情况，引流物的量、色、性状、气味，及时发现异常。敷料浸湿或污染应及时加盖敷料或更换敷料。保持大便通畅。

（5）拔管后根据排尿通畅情况，适时扩张尿道。后期尿道扩张，视尿道情况选择大小合适的金属探子，定时扩张。注意无菌操作，防止感染。扩张时动作应轻缓，防止损伤。

（6）骨盆骨折者卧硬板床。勿搬动或轻搬动，卧床期间防止压疮发生。协助病人活动上肢、按摩下肢。

（7）对于陈旧性尿道断裂，或尿道手术失败者需再次行尿道手术病人，备皮时注意清洗会阴部或浸泡会阴部，用抗生素预防感染。

（8）健康教育/康复指导

① 嘱咐病人多饮水。

② 宣传长期卧床的意义。

③ 讲解后期尿道扩张，预防尿道狭窄的意义。

二、尿石症

（一）概述

尿路结石是泌尿外科常见疾病，其发病率有地区性，我国长江以南地区多见，但随着人民生活水平的提高及饮食结构的变化，上尿路结石发病率提高，原发性膀胱结石则日趋减少。

>>· 尿石形成的因素

尿路结石在肾和膀胱内形成，上尿路结石与下尿路结石的形成机制、病因、结石成分和流行病学有显著差异。上尿路结石大多数为草酸钙结石。膀胱结石中磷酸镁铵结石较多见。虽然多数肾结石有明确的病因，如甲状旁腺功能亢进、肾小管酸中毒、海绵肾、痛风、异物、长期卧床、梗阻和感染，但大多数的含钙结石的形成原因目前仍不能完满解释。异质成核，取向附生，结石基质和晶体抑制物质学说是结石形成的基本学说。根据上尿路结石形成机制不同，可分为代谢性结石和感染性结石。代谢性结石是由代谢紊乱所致，高浓度化学成分损害肾小管，使尿中基质物质增多，盐类析出，形成结石。感染性结石是由于产生脲酶的细菌分解尿液中的尿素而产生氨，使尿液碱化，尿中磷酸盐及尿酸铵处于相对饱和状态，发生沉积所致。细菌、感染产物及坏死组织亦为形成结石的核心。

影响尿路结石形成的因素与尿液的质量改变、泌尿系统局部因素、全身因素及环境有关。

1. 尿液质和量的改变

（1）形成结石的物质浓度过高，如尿中钙、草酸或尿酸排出增加，常见于长期卧床脱钙，甲状腺功能亢进尿钙增高，痛风患者尿酸排出增加；体内合成草酸增加或肠道吸收草酸增加，造成高草酸尿症。尿少和尿液浓缩，可致尿中盐类形成结晶。

（2）尿中抑制晶体沉淀物减少，枸橼酸、焦磷酸盐、酸性黏多糖、镁减少。

（3）尿 pH 改变，尿量持续碱性，磷酸盐易沉淀，持续酸性使尿酸盐形成结晶。

（4）尿路感染的菌落、坏死组织、脓块均可成为结石核心，多种细菌如大肠埃希菌、葡萄球菌都能分解尿素产生氨，使尿变碱性，易使磷酸盐沉淀。

2. 泌尿系因素

（1）尿潴留　如尿路狭窄，梗阻、憩室可使尿液淤积，形成结石物质堆积。

（2）尿路异物　如长期留置导管，不可吸收的缝线、弹片、塑料管、头发夹都可成为结石附着体。

3. 全身因素

（1）新陈代谢异常如钙、磷代谢异常，可致高尿钙。痛风时尿酸排出增加；家族性遗传性胱氨酸代谢异常，可致胱氨酸结石。

（2）饮食结构改变如儿童缺乏动物蛋白，易发生膀胱结石。

4. 环境因素

干燥、高温环境、活动少、饮用水水质都可使尿石形成。

>>· 病理

尿路结石可引起泌尿系黏膜损伤，导致出血和感染。

尿路结石位于肾盏，输尿管或尿道可造成尿路梗阻时更易感染，肾积水及感染形成脓肾。梗阻和感染均可使结石迅速增大。急性上尿路梗阻可导致平滑肌痉挛，引起肾绞痛，慢性不完全性梗阻可导致肾积水及肾功能损害及功能丧失。

输尿管结石常嵌顿在三个生理狭窄处，即肾盂输尿管连接处、输尿管跨越骨盆血管处、输尿管进入膀胱处。

>>· 预防

（1）应多饮水、增加尿量、稀释尿液。除日间饮水外，每夜加饮一次水效果较好。成人每24h尿量应大于2000mL。

（2）及时解除尿路梗阻，控制尿路感染。

（3）根据结石成分调节饮食 如草酸盐结石的病人应少吃菠菜、马铃薯、浓茶，用维生素 B₆ 可减少草酸盐的排泄。用氧化镁可增加尿中草酸溶解度。含钙结石者应避免用牛奶、精白面粉、巧克力等食品。有尿酸结石者不宜用含嘌呤高的食物如动物内脏，并可服碱性食物。

（二）肾及输尿管结石

>>· **临床表现**

肾和输尿管结石主要表现为血尿、疼痛。其症状与结石的大小、部位、活动度及其有无损伤、感染、梗阻等有关。

（1）疼痛 结石大、活动度小的肾盂、肾盏结石，无症状或有隐痛。若结石活动引起急性输尿管梗阻，则出现肾绞痛。疼痛剧烈、阵发性，病人辗转不安、恶心、呕吐、出汗。疼痛位于腰部与上腹部，沿输尿管方向向下腹部及外阴部放射。绞痛侧肾区有叩痛。

（2）血尿 多在运动或乘车船颠簸后或绞痛之后出现血尿，为肉眼或镜下血尿。有时活动后镜下血尿是上尿路结石唯一临床表现。

（3）膀胱刺激症状 输尿管膀胱壁间段结石或结石伴感染时，可有尿频、尿急、尿痛及阴茎头部放射痛。

（4）并发症 表现结石引起肾积水，可触到增大的肾脏。双侧积水易致肾功能不全，出现尿毒症，有的因贫血、食欲减退、恶心等症状就诊，诊断时应予注意。双侧肾盂输尿管急性梗阻可致无尿。结石伴有感染者有发热、脓尿、肾区压痛。

（5）辅助检查

① 尿常规可有镜下血尿，伴感染有脓尿。

② B型超声检查能发现 X 线平片不能显示的小结石，还能显示有无肾积水等并发病。

③ X 线检查平片中多数结石可显影，尿酸盐结石、胱氨酸结石不显影。应做正侧位 X 线片以排除腹内其他钙化阴影如胆囊结石、肠系膜淋巴结钙化、静脉石。排泄性尿路造影可显示结石、尿路的形态和肾脏功能。透光结石可显示充盈缺损。

④ 当腹部平片未显示结石，排泄性尿路造影有充盈缺损而不能准确诊断时，做 B 超能明确诊断并进行治疗。

>>· **治疗原则**

包括解除痛苦，去除结石，保护肾功能及预防复发。

1. 肾绞痛治疗

阿托品、哌替啶同时注射，并输液。轻症可用溴丙胺太林、山莨菪碱、硝苯地平、吲哚美辛、黄体酮；针刺及耳针；肾区热敷或过敏区皮下普鲁卡因封闭。

2. 保守疗法

适用于结石小于 1cm、表面较光滑、无尿路梗阻者。

（1）调节饮食　同尿石的预防。

（2）控制感染　根据细菌培养及药敏试验选用抗生素。

（3）调节尿 pH　口服碳酸氢钠碱化尿液，治疗尿酸及胱氨酸结石，口服氯化铵酸化尿液防止感染性结石生长。预防时，尿 pH 保持在 6.5；治疗时，pH 应保持在 7～7.5。

（4）中医治疗　针刺肾俞、膀胱俞、三阴交、阿是穴，可促进排石。中成药有排石冲剂。常用中药有金钱草、海金砂、石苇、滑石、车前子、鸡内金、木通、瞿麦、扁蓄、栀子、甘草等。

3. 体外震波碎石（ESWL）

将震波聚焦于尿石粉碎之，然后随尿流排出或经内镜取出。结石以下有尿路梗阻或妊娠期不能使用此法。与经皮肾镜或输尿管镜联合使用可提高成功率，但少数病例石质过硬不易震碎。

4. 手术治疗

（1）非开放手术　输尿管套石术，用于小于 0.8cm 的输尿管中、下段结石，输尿管肾镜直视下碎石或取石术，但此法可能致输尿管损伤及狭窄。经皮肾镜取石或碎石术，有凝血机制障碍，对比剂过敏者不宜用。经体外震波及本法约有 90% 尿结石者可得到治疗，恢复快并可处理复发性结石。

（2）开放性手术　①输尿管切开取石术，适用于结石大于 1cm 合并梗阻、感染者；②肾盂切开或肾窦肾盂切开取石术，适应证同上法，并适用于鹿角形结石；③肾实质切开取石术，适用于肾盏结石肾实质变薄者；④肾部分切除术，适用于肾一极肾盏有明显扩张、有多数结石难以取净者；⑤肾切除术，用于肾严重破坏、功能丧失和对侧肾功能良好者。

≫· 护理评估

（1）现病史　询问有否肾绞痛病史及血尿史，肾绞痛与发热的关系，有否恶心、呕吐。注意病人饮食中有无偏食豆腐、菠菜一类食物史，有无甲状旁腺功能亢进症、长期卧床史。

（2）身体评估　患侧肾区叩击痛，结石较大，时间较长合并肾积水时常可触及肾下极。

（3）既往健康情况　既往有否类似发作，治疗方法及检查结果。

（4）实验室及辅助检查的评估　尿常规镜检时可见大量红细胞，合并感染时有脓细胞或白细胞数增加。注意血尿素氮和血肌酐水平，了解肾功能。

≫· 护理诊断/问题

（1）疼痛　与肾绞痛有关。

（2）舒适改变 与恶心呕吐有关。

（3）排尿异常 与血尿有关。

（4）有肾功能不全的危险 与双侧肾、输尿管结石，肾积水有关。

>>· 护理目标

① 疼痛缓解和消失，结石排出，身心舒适感增强。

② 血尿减轻或停止。

③ 无感染发生。

④ 肾功能维持正常范围。

>>· 护理措施

1. 非手术疗法

（1）大量饮水，日饮水量 3000mL 以上，睡前应饮水 250mL，以增加尿量。饮食调节，含钙结石应限制含钙、草酸丰富的食物，避免高动物蛋白、高糖和高动物脂肪饮食，食用含纤维丰富的食物。尿酸结石不宜服用高嘌呤食物，如动物内脏等。结石并感染时，根据细菌培养及药物敏感试验选用抗生素，控制感染。

（2）观察排尿情况 每次排尿于玻璃瓶内，仔细观察碎石排出情况。

（3）运动的要求 适当做一些跳跃或其他体育活动，增加结石的排出。

2. 体外震波碎石（ESWL）

（1）避免肠管内胀气 如术前 3 日禁食易产气食物，术后禁食禁水。

（2）观察排尿情况 了解碎石排出数量及有无尿路梗阻与急性尿潴留。每次排尿于玻璃瓶中，仔细观察碎石排出情况，必要时用纱布过滤尿液。

（3）观察血尿情况 术后多有血尿，应详细记录尿量，一般无需处理，可自行消失。

（4）鼓励病人多喝水，以冲洗尿路，以利于碎石排出。每日饮水 3000mL 以上，必要时遵医嘱静脉推注呋塞米 20mg。经常变换体位，适当活动，增加输尿管蠕动，促进碎石排出。

3. 肾、肾盂、输尿管切开取石术

（1）术后患侧卧位，观察出血情况。术后 48h 取半卧位。切开肾实质，应绝对卧床 2 周。注意血压、脉搏变化，如发现继发性出血，及时通知医生。

（2）保持引尿管通畅，肾造口者不常规冲洗。定时更换引流袋。如输尿管内放置支架引流者，必须固定以防脱落，密切观察引流物的量、颜色。

（3）术后病人肠蠕动恢复后，鼓励病人多饮水，每日 3000mL 以上，起到内冲洗作用。准确了解排尿情况，准确记录 24h 尿量。一侧肾功能不良者，更应严密掌握健侧肾功能。

（4）保持瘘口局部清洁与干燥，尿液浸湿敷料应及时更换。

4. 健康教育

（1）向病人讲述饮水、饮食注意事项，嘱病人定期口服药物调整尿的酸碱性，防止结石复发。

（2）解释体外震波碎石后绞痛、血尿的原因。观察结石排出情况。

（3）解释手术病人的术式、引流管的作用。

（三）膀胱结石

我国原发性膀胱结石已明显减少，多发生于男孩，与低蛋白饮食有关。继发性膀胱结石常见于前列腺增生、膀胱憩室、异物、神经源性膀胱或肾结石排入膀胱。

▶▶ 临床表现

（1）排尿中断，剧痛向阴茎放射，变换体位疼痛减轻，又能继续排尿。小儿患者常用手搓拉阴茎，经跑跳及改变姿势后，能缓解疼痛和继续排尿。前列腺增生合并膀胱内结石时，排尿困难加重或伴血尿及膀胱刺激症状。

（2）膀胱区 X 线片能显示大多数结石。较大的结石可在透视下见到。

（3）B 型超声检查能发现强回声光团，同时发现前列腺增生等，为无创伤性检查。

（4）膀胱镜可窥见结石。有时可发现膀胱内憩室、异物、膀胱出口梗阻等病因。

▶▶ 治疗原则

采取手术治疗应同时治疗病因，膀胱感染严重时，应用抗生素治疗。

（1）经膀胱镜取石术　用碎石钳、液电波、激光均可碎石，碎石钳只能用于小结石。

（2）耻骨上膀胱切开取石术　用于结石过大过硬并有膀胱憩室者。

▶▶ 护理要点

（1）经膀胱镜钳夹、液电波、激光碎石术，注意排石情况。观察尿血情况。卧床休息 3 天，适当变换体位活动，增加排石。多饮水，增加尿量，起内冲洗作用。适当应用镇痛药，应用抗生素预防感染。

（2）耻骨上膀胱切开取石者，感染严重者先留置导尿，并用抗生素，1～2 周后再手术治疗。术后保持膀胱造口管通畅，防止扭曲。造口管 2 周后拔除，拔管前夹管 1～2 天。带管期间每日更换敷料。

（3）膀胱结石合并前列腺增生术后护理。

三、泌尿系结核

泌尿生殖系结核是全身结核病的一部分，原发病灶大多为肺结核，其次是骨结核。结核杆菌自原发灶经血行进入双肾皮质肾小球血管丛中，形成多个粟粒状结节，如果人体抵抗力强，细菌被抑制，不出现症状，称病理性肾结核。如果抵抗力差，结核菌侵及肾小管，蔓延到肾乳头，侵入肾盏、肾盂，出现症状，成为临床型肾结核。如不及时治疗，细菌随尿液下行，向输尿管、膀胱、尿道播散又可延及生殖系统。

>> **临床表现**

肾结核多发生于 20～40 岁的青壮年，男性较多于女性。约 90％为单侧性，早期常无明显症状，肾盂造影也无异常，唯一重要的阳性发现只是尿内有少量红细胞和脓细胞，此时尿内可查到结核杆菌。随着病情发展可出现下例症状。

（1）尿频、尿急和尿痛　起初是含结核菌的脓尿刺激引起尿频，以后当结核病变延及膀胱，尿频加剧，每日排尿数十次，可致尿失禁。70％～85％的病人有此症状，往往是就诊时的主诉。

（2）血尿和脓尿　多为终末血尿，出血多来自膀胱三角区，也有破坏肾、膀胱血管出现全程血尿。脓尿为淘米水样，并含有碎屑或絮状物，显微镜下可见大量脓细胞。

（3）肾区疼痛和肿块　结核病变波及肾包膜或继发感染时出现局部疼痛，肾积水或积脓时可出现腰部肿块。

（4）全身症状　严重肾结核合并其他器官结核时，可有乏力、消瘦、发热、盗汗。出现慢性肾功能不全时，可有食欲减退、恶心、呕吐、水肿和贫血。

（5）尿液检查　尿酸性，镜下有大量脓细胞、红细胞，24h 尿沉渣涂片找抗酸杆菌，连查 3 次，阴性率50％～70％，尿结核杆菌培养阳性率为80％～90％。

（6）X 线检查　钙化型肾结核的平片可见肾形钙化影。肾盂造影片早期可见肾盏边缘不整齐，呈虫蚀状，以后肾盂不规则扩大或模糊变形，或部分肾盏消失。排泄性肾盂造影可了解双侧肾功能。肾功能丧失时，肾盂完全不显影。输尿管则表现为僵硬、狭窄、节段性边缘不整。

（7）膀胱镜检查　膀胱黏膜充血、水肿，结核结节，溃疡，以输尿管开口及膀胱三角区最严重。

>> **治疗原则**

（1）全身治疗　注意营养，充分休息。

（2）抗结核药物治疗　早期肾结核，主要采用抗结核药物治疗。常用药物：①异烟肼 300mg，口服，1 日 1 次。②利福平 600mg，口服，1 日 1 次。③乙胺丁醇 750mg，口服，1 日 1 次。使用 2 个月后，以利福平、吡嗪酰胺维持 4 个月。药物治疗中应注意严重副作用和耐药性。

（3）手术治疗　手术前至少应用足量抗结核药物 2 周，防止结核感染扩散。手术方法及适应证如下：①病灶清除术适用于肾实质表层结核脓肿或闭合性空洞，病灶不与肾盂相通；②肾部分切除适用于局限于肾的一极与肾盂相通的病灶；③肾切除适用于一侧严重的肾结核，对侧肾正常或对侧结核病变较轻，经积极的药物治疗；④挛缩膀胱扩大术用于病肾切除并使用抗结核药物治疗 6 个月后，膀胱容量过小者。

▶▶ 护理评估

（1）现病史　询问病人血尿为全程血尿或终末血尿，以了解肾结核或膀胱结核；询问病人是否伴有脓尿，有无低热、盗汗、乏力，以判断是否结核的活动期。有无咳嗽、咯血、腰腿痛，以了解肺、骨、脊椎结核。

（2）身体评估　注意血尿、脓尿的严重程度及患肾、健肾检查，以了解患肾能否保留及健肾积水情况。注意每次最大尿量，以了解膀胱容量。

（3）评估有否继发性感染。

▶▶ 护理诊断/问题

（1）排尿异常　与脓尿的刺激及挛缩膀胱有关。

（2）疼痛　与结核性脓肾、腰大肌脓肿及手术有关。

（3）感染　与结核的感染和混合感染有关。

（4）舒适改变　与恶心、呕吐，抗结核药中毒反应有关。

（5）潜在并发症　肾功能不全，术后大出血等。

（6）知识缺乏或不足　对术后继续抗结核治疗等事项了解不够。

▶▶ 护理目标

① 排尿基本恢复正常。

② 疼痛和不适感得到缓解，身心舒适度增加。

③ 无并发症发生及无继发感染。

④ 了解泌尿系结核知识，能积极配合术后治疗和护理。

▶▶ 护理措施

（1）术前做好心、肝、肺、肾功能检查　了解有无肾外结核，若有其他脏器结核应对症治疗和护理。早期肾结核，肾盂造影显示病变较轻或范围较局限，正确使用抗结核药物多能治愈。

（2）观察药物治疗效果　一般病人术前均进行一定时间的抗结核治疗，因此应协助做好尿结核杆菌检查及泌尿系造影以观察药物治疗效果，决定是否手术。同时抗结核药物毒性较大，易造成肝肾损害，观察药物副作用可及早发现病情变化，及时处理。

（3）观察有无术后出血发生 ①由于肾解剖位置深，且组织脆、嫩，周围血运丰富，术后可能出现出血。肾切除应观察残腔引流管引流量，如果24h内引流液不见减少，每小时超过100mL，总共达300～500mL，提示可能有出血。应密切注意血压、脉搏的变化，必要时做再次手术的准备。②肾病灶切除和肾部分切除的病人，术后初期可有轻度血尿，如出现大量血尿，需考虑有内出血的可能，应及早处理。③术后7～14天，因咳嗽、便秘等情况出现了虚脱、血压下降、脉搏增快等症状，提示可能为肠线吸收、脱落、局部感染未愈出血所致，应尽快通知医生，尽快处理。

（4）观察健侧肾功能 一侧肾切除，另一侧肾能否完成代谢需要，这是肾手术后护理观察最关键的一点。因此要准确记录24h尿量3天，且观察第一次排尿的时间、尿量、颜色。

（5）适当应用镇静药 减轻疼痛，利于活动、咳痰和恢复。结核病灶使免疫能力低下，加之手术打击可能继发感染。术后3日内每日测4次体温，观察白细胞变化，保证抗生素的正确应用，预防感染的发生。切口敷料有渗出及时更换。保持引流充分，早期拔管避免异物刺激使分泌物增加，减少感染机会。

四、尿路梗阻

（一）概述

泌尿系统可分为两部分，即尿液形成部分和尿液引流排泄部分。临床上将自肾小盏至尿道口的尿液引流排泄通道称为尿路。整个尿路基本上是一个粗细不等的管道。肾脏至输尿管口称为上尿路，尿道内口至尿道外口称为下尿路，二者之间为膀胱。尿液排出有赖于尿路通畅和正常排尿功能。尿路任何部位的管腔狭窄或阻塞，以及神经肌肉功能障碍，都将影响尿液引流和排泄，造成尿液滞留，称为尿路梗阻。尿路梗阻是泌尿外科常见的病症之一，如不及时治疗，终将导致肾功能损害，甚至危及生命。

>>· 病因和分类

尿路梗阻是许多泌尿系疾病或泌尿系以外疾病的一种继发病，可发生在尿路的任何部位。尿路梗阻可有多种分类。

依其性质可分为机械性梗阻和动力性梗阻。前者指尿路结石、肿瘤、狭窄等病变直接影响尿路通畅造成的梗阻。后者是指神经肌肉发育不全或神经性病变造成的尿液引流排泄障碍，并无尿路阻塞，如神经源性膀胱、膀胱输尿管反流等。

根据梗阻部位可分为上尿路梗阻或下尿路梗阻。上尿路梗阻使肾积水发生较快，可直接影响肾脏，一般为一侧性，也可同时或先后发生两侧性梗阻。下尿路梗阻时，膀胱可作缓冲，对肾影响较晚，但最终势必引起两侧肾同时或先后发生积水。下尿路梗阻直接影响排尿，症状出现早。

尿路梗阻还有先天性和后天性、急性和慢性、完全性和不完全性、暂时性和永久性、间歇性和持续性梗阻之分。

>> 病理生理

尿路梗阻的基本病理生理改变是梗阻以上的尿路扩张和管腔内压增高。肾小球过滤、肾小管重吸收和分泌以及尿液引流和排泄，都受到影响。严重的危害是肾实质损害，引起肾功能衰竭。

最初，因管腔内压增高，管壁肌肉蠕动加强，尚能部分克服梗阻。当梗阻持续存在时，尿路扩张，管壁血供减少，肌肉萎缩变薄，张力减退导致代偿无能，形成尿液滞留。

梗阻后尿路内压增高达一定程度，可使肾小球滤过压降低、滤过率减少。但肾的泌尿功能仍能继续较长时间。部分尿液可通过肾盂静脉、淋巴管和肾小管回流以及肾盂周围外涌，使肾盂和肾小管的压力稍有降低，泌尿功能尚可维持。如梗阻不能解除，终将造成肾实质萎缩；急性完全性尿路梗阻，肾实质可较快地转入萎缩阶段，体积可成为一个巨大的水囊。

>> 治疗原则

主要是解除梗阻、防止感染和保护肾脏功能。解除梗阻的首要措施是除去病因。但在病人病情危重时，应先将梗阻以上淤滞的尿液引出，使管腔内压减低，肾损害不再继续进展，肾功能逐渐得以恢复。引流尿液除了导尿，可行尿路改道，如肾造口术、输尿管皮肤造口术、耻骨上膀胱造口术等。待全身状况及肾功能改善后，再进一步进行病因治疗。尿路改道可以是暂时性的，在除去梗阻病因后，即可恢复正常尿路通道。若梗阻病因无法解除，也可作为永久性尿路改道的措施。如某些输尿管梗阻病例，也可经肾造口管置入双猪尾式硅胶导管，使外引流变为内引流。

（二）肾积水

尿液从肾脏排出受阻，肾内压增高，肾盂肾盏扩张和肾实质萎缩，称为肾积水。肾积水在成人超过 1000mL、小儿超过 24h 的正常尿量时，称为巨大肾积水。

>> 临床表现

肾积水常随梗阻的原因、部位及发展快慢不同，出现不同的症状。因结石、肿瘤、炎症等引起的肾积水，出现原发病的特有症状，如肾绞痛、血尿、尿路刺激症状等。有的肾积水无原发病的病象，如肾盂输尿管连接部畸形、狭窄、异位血管压迫等。腰部胀感和腹部肿块可能是最初出现的症状。肿块一般无痛，有囊性感。在间歇性肾积水病例，随着腹部肿块的增大可出现肾绞痛；常在数小时内缓解，随之排出大量尿液，腹部肿块明显缩小或消失；经若干时日后肿块又复显现。

肾积水并发感染，则出现全身中毒症状，如寒战、发热、头痛等。有的病人出现尿路感染症状。如积水不解除，感染很难控制，最终形成脓肾。

肾积水的诊断一般不困难。但需查明梗阻的原因和肾损害程度，对双侧肾脏的功能情况必须全面了解，为治疗提供依据。

B型超声检查对确诊肾积水有重要价值，应作为首选的检查方法。在B型超声引导下做肾盂穿刺造影，对了解梗阻部位有帮助。放射性核素肾图呈梗阻性曲线，有诊断意义。必要时也可采用静脉肾盂造影或逆行肾盂造影帮助诊断。CT扫描不仅可以确定肾脏大小、形状、位置，还可显示有无梗阻和梗阻的原因，为治疗提供依据。

>> 治疗原则

主要是除去病因，解除梗阻。肾损害较轻者，肾功能可逐渐恢复正常。

肾盂输尿管连接部梗阻（狭窄、输尿管出口位置过高、异位动脉压迫）在纠正梗阻时，往往需做肾盂成形术，使尿流通畅，以利恢复。若病情危重，先做肾引流术，以改善肾功能。目前经皮肾穿刺引流术已代替开放手术的肾造口术。

严重肾积水肾功能完全丧失或感染严重，如对侧肾功能正常，可切除积水肾。

近年来有采用经皮肾镜解除梗阻的治疗方法和经皮穿刺放入双猪尾式导管，将肾盂尿引入膀胱的内引流法。

>> 护理要点

肾切除见肾结核章节。但肾盂输尿管成形术病人的护理中应注意以下几点。

1. 观察有无吻合口漏的现象发生

（1）注意各种引流导管引出的液体量及性状，如尿少，而手术后放置吻合处的引流管有较多淡黄色液体流出，证明有吻合口漏的发生。

（2）观察切口敷料有无渗出，渗出液体的量及性状，如为淡黄色较多的渗出，也证明可能出现了吻合口漏的现象。

2. 注意观察

吻合口通畅术后常规安置肾造口管，为了使吻合口通畅，术后2~4周暂时夹闭肾造口管，"迫使"尿液经吻合口排出，如夹闭造口管后出现腰胀痛、发热，表示吻合口不通畅，重新开放造口管，以后再次夹闭造口管，吻合口通畅后才能拔出肾造口管。

（三）良性前列腺增生症

良性前列腺增生症简称前列腺增生，为男性老年人的常见病。病因尚不完全清楚，认为与性激素代谢平衡失调关系密切，前列腺组织内双氢睾酮异常增加是前列腺增生的主要原因。近年重视上皮和基质的相互影响，以及各种生长因子的作用。

>> 病理

前列腺增生主要是围绕后尿道周围的腺体增生，增生的结节挤压周围腺体，形成外科包膜，前列腺增生使后尿道伸长，受压变形，尿道阻力增加，引起排尿障碍。由于排尿受阻，膀胱逼尿肌束增粗，膀胱壁出现小梁，可形成假憩室，当膀胱收缩失去代偿能力，则残余尿不断增加，或出现膀胱输尿管反流，最终导致肾积水及肾功能损害。也易引起感染和出血。

>>· 临床表现

（1）尿频　前列腺增生的早期症状是尿频，夜间更为明显。

（2）排尿困难　表现为排尿无力，尿流缓慢，尿线变细，尿后滴沥，甚至出现充溢性尿失禁。

（3）尿潴留　梗阻达到一定程度，膀胱出现残余尿，随着残余尿量增加，膀胱肌收缩无力，逐渐出现尿潴留。受凉、劳累、饮酒等原因可诱发急性尿潴留。

（4）其他症状　有时并发膀胱感染及结石，少数病人可出现血尿。

（5）直肠指诊　多可能触到增大的前列腺。

（6）经腹壁或直肠B超检查　可准确测定前列腺增生的大小、形态和残余尿量。

（7）尿流动力学和膀胱镜检查　最大尿流率在 10～17mL/s，膀胱镜可见前列腺两侧叶增大，膀胱内假憩室或结石。

>>· 治疗原则

出现排尿困难、残余尿量超过 50mL 者，可采取手术治疗。

（1）手术治疗　手术适应证排尿困难、最大尿流率小于 10mL/s，伴有膀胱结石、肿瘤者；有急性尿潴留者；有肾功能损害者。手术包括经尿道前列腺电切术、耻骨上经膀胱前列腺切除术及耻骨后前列腺切除术。

（2）药物治疗　肾上腺受体阻滞药如特拉唑嗪和哌唑嗪，1～5mg 口服，1 日 1 次。激素类如还原酶抑制药如非那雄胺，5mg 口服，1 日 1 次。

（3）其他疗法　①射频和微波治疗；②激光；③经尿道气囊高压扩张术；④前列腺尿道支架网。

>>· 护理评估

（1）现病史　询问排尿次数及病程时间，以了解前列腺增生的程度。询问尿潴留发生的次数，以判断肾积水情况。

（2）身体评估　注意肛诊前列腺的大小，有无结节及肿块，与前列腺癌鉴别。

（3）既往健康情况评估　病人心、肺、肝、肾功能情况，询问有无糖尿病史，以判断病人手术耐受性。

（4）心理评估　部分病人顾虑术后出现性功能障碍而不愿手术治疗。

>>· 护理诊断

（1）排尿异常　与前列腺增生有关。

（2）排尿模式的改变　与尿潴留、膀胱造口、留置导尿有关。

（3）有感染的可能　与前列腺增生、慢性尿潴留及留置导尿有关。

（4）潜在并发症　有尿道电切术综合征（TUR 综合征）、术后膀胱痉挛、便秘及大出血的可能。

护理目标

① 无尿流梗阻。

② 了解排尿模式改变。

③ 无感染发生。

④ 无尿道电切术综合征发生。

⑤ 无便秘发生。

⑥ 膀胱痉挛减轻或消失。

护理措施

1. 术前护理

（1）做好心、肝、肾功能检查，协助恢复体力以适应手术。

（2）每询问患者排尿情况，嘱患者吃粗纤维食物，防止便秘，忌辛辣食物和饮酒。鼓励病人多饮水。

（3）术前带有造口管或留置导尿管病人应保证持续引流通畅。为预防感染应行膀胱冲洗，冲洗时以少量、多次、低温、低压、无菌为原则。

（4）每日测体温 4 次。

2. 施行经尿道前列腺电切术的术后护理措施

（1）注意观察病人意识状态、呼吸、血压及脉搏的变化。

（2）观察气囊导尿管固定及通畅情况并观察导管是否连续地有尿液或冲洗液流出，如不能持续流出说明有血块堵塞，应施行高压冲洗吸出阻塞的血块，以免造成膀胱充盈而加重出血。

（3）观察有无综合征的发生，TUR 术中通常应用尿道冲洗液 $(5\sim6)\times 10^4$ mL，大量的冲洗液被吸收使血容量急剧增加，形成稀释性低钠血症，病人可在术后几小时内出现症状，烦躁不安、恶心、呕吐、抽搐、痉挛、昏睡，严重者可出现肺水肿、脑水肿、心力衰竭等。此时应遵医嘱减慢输液速度，给脱水药、利尿药，并对症治疗，对症护理。

（4）拔出三腔水囊导尿管的护理，TUR 术后 3～5 天冲洗液清亮后即可拔管。嘱病人多饮水，饮食以易消化、富含营养的食物为宜。嘱患者逐渐下床活动，以防心脏并发症。

3. 施行开放手术切除前列腺的术后护理措施

① 观察体温、脉搏、血压及呼吸的变化。

② 术后 3 天改半卧位。

③ 术后 5～7 天生理盐水持续膀胱冲洗。速度可根据冲洗液颜色而定，色深则快，色浅则慢。并准确记录冲洗液量和耻骨后负压引流量。

④ 切口敷料渗出情况，预防切口感染。

⑤ 观察膀胱痉挛情况，及时与医师联系，可用哌替啶和阿托品缓解或解除痉挛。

4. 健康教育/康复指导

① 讲解三腔水囊导尿管及冲洗的意义及注意事项。

② 说明会阴护理的意义，使病人主动配合。

③ 教病人学会提肛肌锻炼，以尽快恢复尿道外括约肌的功能。

（四）急性尿潴留

急性尿潴留是指膀胱内充满尿液，不能自行排尿的一种症状。

>> **病因**

可分为机械性和功能性两大类。

（1）机械性梗阻　膀胱颈部及尿道梗阻性病变如前列腺增生，尿道狭窄及尿道损伤及膀胱尿道结石。

（2）功能性梗阻　膀胱尿道无器质性病变，系排尿功能障碍所致。如脊髓损伤造成神经源性膀胱，脊髓麻醉、肛门或直肠手术后反射性排尿障碍，以及中枢神经系统疾病和药物如阿托品等平滑肌松弛药物，都能引起急性尿潴留。

>> **临床表现**

尿意窘迫感，但不能自行排尿，下腹部胀痛、拒按。耻骨上方隆起、压痛、叩诊呈浊音。可出现充溢性尿失禁。

>> **治疗原则**

解除尿潴留和病因治疗。导尿是急性尿潴留时最常用的方法。任何情况下膀胱高度膨胀时应立即导尿，以免膀胱极度膨胀后成为无张力膀胱。不能插入导尿管者，可行膀胱穿刺抽出尿液或膀胱造口术。病因明确者应立即解除病因，如包皮口或尿道口狭窄，局部切开。

>> **护理要点**

① 如为功能性梗阻所致尿潴留，由手术或麻醉引起的，应尽量采取诱导排尿方法。如会阴部温水冲洗，听流水声，热敷，轻揉膀胱。

② 导尿应严格无菌操作、手法轻柔，让尿液缓慢流出。对于留置导尿者应用硅胶导尿管。导尿管留置期间应每日清洁尿道口两次，引流袋及接头应每日更换

1次。

③ 耻骨上膀胱穿刺造口在导尿失败时可以采用。

④ 耻骨上膀胱造口术需较长时间引流尿液者或心肺、肝、肾功能较差不能耐受手术者，可做耻骨上膀胱造口术。

⑤ 处理好原发病，做好病因治疗和护理。

五、泌尿系肿瘤

泌尿系及男生殖器系统肿瘤在我国肿瘤发病率并不占最重要的地位，但在泌尿外科中是最常见的疾病之一，且其发病率有增长的趋势。泌尿系的各部均可发生肿瘤，大多数为恶性，较多见的是膀胱癌，其次是肾肿瘤。

（一）肾癌

>> 病理

肾癌发源于肾小管上皮，有假包膜切面呈黄色，除透明细胞癌外，还可有颗粒细胞癌和梭形细胞癌。梭形细胞癌恶性程度高。肿瘤穿出包膜后，可侵及肾血管，经血行转移到肺、脑、骨等部位。经淋巴转移到肾蒂等处淋巴结。

>> 临床表现

病人多为中老年人，男∶女为2∶1，主要表现是血尿、肾区肿块和疼痛，早期无明显临床表现。

（1）全程肉眼无痛性血尿 这时肿瘤已穿入肾或肾盏。

（2）肾区肿块 肿瘤较大时，腹部或腰部可触及肿块，质坚硬。

（3）疼痛 为阵痛或隐痛，随病情加重。

（4）全身性症状 可有低热、高血压、消瘦、贫血，若肾静脉有癌栓可致同侧继发性精索静脉曲张。

（5）B型超声检查 对本病诊断有相当价值，有时病人无症状时，经B型超声检查发现肾肿瘤。

（6）X线检查 腹部平片可显示患肾不规则肿大，有钙化影。排泄性或逆行性肾盂造影可显示肿瘤造成的各种变形。CT能确定肾癌情况、邻近脏器的浸润、淋巴结的转移和静脉癌栓。

>> 治疗原则

诊断明确，尽早施行根治性肾切除术，手术范围包括肾周围筋膜、肾周脂肪囊、肾脏、肾门淋巴结及大部分输尿管。术前行肾动脉栓塞，可减少出血，使瘤体缩小。

（二）肾盂肿瘤

泌尿系统的肾盂、输尿管、膀胱、尿道均覆有移行上皮，其肿瘤的病因、病理等相似，且可同时或先后在不同部位出现肿瘤。

>> 病理

多数为移行细胞乳头状肿瘤，实性占 1/5。瘤细胞分化和基底的浸润程度可有很大差别。肿瘤有单发，亦有多发。其转移途径因肾盂壁肌层很薄，周围淋巴组织丰富，常有早期淋巴转移。肾盂鳞状细胞癌罕见，多与长期尿石、感染等刺激有关。

>> 临床表现

平均发病年龄 55 岁，大多数在 40～70 岁。男：女约 2：1。早期表现为间歇性无痛肉眼血尿，常无肿物或疼痛，偶因血块堵塞输尿管内出肾绞痛。体征不明显，尿细胞学检查容易发现癌细胞，膀胱镜检查可见输尿管口喷出血性尿液。尿路造影片肾盂内充盈缺损、变形，尿路造影片应与尿酸结石或血块鉴别。必要时可经膀胱镜插管收集肾盂尿做细胞学检查或刷取局部活组织检查。输尿管肾镜以及超声、CT、MRI 检查对诊断肾盂癌亦有重要价值。

>> 治疗原则

手术切除肾及全长输尿管，包括输尿管开口部位的膀胱壁。

>> 护理评估

（1）病史询问　所处的工作及生活环境，以了解发病因素。评估血尿、肾区肿块判断肿瘤生长情况。

（2）评估血尿素氮和肌酐含量　判断有无肾功能不全。

（3）既往健康情况评估　病人心、肺、肝、脑功能情况，询问有无糖尿病史，判断病人手术耐受性。

（4）心理社会评估　①对告知诊断的心理承受能力；②病人及家庭对诊断及预后的情绪反应，伴随疾病的悲伤过程；③病人的经济来源和家庭的承受能力，能否为其提供足够身心支持等；④病人及家属对疾病相关知识的了解程度。

>> 护理诊断

（1）焦虑、恐惧　与癌症的诊断，面临手术，担心复发，惧怕死亡，丧失劳方，经济困难有关。

（2）营养不良　与食欲缺乏、厌食、恶心呕吐、摄入减少、癌症消耗有关。

（3）舒适改变　与癌症疼痛、腹胀、切口疼痛有关。

（4）潜在并发症　肾功能不全，大出血，肿瘤复发。

（5）知识的缺乏或不足　关于复发及术后化疗等。

护理目标

① 心理压力缓解，身心舒适感增强。
② 维持机体营养状况的平衡。
③ 无并发症发生。
④ 了解肿瘤有关知识，能积极配合治疗和护理。

护理措施

（1）做好心理护理　解除焦虑情绪，以解除病人心理压力，加强病人康复的信心。

（2）术前肾动脉栓塞者　有疼痛、血尿，注意观察尿液质量并与医生联系，应用止血药、镇痛药。

（3）观察负压引流管情况　肾癌术后手术创面较大，腹膜后广泛渗血，注意观察负压引流管内引流物的质和量并准确记录。术后可能有内出血，导致休克的发生，注意休克的症状及体征，保证输血、输液通畅。

（4）观察健侧肾功能　参照肾结核肾切除术后的护理内容。

（5）健康教育/康复指导
① 讲解手术前后注意事项。
② 嘱咐病人定期复查。

（三）膀胱癌

膀胱癌是泌尿系常见肿瘤，病人年龄多在50岁以上，以男性居多。

病因

病因尚在研究中，可能与职业和生活中长期接触苯胺类化学物质有关，并与慢性炎症、机械性刺激有一定关系。

病理

上皮性肿瘤占95%以上，多数为移行细胞乳头状肿瘤。肿瘤分化程度为三级：Ⅰ级分化良好，Ⅲ级分化不良，Ⅱ级居Ⅰ级、Ⅲ级之间。生长方式有原位癌、乳头状癌、浸润癌。浸润深度是临床和病理分期的依据，可分为：原位癌（Tis）、乳头状无浸润癌（Ta）、限于固有层（T1）、浸润浅肌层（T2）、浸润深肌层或穿透膀胱壁（T3）、浸润前列腺或膀胱邻近组织（T4）。肿瘤生长在侧壁及后壁较多，其次为三角区和顶部。肿瘤以直接向深部浸润为主。淋巴转移常见，血行转移发生在晚期，转移到肝、肺、骨等处。

临床表现

①血尿：为无痛性肉眼血尿，间歇性出现。出血可自行停止，使病人产生疾病

已愈的错觉。②膀胱刺激症状：常因肿瘤浸润膀胱壁所致，合并感染更明显。③排尿困难及尿潴留：肿瘤堵塞膀胱颈或有血块时发生。④尿脱落细胞检查：应用新鲜尿送检，简便易行。⑤膀胱镜检：能直接观察肿瘤位置、数量、大小、形态并可取活组织检查。⑥B超检查：可发现 0.5cm 以上肿瘤。⑦X 线检查：排泄性尿路造影可了解肾盂，输尿管有无肿瘤、膀胱造影可见充盈缺损。CT 检查可了解浸润深度。

治疗原则

以手术治疗为主，辅以化学和免疫疗法。

1. 手术治疗

（1）经尿道膀胱肿瘤电切术　经尿道膀胱肿瘤电切术，适合 T1、T2 期膀胱肿瘤，单个或多发均可。

（2）膀胱部分切除　适合 T1、T2 期病人，肿瘤侵犯一侧输尿管，可行膀胱部分切除，加输尿管再植术。

（3）膀胱全切术　较大、多发性、反复复发及三角区肿瘤需考虑膀胱全切术，全切后尿流改道及重建手术，如输尿管皮肤造口术、回肠代膀胱术。

2. 化学疗法

噻替哌、丝裂霉素等药物灌注膀胱适用于 T1 期膀胱肿瘤及膀胱肿瘤电切术和膀胱部分切除术后。

3. 免疫疗法

卡介苗、白介素-2、干扰素膀胱灌注治疗表浅膀胱肿瘤。

护理评估

（1）病史询问　所处的工作及生活环境，有无不健康的行为和生活方式，以了解发病原因。评估血尿，以判断肿瘤生长情况。

（2）生理评估　包括膀胱肿瘤的个数、有蒂否、与输尿管开口的距离。依据血尿素氮和血肌酐的含量评估肾功能。评估有无转移。

（3）心理社会评估　包括：①对告知诊断的心理承受能力；②病人及家庭对疾病诊断、检查、治疗及预后的情绪反应；③病人的经济来源及家庭的经济承受能力。

护理诊断

（1）焦虑/恐惧　与癌症诊断，面临手术、担心复发、恐惧死亡、丧失劳动力及经济困难有关。

（2）营养不良　与食欲缺乏、厌食、摄入减少、肿瘤消耗有关。

（3）舒适改变　与切口疼痛、膀胱痉挛有关。

（4）潜在并发症　感染，大出血，膀胱痉挛，回肠膀胱或输尿管皮肤造口乳头组织灌注异常，肿瘤复发。

（5）知识缺乏或不足 关于预防复发及术后化疗等。

>>· **护理目标**

① 心理压力缓解，身心舒适感增强。

② 维持机体足够的营养。

③ 无并发症发生，对自我形象有现实的认识。

④ 了解肿瘤相关知识，能积极配合治疗和护理。

>>· **护理措施**

1. 术前护理

（1）嘱病人多食高蛋白、易消化、营养丰富的食品，纠正贫血，改善一般状态。

（2）做好尿检肿瘤细胞的尿液收集和膀胱镜检、排泄性尿路造影的准备工作。

（3）行开放手术者，术晨不排尿或膀胱灌注生理盐水 200mL。

（4）行膀胱全切回肠代膀胱术的病人，术前 3 天给无渣饮食，术前 1 日禁食，并给肠道抗生素，术晨行清洁灌肠。

2. 术后护理

（1）观察血压、脉搏、呼吸的变化。密切注意病情发展，早期进行处理。

（2）观察膀胱冲洗液颜色或尿量及颜色，可以发现有无内出血及术后血尿的情况。

（3）经尿道膀胱肿瘤电切术病人，保持三腔水囊导尿管通畅，防止导尿管水囊破裂。术后取平卧位。如尿液颜色较深，可用无菌生理盐水冲洗膀胱，防止血凝块阻塞导尿管。

（4）膀胱造口术后每日常规冲洗膀胱 2 次。膀胱部分切除术后病人要妥善固定留置导尿管和左、右输尿管支架管并保持其通畅。可间断或持续冲洗膀胱，防止因出血而致的膀胱充盈、痉挛。

（5）膀胱全切回肠代膀胱的病人，观察左、右支架管，回肠膀胱引流管内尿量和颜色并详细记录。了解回肠膀胱乳头的血运情况。

（6）膀胱全切输尿管皮肤造口的病人，观察皮肤乳头的血运情况及回缩现象。如出现回缩、颜色变黑，则说明出现血运障碍，应立即通知医生。

（7）保持胃肠减压通畅，观察引流胃液的量和颜色并详细记录。排气后提醒医生拔胃肠引流管。

（8）每日口腔护理 2 次，测体温 4 次。每 2h 叩背咳痰一次。痰黏稠时定时雾化吸入。

（9）保留膀胱手术者，术后均应进行膀胱灌注化疗药，免疫治疗。化疗药行膀胱灌注后可能会出现尿频、尿痛、血尿。无论哪种治疗，病人都应注意饮食，保持体力，常规服用抗生素，控制感染。

（10）做好心理护理，解除病人焦虑，恐惧情绪，以解除病人心理压力，加强病人康复的信心。

3. 健康教育/康复指导

① 讲解各种导管的意义，说明尿流改道的目的及学会自护。

② 膀胱癌易复发，嘱定期复查。

③ 安慰病人 5 年存活率较高，但需坚持膀胱灌注化疗药和综合治疗。

六、肾移植病人的术前和术后护理

（一）肾移植术前准备和护理

1. 病人的准备

①注意病人有无感染病灶，加强营养，供给足够热量。②术前和术中用药一般常用青霉素 800 万 U 静脉滴注，术前 1 天服用硫唑嘌呤 100mg，1～2 次，术晨用泼尼松 100mg，必要时加用氢氧化铝。③慢性尿毒症病人需要透析 2～3 个月，移植前 24h 以内，必须进行最后一次透析。④术前 1～2 天病人移至单间或隔离间，避免交叉感染。⑤术前 1 日进少渣饮食。术晨禁食水，测量体重一次，记录在体温单上。

2. 病室的准备

①消毒隔离房间。②病室物品准备。③应有专门药柜，备齐免疫抑制药、抗生素、肝素、止血药、抗高血压药、白蛋白、呋塞米及抢救药品。④按消毒隔离原则，准备衣、帽、鞋。⑤准备心电监护仪。

（二）肾移植术后护理

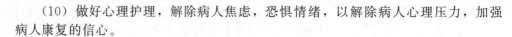

① 评估病人耐受性及术后恢复情况，依据全身状况及肾衰竭程度。

② 评估排斥反应依据体液改变和移植排异情况。

③ 评估有无应激性溃疡，根据消化道症状。

④ 评估免疫抑制药、激素的用药反应。

⑤ 评估术后恢复情况，依据生命体征。

▶▶▶ 护理诊断

（1）高热　与排斥反应有关。

（2）感染　与免疫低下有关。

（3）有发生应激性溃疡的可能　与激素应用有关。

▶▶▶ 护理目标

① 维持正常体液量。

② 维持体温正常。

③ 无感染发生。

④ 无并发症发生。

>> 护理措施

（1）根据尿量控制出入水量，每小时尿量＜200mL 时，输入量为尿量的全量。静脉穿刺原则是不位于术侧的下肢和血液透析的动静脉瘘的上肢选择穿刺点。

（2）注意支架管和导尿管通畅，防止血块阻塞，疑有不通，冲洗时注意严格无菌操作。记录尿量、颜色及比重。术后 3 日内，每小时测尿量及尿比重，及时观察移植肾的功能。3 日后可 4～8h 测量一次，每日更换引流瓶。

（3）每日或隔日查血常规，血肌酐、尿素氮、钾、钠、氯、钙及尿常规。每日测体重一次。

（4）取平卧位，肾移植侧下肢屈曲 15°～25°，减少切口疼痛和血管吻合处的张力，有利于愈合。

（5）预防呼吸道感染，每 2h 翻身叩背一次，痰黏稠者给予雾化吸入。

（6）排气后给予易于消化的软食，鼓励多饮水，防止真菌感染，口嚼大蒜或大蒜液漱口。

（7）每日更换无菌留置尿管的接管和贮尿器，严格无菌操作。

（8）保持皮肤清洁、干燥，如有脓疱疹可涂 2％龙胆紫。

（9）密切观察排斥反应的预兆如食欲减退，头痛、恶心、呕吐、心率增快、血压增高、尿量减少或移植肾区闷胀感，肾增大、压痛，阴茎水肿。如有以上排斥反应应及时通知医生。

（10）健康教育/康复指导

① 宣传隔离单间的意义及减少人员流动、谢绝家属探视的意义。

② 讲解术后每日或隔日采血的必要性。

③ 解释术后长期服用免疫抑制药的意义。

第三章

妇产科护理实践

第一节 妊娠期及病理妊娠期

一、产前护理评估

产前检查是妊娠监护的重要方式。产前护理评估则是产前检查内容的重要组成部分，也是为孕妇提供高质量妊娠期护理的前提。产前检查的时间应从确诊为早孕时开始，如经全面检查未发现异常者，应于妊娠 20 周起接受产前系列检查，通常于妊娠 20～36 周期间每 4 周检查一次，自妊娠 36 周起每周检查一次。凡属高危孕妇，应酌情增加产前检查的次数。

>> **健康史**

孕妇首次接受产前检查时，应进行较全面的评估，并注意收集下列资料。

（1）一般资料

① 年龄：年龄过小容易产生难产；年龄过大，特别是 35 岁以上的初产孕妇，容易并发妊高征、产力异常等。

② 职业：如接触有毒物质、放射物质及高湿、高噪声职业，在孕期应予调换。

（2）家族史　夫妻双方有无遗传性疾病、慢性病，如高血压、心脏病史，有无多胞胎史等。

（3）既往史　着重了解有无高血压、心脏病、结核病、肝肾疾病等病史，如有此类疾病，应注意发病时间及治疗情况。此外，还应了解手术史。

（4）月经史及婚育史

① 月经史：包括初潮年龄、月经周期、持续时间。同时还应了解每次月经的量，有无痛经，痛经的程度，以及末次月经日期，以便推算预产期。

② 婚育史：初婚的年龄，孕妇本人的妊娠次数，流产次数（自然流产和人工流产），生产次数，存活子女数量及情况。

孕妇本人的既往孕产情况：既往妊娠的周数，分娩时间，分娩方式（自然分娩、手术分娩、剖宫产），分娩的感受，既往妊娠、分娩、产褥期的经过，有无合并症及治疗情况等。

③ 性生活史：性生活情况，妊娠后有无改变，是否患有性病。

（5）本次妊娠情况 本次妊娠有无早孕反应，病毒感染及用药史，胎动开始的时间；妊娠过程中有无阴道流血、头痛、头晕、心悸、气短、下肢水肿等症状；妊娠中的不良症状如恶心、呕吐、疲倦等；饮酒、吸烟及用咖啡因类饮料情况；是否有造成畸形的潜在因素，如放射线、病毒感染及是否饲养宠物等。

（6）与妊娠有关的日常生活史 孕妇的日常生活方式，饮食类型，活动与休息情况，工作状况，其个人卫生习惯及娱乐和旅行情况。

（7）配偶状况 包括年龄、职业、教育程度、健康状况、是否有遗传病；吸烟、饮酒及用药情况；对本次妊娠的态度。

》》· 身体评估

1. 一般性全身检查

（1）身高、体重 测量体重可以评估孕妇的营养状况，有无水肿发生等。每次产前检查均应测量体重并记录，以及早发现异常情况。

（2）生命体征 包括体温、脉搏、呼吸及血压的测量。正常体温 36.2～37.6℃，脉搏 60～90 次/分，血压不应超过 18.7/12kPa(140/90mmHg)，若血压高于此值，或与基础血压相比较超过 4/2kPa(30/15mmHg)，则属于病理状态。

（3）全身系统检查 除按内科常规进行全身各系统检查外，重点了解孕妇营养、发育及精神状态；检查孕妇的心、肺功能有无异常；乳房发育情况，乳头大小，有无乳头凹陷；观察孕妇出现水肿的情况，如孕妇仅膝以下或踝部水肿且经休息后消退，则不属于异常，还应及时发现异常情况。

2. 产科检查

包括腹部检查、骨盆测量、阴道检查及肛门检查。

（1）腹部检查 首先向孕妇做出解释，然后让孕妇排空膀胱后仰卧于检查床上，暴露腹部，双腿略屈曲分开，放松腹肌，检查者站于孕妇右侧。

① 视诊：观察腹部大小，有无妊娠纹、手术瘢痕及水肿。如腹部过大，应考虑有无双胎、巨大儿、羊水过多的可能。如腹部过小，应考虑有无胎儿宫内发育迟缓。

② 触诊：检查腹部肌肉紧张程度，了解胎儿大小、羊水情况、胎位等。

a. 测子宫底高度、腹围：评估妊娠周数、胎儿大小及羊水量。测量子宫底高度方法：用软尺由耻骨联合上缘经脐至子宫底测得的弧形长度即为子宫底高度。测量腹围的方法：用软尺经脐中央，绕腹部一周测得的周径，即为腹围。

b. 四步触诊法：检查子宫大小、胎产式、胎先露、胎位及胎先露是否衔接。做前三步检查手法时，检查者站于孕妇右侧并面对孕妇。做第四步检查手法时，检查者则面向孕妇足端。

第一步触诊法

ⓐ 目的：检查子宫形态、宫底高度，估计怀孕周数及子宫底部为胎儿何部分。

ⓑ 方法：检查者双手置于子宫底部，检查子宫外形并测得子宫底高度，估计

胎儿大小是否与妊娠周数相符。然后两手指腹相对轻推，判断宫底部的胎儿部分，若为胎头则硬而圆，且有浮球感；若为臀，则较软而宽，形状略不规则。

ⓒ 判断重点

子宫形态：若为纵的卵形则表示纵位，即胎产式为头位或臀位，若为横的卵形则表示横位，斜的卵形则表示斜位。

子宫底高度：指子宫底到耻骨联合距离，可估计妊娠月数。

子宫底的胎儿部位：在子宫底触摸胎儿部分，若为头位则在子宫底所触为臀部；若为臀位则在子宫底所触为头部；横位所触为背部或四肢。

第二步触诊法

ⓐ 目的：诊断靠近子宫两侧壁胎儿部分，以及子宫体的形态、软硬及羊水多少等。

ⓑ 方法：检查者双手分别置于腹部两侧，一手固定，另一手轻轻深按检查，两手交替，分辨胎背及胎儿四肢的位置。平坦饱满者为胎背，并确定胎背向前、向侧或向后；高低不平、有活动结节感者为胎儿肢体部分。同时估计羊水量、胎儿大小。

ⓒ 判断重点：依两手的感觉可判断羊水的多少或子宫壁软硬，然后判断胎背的方向，触摸到硬的一侧可能是背，另一侧为四肢。

第三步触诊法

ⓐ 目的：判断胎儿先露部位形状、大小、软硬、有无下降而固定在骨盆入口等。

ⓑ 方法：检查者右手拇指与其他四指分开，置于耻骨联合上方，握住先露部，仔细判断先露是头还是臀。左右推动以确定是否衔接，如先露仍浮动，表示尚未入盆，如已衔接，则先露部不能被推动。

ⓒ 判断重点：鉴别胎儿先露部位是头还是臀。先露部位可移动者表示未固定，不可移动者表示已固定于骨盆。

第四步触诊法

ⓐ 目的：评估胎儿先露部位下降至骨盆腔的程度，并检查抬头屈曲状况。

ⓑ 方法：双手置于先露部两侧，向下深压，进一步确定胎先露及其入盆程度，如胎先露已衔接，头、臀难以鉴别时，可做肛门检查，以协助诊断。若先露部难以鉴别，可做肛门检查或超声检查以协助诊断。

ⓒ 判断重点：如先露部位为胎头，近胎头突出部（前额部），手容易遭遇抵抗而停止。但近胎头后部，手可插入较深部，此法操作较易，可表示下降的程度及头大小。

如胎头突出部易触知时，可知头尚未下降到骨盆底。如已摸不到胎头突出部位时，表示胎头已下降到骨盆底。

③ 听诊：即听诊胎心音。胎心音在靠近胎背上方的孕妇腹壁听得最清楚。枕先露时，胎心音在孕妇右（或左）下方；臀先露时，胎心音在近脐部上方听得最清楚，听胎心音时要注意其节律与速度，并注意有无脐带杂音。当触诊确定胎背有困

难时，可借助胎心音和胎先露综合分析判断胎位。

（2）骨盆的检查及测量 若孕妇未曾有阴道分娩经验，就必须评估骨盆的大小、形状是否在正常范围内，是否能让胎儿在分娩过程中安全地通过骨性产道。骨盆评估法可分为两种。

① 临床骨盆测量法：骨盆大小及形状是决定胎儿能否经阴道分娩的重要因素之一，故骨盆测量是产前检查时必不可少的项目。临床上测量骨盆的方法有外测量法和内测量法两种。系以骨盆测量器及触诊测量真骨盆的一部分径线。

② 骨盆 X 线测量：除可检查骨盆大小外，更可检查出先露部位和真骨盆的关系，以确定胎儿是否能顺利由产道分娩。X 线对胎儿有危险性，故确有需要，通常是在妊娠末期，怀疑有胎头骨盆不称才做此检查，以决定是否由阴道分娩或行剖腹分娩。

（3）子宫底高度及腹围的测量

① 目的：评估妊娠月数、胎儿大小及羊水多少。

② 方法

a. 子宫底高度：以软尺由耻骨联合上缘，经脐至子宫底量取子宫底高度。

b. 腹围：以软尺经过脐中央，绕腹部一周，其周径即腹围。

c. 一般可用腹围大小推算妊娠周数，即妊娠周数＝腹围（寸）＋2。

d. 若子宫底高度或腹围与妊娠月份不符时，其可能原因为：预产期时间错误，胎儿太大或太小，多胎妊娠，羊水过多或过少，葡萄胎或胎死宫内，过期流产等。

e. 可以根据麦克唐纳法则超声波推算妊娠月数及周数。妊娠月数＝子宫底高度（cm）×27；妊娠周数＝子宫底高度（cm）×（8/7）。

③ 注意事项：测量前孕妇需排空膀胱，以免影响准确性。

（4）阴道检查 孕妇在妊娠早期初诊时均应进行阴道内检查，以了解产道、子宫及附件情况，及时发现异常。妊娠 24～36 周时，应避免不必要的阴道检查，如确实需要，则应严格消毒，避免引起感染。

（5）肛查 可以了解胎先露部，骶骨的弯曲度，坐骨棘、坐骨切迹宽度及骶尾关节的活动度。

3. 辅助检查

除常规检查血象（红细胞计数、血红蛋白含量、白细胞总数及分类、血小板数）、血型和尿常规（尿蛋白、尿血）外，还应根据具体情况做下列检查。

（1）肝功能、血液化学、电解质测定，以及胸部 X 线、心电图、乙肝表面抗体等目的检查，以判断有无妊娠合并症的发生。

（2）B 超，以了解胎儿发育情况、羊水量、胎盘附着位置，胎儿有无明显畸形等。

（3）对有死胎、死产史、胎儿畸形史和患有遗传性疾病的病历，应检测孕妇甲胎蛋白值，羊水细胞培养进行染色体核型分析等。

▶▶· 产前复诊

了解孕妇经过前次产前检查后有无改变，以便及早发现异常，其内容包括以下

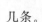

几条。

① 询问前次产前检查后，有无异常症状出现，如头痛、头晕、目眩、水肿、阴道流血、胎动异常等，如有异常，应及时与医师联系并给予相应的处理。

② 测量体重及血压，检查有无水肿及其他异常。复查有无蛋白尿。

③ 复查胎位，听胎心，测量宫底高度、腹围，了解胎儿大小，判断是否符合妊娠周数，有无羊水过多及胎儿宫内发育迟缓等。

④ 随着妊娠的进展，了解、观察孕妇有无消极心理情绪变化，日常生活自理能力，及时发现对妊娠产生不良影响的因素。

⑤ 监测胎儿及其成熟度，具体方法详见有关章节。

⑥ 结合具体情况进行孕期保健指导，并确定复诊时间。

二、妊娠期健康指导

由于妊娠期妇女的整个妊娠过程是在家中渡过的，护理人员作为健康教育者，应指导孕妇顺利渡过妊娠期，保证自身健康并孕育出健康的下一代。根据成人学习的特点，我们应针对不同时期的孕妇，提供相应的健康指导。

（一）妊娠早期的健康指导

妊娠早期的健康指导是指开始于妊娠早期的对产妇及其家庭成员的健康指导，其中大部分需要孕妇在整个妊娠期都要掌握并运用。

1. 自我护理指导

（1）个人卫生　包括沐浴、口腔卫生和外阴清洁。

① 沐浴：妊娠期新陈代谢旺盛，应经常洗澡，具体次数可依季节和个人习惯而定，应尽量淋浴，以减少阴道逆行感染的机会。

② 口腔卫生：妊娠期由于激素水平的改变，而造成齿龈肿胀及出血，孕妇应保持良好的口腔卫生。饭后及临睡前应仔细刷牙。如有牙病，应及早就医，以免因口腔及牙齿疾病影响进展而导致营养不良，或细菌经血液循环传至身体其他部位而引起疾病。

③ 外阴清洁：妊娠期由于激素的作用，阴道分泌物增加，因 pH 值有所变化，外阴部会感到不舒适，并容易发生泌尿系感染，所以孕妇应注意外阴清洁，勤换内裤，以清水洗外阴即可，每日 1～2 次，便后应使用清洁卫生纸，并从前向后擦干净。

（2）工作　健康孕妇可胜任一般工作，但若从事会危及孕妇本身及胎儿健康发育的工作，应暂时调离，如需接触化学物质及放射物质，需长时间站立或必须保持身体平衡等工作。多数孕妇一般可工作至妊娠 7 个月，也有工作至分娩。孕妇在工作时应注意工作强度，避免超过身体负荷，不提过重物品。对于孕期继续工作的妇女，要指导她们如何自我保护，抓紧时间休息。

（3）安全　妊娠早期的安全应注意避免接触有害物质，如有毒的化学物质、放射性物质等。

吸烟（包括被动吸烟）和饮酒已被证明对妊娠的妇女有害。孕期吸烟可引起流产、早产、死胎及低出生体重儿增加。因烟草可产生一氧化碳、烟碱，可使血管收缩，从而减少了胎盘循环血量，使胎儿、胎盘缺氧而导致胎盘异常和胎儿发育异常。饮酒可致胎儿颅囟、四肢及心血管缺陷，并可有低出生体重，身材短小，智力低下等。

孕妇也应避免噪声刺激，长期的噪声刺激可导致流产、胎儿畸形及使低出生体重儿发生率增高。孕妇应尽量避免到人员密集的公共场所，勿接触传染病患者，以防止交叉感染。

（4）孕期用药应注意的问题

① 孕期用药要慎重，特别是妊娠前两个月，是胚胎器官形成时期，更应注意。有些药物可以通过胎盘而影响胚胎及胎儿发育，对胚胎或胎儿产生毒害，表现为致胎儿畸形和致癌作用。

致胎儿畸形的药物取决于药物的毒性，胎儿体内的血药浓度和用药时间，此外，用药方法不当，剂量过大，时间过长也可给胎儿带来危害。孕妇用药应慎重，在医师的指导之下合理用药。计划妊娠的妇女在停经后应尽早检查，以确定是否妊娠，并决定以后用药。

② 不应拒绝所有用药。目前有一种倾向：孕期避免所有用药，甚至有并发症、合并症时，也拒绝用药，以致病情加重，影响母儿健康。故孕妇应权衡利弊，在医生的指导下使用，以免贻误治疗，给母子带来不良后果。

（5）妊娠合并症的征兆　妊娠早期最常见的征兆是阴道出血，只要有阴道出血，无论症状多轻微都应报告，因为严重的出血都是从轻微出血开始的。妊娠早期出血最主要的原因是先兆流产。

2. 妊娠期性生活指导

妊娠早期由于早孕反应和乳房胀痛，以及雌激素分泌减少，使孕妇的性冲动下降，但由于子宫供血量增加使得骨盆充血，阴部感觉增加，所以有些妇女在妊娠期间才首次体验到高潮。随着妊娠的进展，早孕反应逐渐消失，又不必担心妊娠，有些夫妻在妊娠中期的性生活会比非孕期和谐，但随着腹部的膨隆，性交姿势需要改变。有人指出在妊娠 12 周以内和 32 周以后应避免性生活，以免因兴奋和机械性刺激引起盆腔充血、子宫收缩而造成流产、胎膜早破或早产，并避免将细菌带入阴道而导致产前、产时和产后感染。妊娠期的性生活问题应与夫妻二人共同讨论，解答双方的疑问，以使妊娠期顺利渡过。

3. 早期妊娠的不适及应对措施

（1）恶心、呕吐　约有半数以上的孕妇在妊娠早期有不同程度的恶心现象，少数发生呕吐，以晨起为明显，亦有全天频发者。发生原因尚不明了，较多的说法是与妊娠时体内绒毛膜促性腺激素增加有关，另有人认为是妊娠时糖代谢改变，使血糖降低所致。

护士应评估恶心和呕吐程度，轻者无须处理可自行缓解、对恶心明显者，应建议孕妇只摄取无异味的饮食，避免其诱发因素，可以解除恶心。如恶心常常发作，可建议晨起吃些饼干，采取少量多餐，多吃些蔬菜、水果，避免高脂肪、高糖食物，可能改善。有些药物，如 B 族维生素、小量苯巴比妥等，可以选用。护士多给精神上的鼓励和安慰，有助于孕妇缓解症状。

（2）尿频、尿急　由妊娠子宫增大、压迫膀胱所致。妊娠 12 周后子宫超出盆腔，压迫症状会消除；至妊娠后期，胎头入盆，尿频又重复出现。甚至在孕妇咳嗽、打喷嚏时，可能有尿液外溢。此症状一般无任何办法可以解除，只有等待其自然恢复，护士应提醒孕妇切勿以减少液体入量来解除，以免影响机体代谢；并可教给孕妇做提肛运动，训练盆底肌肉的收缩功能，可以控制排尿；增加腹压时尿液外溢在妊娠结束后会消失，如会阴肌肉过度松弛，产后仍会存在，应就医于泌尿科治疗。

（3）白带增多　妊娠时阴道分泌物增加是常见的，这种分泌物应为白色，含有黏液及脱落的阴道上皮细胞。因妊娠期间阴道黏膜增生，宫颈黏液分泌旺盛所致。阴道酸度减低易导致微生物滋生。

对阴道分泌物过多的孕妇，应检查排除滴虫、真菌及其他感染，并针对原因给予处理。如系生理性分泌增加，应每日 1～2 次清洗外阴并更换内裤，避免用尼龙料的内裤及裤袜，因其影响散热及吸水，反而会加重症状。如分泌物刺激会阴部皮肤引起损害及不适时，在清洗后可以外涂氧化锌油，会很快改善。

（二）妊娠中晚期的健康指导

妊娠中晚期，由于胎儿的生长发育，母体的负担逐渐加重，孕妇应注意休息、活动及采取相适应的姿势。同时，妊娠期的各种并发症在妊娠中晚期的发生较多。胎儿各器官逐渐发育，也应注意监测胎儿的发育情况及有无并发症的发生。妊娠期妇女的自我监护是早期发现妊娠期合并症的重要手段之一。

1. 妊娠期自我监护

妊娠中晚期自我监护主要包括两方面，即胎儿的监护和母体的监护，其中母体的自我监护主要是早期发现各种合并症的征兆，胎儿方面的自我监护主要是胎动的自我监护。

（1）胎动　计数胎动是胎儿身体在子宫内的运动，是表示子宫内生命存在的象征。数胎动是自我监护胎儿情况变化的一种手段。妊娠 18～20 周孕妇开始自感有胎动。正常情况下，每小时 3～5 次，如有宫内窒息，可出现胎动异常。胎儿在缺氧的早期躁动不安，常表现为胎动活跃，胎动次数增加。当缺氧严重时，胎动则逐渐减弱，次数也减少。孕妇可自妊娠 30 周开始，每天早、午、晚各数 1h 胎动。每小时胎动不低于 4 次，反映胎儿情况良好。将 3 次胎动次数的总和乘 4，即为 12h 的胎动次数，如 12h 的胎动数在 30 次或以上，反映胎儿的情况良好；如下降至 30 次以下，多数胎儿有子宫内缺氧，需及时到医院就医，进一步诊断并采取措施。数胎动时思想应集中，静坐或卧，以免遗漏胎动感觉，每次均应做记录。

（2）中晚期妊娠合并症的征象

① 体重：妊娠中晚期体重增加每周应不少于 0.3kg 且不大于 0.5kg。孕妇应注意监测体重。如体重增加过快，应考虑有无水肿和羊水过多；如增加过慢，应考虑有无胎儿宫内发育迟缓发生。

② 头晕、眼花：妊娠中晚期可发生妊娠高血压综合征，头晕、眼花是妊高征的自觉症状，如有发生，孕妇应注意休息，并及时到医院就诊。

③ 阴道出血：妊娠中晚期阴道出血的主要原因是前置胎盘和胎盘早剥，如孕妇有阴道出血，不论量多、量少，都应给予高度警惕，并应及时到医院就诊，进一步明确原因，给予相应的治疗和护理措施。

④ 胎膜早破：临产前胎膜自然破裂、孕妇感觉羊水自阴道流出，称为胎膜早破。胎膜早破的原因有：a. 子宫张力过大，常见于多胎妊娠或羊水过多；b. 胎位异常，如横位；c. 腹压急骤增大，如咳嗽、便秘等；d. 机械性创伤，如性交；e. 其他，如宫内感染等。一旦发生胎膜早破，孕妇应立即平卧，如可能应听胎心，并及时到医院就诊。

⑤ 寒战、发热：寒战、发热是感染的症状，如有发生可能是宫内感染，宫内感染是对母体及胎儿都很严重的合并症，应引起注意，但可能是肠胃炎的症状，所以孕妇不能自主判断和用药，应及时就诊和治疗。

（3）活动妊娠期　由于松弛素的作用，关节、韧带连接都较松，因子宫增大，身体前倾，保持平衡较非孕期困难。孕妇应避免关节过度屈曲和伸张，不要进行任何需要跳跃、旋转或迅速改变方向的行动。

妊娠期应进行适当的运动，可以增加舒适感并为分娩作好准备，孕妇进行运动首先要征求健康服务人员的意见。健康孕妇运动时间以每周 3 次为宜，每次运动时间不宜过长，每运动 10～15min 后应休息 2～3min，再进行下一个 10～15min 的运动，运动后心率超过 140 次/分，应休息至心率在 90 次/分以下，如心率不能迅速恢复，则应降低运动强度。运动后应注意补充水分和热量。运动时应选择合适的乳罩撑托乳房。一旦发生下列情况之一，应立即停止运动：呼吸短促、头晕、麻木、任何形式的疼痛、每小时宫缩超过 4 次、胎动减少和阴道出血。

（4）正确的体位　随着妊娠的进展，孕妇的腹部逐渐膨隆，孕妇本身会努力地去适应这一变化，好的体位可以帮孕妇适应并减少不适感，正确的体位应是：①站立时，将身体重心放到脚跟，两脚分开约 30cm，以保持身体平衡；②坐时，椅子应稍矮，以使双脚能着地，最好膝关节能高于髋关节；③尽量避免长时间站立，如不可避免，应将一只脚下垫一矮脚蹬，并不断更换；④当取地面上或近于地面的物品时，应弯屈膝部以代替弯曲腰部去取物品。

（5）衣着　孕妇衣着应宽大，腰部不要束得过紧，以免影响血液循环及妨碍胎儿行动。天暖时，应着短衣裙，使较大面积的皮肤晒到太阳，吸收紫外线，促进体内维生素的生成，有助于钙的吸收。孕妇应选择特制的腹带以支撑腹部，妊娠期不宜穿高跟鞋，以免引起身体重心前移，腰椎过度前凸而导致腰背疼痛，应选择轻便、宽头、软底的低跟鞋，行动时也更安全舒适。

（6）乳房的护理　妊娠后为婴儿哺乳做准备，应锻炼乳头的皮肤韧性，经常用

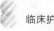

温水清洗，并涂以油脂，除去污垢，每日以手指轻轻揉捏乳头数分钟，以防哺喂婴儿吸吮时发生皲裂，造成感染，引起乳腺炎。乳头凹陷者，应经常向外牵拉，以免喂奶时吸吮困难。妊娠期乳房增大，应用合适的乳罩兜起，防止下垂，上衣不宜过紧。每次产前检查时应检查乳房护理执行情况，必要时反复示教，直至其熟练掌握，认真执行。

（7）休息与放松　孕妇身体负担较重，易于疲劳，每晚应有8～9h睡眠，中午应有1～2h午休。孕妇卧床休息和睡眠时，应取左侧卧位，右腿屈曲，下垫软枕，这样可以避免增大的子宫压迫腹主动脉和下腔静脉，以保证子宫胎盘的血流灌注，为胎儿创造较好的宫内生长环境，同时下腔静脉血回流通畅，减轻下肢水肿，这种姿势还利于减轻疲劳，睡眠时室内空气应清新流通。

2. 妊娠中晚期不适及应对措施

（1）足部水肿　在妊娠后期由于下肢静脉回流不畅，大多数孕妇易发生足踝部水肿，长期站立或坐位会加剧水肿，长期水肿可能会导致静脉曲张。如水肿合并有高血压、蛋白尿，则属于病态。

护士对足踝部水肿的孕妇应做较全面体格检查，排除妊娠高血压综合征。嘱其避免长久站立或坐位，指导她们做足背屈曲运动，以收缩肌肉，促使血液回流；在休息及卧床时，抬高下肢。

（2）便秘　便秘是常见症状，与孕期肠蠕动减缓、液体入量少及缺乏户外运动有关。预防便秘发生至为重要，应指导孕妇增加纤维素食品及水果、流质食物的入量，养成每日定时排便的习惯。有人以为晨起饮一杯冷开水是有益的。必要时给缓泻药及开塞露，但要告诫孕妇切勿养成依赖药物的习惯。

（3）痔　妊娠期盆腔内血管分布增多，由于增大的子宫的压迫阻碍静脉回流，静脉内压力增高引起曲张，故妊娠期痔的发生、发展及症状均明显，疼痛及出血较为常见，痔静脉血栓形成将更严重。妊娠后要预防痔的发生和加重，除注意调节饮食、养成良好的排便习惯外，孕中后期多卧床休息，取侧卧位以减轻对盆腔静脉的压迫。如痔已形成，应服缓泻药以软化大便，局部热敷后涂20%鞣酸软膏或痔疮膏，将其轻轻送回肛门内。如发生血栓疼痛剧烈时，可用肛门栓剂，治疗无效时应手术切开清除栓子。分娩后痔常可缩小，症状消失，如分娩后症状仍严重或有长期出血，可致失血性贫血，应给予手术治疗。

（4）下肢及外阴静脉曲张　约有20%的孕妇患静脉曲张，以经产妇多见。长期站立可使病情加重，有的孕妇在妊娠2个月时即可发病。有人认为与遗传因素有关。妊娠子宫增大，压迫下腔静脉，下肢及会阴静脉回流缓慢，血液淤积，对静脉壁造成压力，而使静脉曲张。发生静脉曲张后，可能出现下肢肿胀不适或疼痛，易于疲劳，下午症状加重。

护士应教导孕妇养成坐、卧时抬高下肢的习惯，或平卧于床上，抬腿成90°抵于墙壁，或侧卧。孕妇勿坐立过久或于坐时一腿交叉搭于另一腿上；穿弹性裤或支撑裤袜，外阴用泡沫橡皮垫支托，有助于改善症状，严重者应完全休息，分娩时应防止曲张静脉破裂。

（5）腰背痛 孕妇常感腰背疼痛。这是由于妊娠子宫增大，向前凸出，孕妇为保持平衡而重心后移，脊柱过度前屈，骨盆倾斜，背肌持续紧张；又因妊娠期分泌松弛素使骨关节韧带松弛的影响，以致下腰部、腰骶部疲劳疼痛。孕妇体质虚弱者尤甚，有人会发生骶髂关节及耻骨联合隐痛或压痛，行走活动时加重，严重者妨碍活动。预防腰背痛的发生，其主要方法是指导孕妇保持正确的姿势，并做骨盆倾斜运动。严重者应卧床休息，适当增加钙摄入量，腰骶部热敷，有助于缓解症状。必要时可使用镇痛药物。

（6）小腿痉挛 妊娠后期孕妇常发生腓肠肌挛缩，夜间发作较重。可能因血液钙离子浓度降低，钙与磷比例失调引起神经系统应激功能过强，也可能因维生素 D 缺乏，影响钙离子吸收所致肌肉痉挛发作。可做腓肠肌按摩，或让孕妇仰卧、屈膝，护士或家属一手自足底握足，另一手扶住膝部，突然使其伸膝，同时使足背屈，即可缓解；做腓肠肌热敷，也可使症状缓解。预防腿部痉挛的发生，应注意增加饮食中钙、维生素 D 的摄入量，局部保暖，或口服复合维生素 B 也有效果。

（7）胃部灼热感 孕妇在妊娠后 2 个月常有胃部灼热感，俗称"烧心"。主要因子宫底升高，胃内压力增加，胃内容物反流至食管下段，引起胃液性食管炎所致。预防方法是勿过饱，饭后勿立即卧床，避免摄取过多脂肪、油炸食物及辛辣食品，进餐时勿饮大量液体，采取少量多餐。如有发生可服用氢氧化铝、三硅酸镁等制酸药物。

（8）仰卧位低血压综合征 妊娠末期孕妇取仰卧位，增大的子宫压迫下腔静脉，使回心血量减少、心排血量亦减少，出现血压降低、心率加快、面色苍白等症状。嘱孕妇勿长时间仰卧，可避免仰卧位低血压综合征发生。一旦出现，立即改为侧卧位，解除对下腔静脉压迫，回心血量增加，症状即会解除。

三、妊娠早期出血性疾病

（一）流产妇女的护理

>> **护理评估**

1. 病史

了解患者有无停经史和反复流产的病史，有无早孕反应、阴道流血、阴道水样排液、妊娠物排出和腹痛等。

2. 临床表现及分型

（1）先兆流产 指妊娠 28 周以前，出现少量阴道流血或伴有下腹痛，宫颈口未开，胎膜未破，妊娠产物尚未排出，有希望继续妊娠者。其主要症状为：阴道点状出血，无腹痛或轻微下腹痛，可出现持续性腰酸、下腹痉挛等。妇科检查：子宫大小与妊娠月份相符，子宫颈口未开，妊娠产物未排出。妊娠试验阳性。

（2）难免流产 指流产已不可避免者。其主要症状为：阴道流血增多，阵发性腹痛加重或出现阴道流水（胎膜破裂）。妇科检查：子宫颈口已扩张，有时在宫颈口内可见羊膜囊阻塞，子宫大小与妊娠月份相符或略小。妊娠试验多为阴性。

（3）不全流产 指流产已发生，妊娠产物已部分排出体外，尚有部分残留于宫腔者。其主要症状为：患者已发现有组织物排出，但由于宫腔内残留部分妊娠产物，影响子宫收缩，致使流血持续不止，甚至因流血过多而发生休克。妇科检查：子宫颈口已扩张，不断有血液自宫颈口内流出，有时可见胎盘组织阻塞于宫颈口或部分妊娠产物已排出在阴道内，一般子宫小于妊娠月份。

（4）完全流产 指妊娠产物已全部排出者。其主要症状为：阴道流血逐渐停止，腹痛亦随之消失。妇科检查：子宫颈口关闭，子宫接近正常大小。

（5）稽留流产 指胚胎或胎儿在子宫内已死亡但尚未自然排出者。其主要症状为：患者停经后可先发生先兆流产症状，胚胎或胎儿死亡后子宫不再增大反而缩小，早孕反应消失，若已至中期妊娠，孕妇感觉不到腹部增大和胎动。妇科检查：宫颈口未开，子宫小于妊娠月份，质地不软。未闻及胎心音。

（6）习惯性流产 指自然流产连续发生 3 次或 3 次以上者。每次流产多发生在同一妊娠月份，其临床经过与一般流产相同。

在各种类型的流产过程中，若流血时间过长、有组织物残留于宫腔内或非法堕胎等，均有可能引起宫腔内感染，严重时感染可自宫腔、宫旁组织扩展到盆腔、腹腔乃至全身，并发盆腔炎、腹腔炎、败血症及感染性休克等，故需积极进行防治。

3. 心理社会评估

评估患者的心理状态、心理上对此事件的看法以及社会支持系统的状况等。

4. 辅助检查

（1）B超显像 超声显像可显示有无妊娠囊、胎心反射及胎动等，确定胚胎或胎儿是否存活或是否存在，从而可诊断流产并鉴别其分型，指导正确处理。

（2）实验室检查

① 绒毛膜促性腺激素（HCG）测定：多采用放射免疫方法 HCG 定量测定，如 HCG 低于正常值或 $<625IU/L$ 时，提示将要流产。

② 其他激素测定：其他激素主要有胎盘生乳素（HPL）、雌二醇（E_2）和孕二醇等的测定，如测定的结果低于正常值，提示将要流产。

5. 治疗原则

（1）先兆流产 患者应卧床休息，并采取措施缓解子宫收缩、止血、保胎使妊娠继续。如经 2 周治疗症状未见改善，或辅助诊断提示胚胎死亡，需考虑终止妊娠。

（2）难免流产 一旦确诊，应尽早使妊娠物完全排出，结束流产，防止出血及感染。

（3）不全流产 确诊后，应及时行吸宫术或钳刮术，以清除宫腔内残留组织。

（4）完全流产 一般无需特殊处理。

（5）稽留流产 促使子宫收缩以尽早排出胚胎或胎儿及附属物。由于胚胎组织有时发生机化，与子宫壁紧密粘连，故造成刮宫困难；稽留时间过久，可能发生凝血功能障碍，导致弥散性血管内凝血（DIC），造成严重出血。处理前，应检查血常规、出凝血时间、血小板计数、血纤维蛋白原、凝血酶原时间等，如有凝血功能异常，需先改善凝血功能，再行引产或刮宫术。

（6）习惯性流产　对有习惯性流产史的妇女，应先查明原因，然后对因治疗。

>>· 可能的护理诊断

（1）有组织灌注量改变的危险　与流产的出血有关。

（2）潜在危险　发生感染，与流产或刮宫术后有关。

（3）身体活动功能障碍　与先兆性流产需卧床休息有关。

（4）焦虑　与担心妊娠能否持续或胎儿健康是否受影响有关。

（5）哀伤功能失常　与流产失去胎儿有关。

>>· 预期目标

① 通过适当的治疗和护理，患者能维持正常的生命体征。

② 患者能表达内心的感受，及时宣泄悲伤的情绪，维持稳定的心态。

③ 出院时患者无感染的症状发生。

>>· 护理措施

1. 卫生宣教

先兆流产的患者应卧床休息，禁忌性生活，向孕妇介绍流产发生的原因、目前病情的进展情况、治疗和护理经过以及可能的预后，使孕妇能主动配合，并有助于减轻焦虑。指导病人保持外阴清洁，勤换消毒会阴垫，预防感染。

2. 密切观察病情

密切观察生命体征的变化，阴道流血情况，分泌物的性质、颜色、气味等，有无妊娠产物的排出等，协助做好各项检查，如 B 超检查、测定 HCG 值、血象等，如出现异常，及时与医生联系处理。

3. 提供心理支持

患者因失去胎儿可表现出失落、哀伤、愤怒、否认、内疚、低自尊等情绪变化，护士应给予精神上的支持，鼓励其宣泄悲伤的情绪，提供机会表达内心的感受和对此事件的看法。运用沟通的技巧宣传优生优育的重要意义，耐心解释发生流产的原因，当确实不能保胎时应顺其自然，以缓解不必要的紧张气氛，并减轻负罪感。同时进行面对现实的引导，使其对未来抱有希望、充满信心，实现人生价值。

>>· 护理评价

① 患者能陈述流产发生的原因、治疗和护理计划并能主动配合。

②患者未发生因护理不当所致的并发症。

③患者能顺利渡过哀伤期，积极地投入新生活。

（二）异位妊娠妇女的护理

>>> 护理评估

1. 病史

应仔细询问月经史，以准确推算停经时间，并警惕不孕症、放置宫内节育器、绝育术等与发病相关的高危因素。

2. 临床表现

输卵管妊娠的临床表现，与受精卵着床部位、有无流产或破裂、出血量多少和发病时间长短有关。

（1）症状

①停经：多数病人都有6~8周的停经。但有些患者因月经仅过期几天，或将不规则阴道流血视为末次月经，也可能无明显停经史。

②腹痛：是输卵管妊娠患者就诊的主要症状。腹痛是由输卵管膨大、破裂及血液刺激腹膜等因素引起。输卵管妊娠未发生流产或破裂前，常表现为一侧下腹部隐痛或酸胀感。当输卵管妊娠流产或破裂时，患者突感一侧下腹部撕裂性疼痛，可伴有恶心、呕吐。若血液局限于病变区，表现为下腹部疼痛；当血液积聚于子宫直肠陷凹时，肛门有坠胀感；随着血液由盆腔流向腹腔，疼痛可由下腹向全腹扩散；血液刺激膈肌时，可引起肩胛部放射性疼痛。

③阴道流血：胚胎死亡后，常有不规则阴道流血。一般患者阴道流血不多，色深褐，但淋漓不净；也有少数患者阴道流血较多，似月经量。蜕膜管型或碎片可随阴道流血排出。待病灶清除后，出血方能完全停止。

④晕厥与休克：由于腹腔内急性出血，可导致血容量减少和剧烈腹痛，轻者晕厥，重者出现休克，其严重程度与腹腔内出血速度和出血量成正比，而与阴道流血量不成比例。

（2）体征

①一般情况：腹腔内出血较多时，呈急性贫血貌。大量出血时，患者可出现面色苍白、四肢湿冷、脉搏快而细弱、血压下降等休克症状。体温一般正常，休克时可稍低，腹腔内出血吸收时可略高，但不超过38℃。

②腹部检查：下腹部有明显压痛及反跳痛，尤以患侧为甚，但腹肌紧张稍轻。出血较多时，叩诊有移动性浊音。有些患者下腹部可触及软性肿块，如反复出血，可使肿块不断增大变硬。

③盆腔检查：阴道后穹隆饱满，有触痛。宫颈举痛明显，将宫颈轻轻上抬或左右摇动时可引起剧烈疼痛，为加重对腹膜刺激所致，此为输卵管妊娠的主要特征之一。子宫稍大而软，内出血多时子宫有漂浮感。子宫一侧或后方可触及包块，触痛明显。

3. 心理社会评估

输卵管妊娠流产或破裂者，病情发展迅速，病人及家属有面对死亡威胁的恐惧和焦虑，或因丧失胎儿而有哀伤、失落、愤怒等情绪反应。

4. 辅助检查

（1）阴道后穹隆穿刺 子宫直肠陷凹在盆腔中位置最低，即使腹腔内出血不多，也能经阴道后穹隆穿刺抽出血液，是一种简单可靠的诊断方法。常规消毒后用18号长针自阴道后穹隆刺入子宫直肠陷凹，抽出暗红色不凝血，显示有血腹症存在；若穿刺针头误入静脉，将标本放置10min，血液即可凝固。

（2）妊娠试验 妊娠试验目前已成为早期诊断异位妊娠的重要方法。由于异位妊娠患者体内 HCG 水平较正常妊娠为低，需采用灵敏度高的检测方法进行测定。

（3）超声诊断 输卵管妊娠患者进行超声检查时可呈现下列征象：①子宫增大；②宫腔空虚，宫旁有一低回声区；③子宫外见到妊娠囊或胎头；④附件呈囊性块状物等。

（4）腹腔镜检查 该项检查适用于输卵管妊娠尚未破裂或流产的早期患者，可协助明确诊断，并可经腹腔镜切除未破裂的病灶。腹腔内大量出血或伴有休克者，禁做腹腔镜检查。

5. 治疗原则

以手术治疗为主，其次是非手术治疗。

（1）手术治疗 应在积极纠正休克的同时，进行手术。手术方式有两种：切除患侧输卵管手术和保留患侧输卵管手术，根据患者自身情况选择适当式式。

（2）非手术治疗 运用中西医结合的方法，对输卵管妊娠进行保守治疗已取得显著成果。主要适用于早期异位妊娠、要求保存生育能力的年轻患者。治疗过程中必须密切观察病情变化，做好抢救和手术的准备。

▶▶ 可能的护理诊断

（1）体液容积缺失 与输卵管妊娠破裂所致的大出血有关。
（2）疼痛 与输卵管妊娠破裂所致的腹腔内出血有关。
（3）哀伤 与失去胎儿有关。
（4）恐惧 与不确定异位妊娠对未来生育的影响有关。

▶▶ 预期目标

① 通过恰当的护理，使病人的体液容积平衡，维持生命体征平稳。
② 病人能理解病情变化，并积极配合治疗和护理。
③ 病人能将哀伤情绪及时宣泄出来，维持稳定的心态。

▶▶ 护理措施

1. 纠正休克，维持体液平衡

密切监测生命体征的变化、阴道出血量、腹痛，定时做血红蛋白的测定和红细胞计数，警惕失血性休克的征象，如血压下降、脉搏细速、面色苍白、皮肤湿冷、烦躁不安等。患者应卧床休息，注意保暖、吸氧。维持静脉输液通畅，选用大号针头，必要时迅速输液、输血以挽救生命，详细记录出入量，并准备好急救药物。

2. 协助进行手术

按腹部手术常规准备。注意评估患者术后的心理反应。

3. 宣传保健知识

鼓励病人摄入高蛋白质饮食，维持足够的热量，补充铁剂，以促进血红蛋白的合成，增强机体抵抗力。加强妇女的保健工作，指导病人养成良好的卫生习惯，勤沐浴、勤换内衣裤，防止发生盆腔感染。

4. 提供心理支持

患者经历了非预期性的胎儿丧失，失血性休克的危机，会产生焦虑、害怕、哀伤、失落等心理反应。护士应与患者讨论其发生异位妊娠的原因、所进行的手术的情况、预后及对未来妊娠的影响，鼓励患者及家属表达内心的感受，并提供心理支持，帮助其渡过沮丧期，充满信心地迎接新生活。

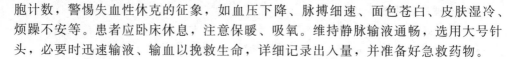 **护理评价**

① 病人住院时无感染的症状发生。
② 病人出院时，血流动力学指标恢复正常。
③ 病人能将内心的感受表达出来，恢复稳定的心态。

四、妊娠晚期出血性疾病

（一）前置胎盘孕妇的护理

护理评估

1. 病史

详细询问孕妇的年龄、产次，有无剖宫产术、人工流产术、子宫内膜炎，过去妊娠是否有前置胎盘的状况等；此次妊娠期间，特别是孕 28 周后，是否出现无痛性、无诱因、反复阴道流血症状，详细记录并估计出血量。

2. 临床表现

妊娠晚期或临产时，发生无诱因、无痛性、反复阴道流血，为前置胎盘的主要症状，偶有发生于妊娠 20 周者。出血是由于妊娠晚期或临产后，子宫下段逐渐伸展，或宫颈扩张时，附着于子宫下段或宫颈内口的胎盘不能相应地伸展，导致前置部分的胎盘与附着处剥离，使血窦破裂而出血。阴道流血发生时间的早晚、反复发作的次数、出血量的多少与前置胎盘的类型有关。完全性前置胎盘约在妊娠 28 周出血，次数频繁，量较大，有时一次大量出血即可使病人陷入休克状态。

边缘性前置胎盘初次出血发生较晚，多于妊娠 37～40 周或临产后，量也较少。部分性前置胎盘的出血情况介于二者之间。此外，由于子宫下段肌肉组织菲薄、收缩力差，局部血窦不易闭合，又因胎盘附着处血运丰富，子宫颈组织脆弱，分娩时易撕裂等常发生产后出血。出血量大时可出现休克现象，如面色苍白、脉搏细弱、血压下降等。产妇抵抗力降低，加上胎盘剥离面靠近子宫颈口，细菌容易经阴道上行感染。

腹部检查：子宫大小与停经月份一致，胎方位清楚，因子宫下段有胎盘占据常合并胎位异常、胎先露下降受阻情况使胎先露高浮，胎心可以正常，也可因孕妇失血过多致胎心异常或消失；前置胎盘位于子宫下段前壁时，可于耻骨联合上方听到胎盘血管杂音；临产后检查，宫缩为阵发性，间歇期子宫肌肉可以完全放松。

3. 心理社会评估

孕妇及其家属可因突然阴道流血而感到恐惧或担忧，同时，因对疾病的知识缺乏而感到茫然，既担心孕妇的健康，更担心胎儿的安危，可能表现为恐慌、紧张、束手无策等。

4. 辅助检查

（1）超声波检查　B超可清楚地看到子宫壁、胎先露部、宫颈和胎盘的位置，胎盘定位准确率达 95% 以上，并可重复检查，目前基本上已取代了其他检查方法。

（2）阴道检查　适用于终止妊娠前为明确诊断、决定分娩方式者。阴道检查有扩大前置胎盘剥离面致大出血、危及生命的危险，必须在输血、输液和做好手术准备的情况下方可进行。若诊断已明确，则不宜再做阴道检查。怀疑前置胎盘者禁忌做直肠指诊。

（3）产后检查　胎盘及胎膜胎盘的前置部分可见陈旧性血块附着呈黑紫色，如这些改变位于胎盘的边缘，而且胎膜破口处距胎盘边缘小于 7cm，则为部分性前置胎盘。如行剖宫产术，术时可直接了解胎盘附着的部位以明确诊断。

5. 治疗原则

前置胎盘的治疗原则是止血、补血和预防感染。根据阴道流血量多少、有无休克、妊娠周数、产次、胎位、胎儿是否存活、是否临产等情况综合分析，制订具体方案。

（1）期待疗法　其目的是在保证孕妇安全的前提下，使胎儿能达到或更接近足月，从而提高围生儿存活率。这种方案适用于妊娠 37 周以前或估计胎儿体重小于 2300g、阴道流血量不多、孕妇一般情况好、胎儿存活者。

（2）终止妊娠　适用于入院时出血性休克者，或期待疗法中发生大出血，以及出血量虽少但妊娠已近足月或已临产者，应采取积极措施、选择最佳方式终止妊娠。其中剖宫产术能迅速结束分娩，既能提高胎儿存活率，又能迅速减少或制止出血，是处理前置胎盘的主要手段。阴道分娩适用于边缘性前置胎盘、胎先露为头位、临产后产程进展顺利并估计能在短时间内结束分娩者。护理的目标在于保证孕妇能以最佳身心状态接受手术及分娩的过程。

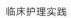

》》·可能的护理诊断

① 体液容积缺失：与前置胎盘所致的出血有关。

② 有感染的危险：与出血多、机体抵抗力下降及胎盘剥离面大且距宫口近有关。

③ 恐惧：与可能的危险及未知的预后有关。

》》·预期目标

① 病人于入院 24h 内，血压、脉搏稳定，血流动力学指标恢复正常。

② 住院期间，病人无感染发生，体温、白细胞计数及分类维持正常。

③ 分娩经过顺利，产妇和新生儿不存在因护理不当而造成的并发症。

④ 病人能坦诚地表达其对胎儿预后的恐惧，并能以积极的态度考虑胎儿的状况，积极配合治疗和护理。

》》·护理措施

1. 增进母亲及胎儿的健康

（1）维持正常血容量　密切观察病情进展，包括生命体征的变化、出血量、胎心率、宫缩情况等。嘱病人绝对卧床休息，取左侧卧位，定时给予间断吸氧，从而减少出血机会，改善胎盘血液供应状况，增加胎儿血氧供应。保持静脉输液通畅，按医嘱配血，及时提供输血、输液、止血措施，维持血容量。为了避免扩大胎盘剥离面、凝血栓脱落而引起大出血，应禁止做直肠指诊；慎做阴道检查。

（2）预防感染　严密观察与感染有关的体征，例如体温、脉搏、呼吸、白细胞计数及分类等。认真核实子宫底高度、子宫收缩情况和恶露的量、性状、气味等。及时收集血、尿标本，监测白细胞计数和分类，发现异常及时和医师联系，除按医嘱予以抗生素治疗外，应指导病人保持会阴部清洁，每日外阴擦洗两次，以预防逆行感染。由于病人出血多、机体抵抗力下降，故在保守治疗期间，应鼓励病人进富含高蛋白的食物，增强机体抵抗力，以利于康复。医务人员应严格执行无菌操作规程，杜绝医源性感染的发生。

（3）术前准备　有些前置胎盘的病人发病急，病情控制的效果难以预料，需通过急诊手术迅速控制出血，因此护士在病人入院时就应按腹部手术病人护理要求为病人做好术前准备。术前除监测孕妇的生命体征外，还应严密监测胎儿宫内状况，并做好新生儿抢救准备。

2. 提供适宜的产后护理

注意观察产后宫缩、宫底高度及恶露的量、性状，以期早期发现产后出血。做好会阴护理，预防感染。护理操作集中进行，使产妇保证充分的休息与睡眠。

3. 提供心理支持

护士根据孕妇的具体情况向其解释有关疾病的知识，如治疗措施、护理计划及预后情况等，给予他们提问的机会。与孕妇一起听胎心、指导他们数胎动等措施均有助于减轻顾虑，稳定孕妇情绪。允许家属陪伴可消除病人的孤独感。鼓励孕妇说出心中疑虑，并适当运用触摸的技巧，为其提供心理支持。

≫ 护理评价

① 病人入院 24h 内生命体征和血流动力学指标趋于正常。
② 病人在住院期间体温正常，无感染的症状和体征发生。
③ 病人能与护理人员讨论她所担心的问题。

（二）胎盘早期剥离孕妇的护理

≫ 护理评估

1. 病史

详细询问健康史及孕产史、与胎盘早剥相关的诱发因素等，并记录发病时间、阴道出血、腹痛等情况。

2. 临床表现

（1）轻型　以外出血为主，胎盘剥离面不超过胎盘的 1/3，多见于分娩期，主要症状为阴道暗红色流血，量较多，可伴有轻度腹痛或无明显腹痛；贫血不明显。腹部检查：子宫软，压痛不明显或仅有轻度局部压痛，子宫大小与妊娠周数相符，胎位清楚，胎心率多正常。

（2）重型　以内出血为主，胎盘剥离面超过胎盘的 1/3，多见于重度妊高征患者。主要症状为突发的持续性腹痛和（或）腰酸、腰痛。胎盘后积血越多，疼痛越剧烈，严重时可出现恶心、呕吐及休克的症状。可无或仅有少量阴道流血，贫血程度和外出血量不相符。腹部检查：子宫硬如板状，胎盘附着处压痛最明显，若胎盘附着于后壁者，压痛多不明显，子宫比妊娠周数大，随胎盘后血肿的不断增大，宫底也随之升高，压痛亦加剧。子宫呈高张状态，即使在宫缩间歇期也不松弛，因此，胎位触摸不清，胎儿多因严重缺氧而致宫内窘迫或死亡，胎心多已消失。

3. 心理社会评估

胎盘早剥的孕妇病情变化迅速，需争分夺秒地采取一系列抢救措施，使孕妇及家属有措手不及和无法接受现实的困惑。此外，孕妇期待自己及胎儿能通过医务人员的抢救和自身的配合得到良好的结局。

4. 辅助检查

（1）B超　用于确定有无胎盘早剥及估计剥离面大小。若有胎盘后血肿，超声声像图可显示胎盘和子宫壁间出现液性暗区，界限不太清楚；重型在暗区内可见绒毛板向羊膜腔凸出以及胎儿是否存活等。

（2）化验检查　检查血、尿常规及与凝血功能有关的项目，如血小板计数、凝血酶原时间、纤维蛋白原等，必要做做血尿素氮、尿酸及二氧化碳结合力等检查，以了解凝血功能及肾脏情况。

5. 治疗原则

以纠正休克、及时终止妊娠、防止产后出血、及时处理凝血功能障碍及预防肾功能衰竭为处理原则。

（1）纠正休克　积极补充血容量，纠正休克，尽量输新鲜血，尽快改善患者状况。

（2）及时终止妊娠　根据孕妇的胎次、早剥的严重程度、胎儿宫内状况及宫口开大等情况决定采取阴道分娩或剖宫产方式终止妊娠。

（3）防止产后出血　及时应用宫缩药如催产素等，并按摩子宫以控制产后出血，必要时需及时做子宫切除术。

（4）凝血功能障碍的处理　及时足量输入新鲜血是处理凝血功能障碍的有效措施。根据具体情况还可用输纤维蛋白原、新鲜血浆、肝素和抗纤溶剂等方法进行治疗。

（5）预防肾功能衰竭　随时监测尿量、血尿素氮、血肌酐、血钾等，及时采取措施，警惕肾功能衰竭的发生。

▶▶· 可能的护理诊断

（1）个人应对无效　与个人对出血和预后无能为力有关。
（2）体液容积缺失　与失血有关。
（3）组织灌流改变　与循环衰竭、无足量血液流至肾脏及垂体有关。
（4）有胎儿宫内窘迫的危险　与胎盘功能障碍有关。

▶▶· 预期目标

① 病人能及时识别致病因素，列举预防措施。
② 病人能接受入院时的健康问题。
③ 住院期间，病人不发生产后出血。
④ 出院时，母儿健康状态良好。

▶▶· 护理措施

1. 增进母亲及胎儿健康

（1）预防　加强产前检查，对妊高征等高危人群加强管理、积极治疗，向孕妇宣传避免仰卧位、腹部外伤的意义，以预防和治疗胎盘早剥的发生。
（2）减少出血对孕产妇及胎儿的影响　使其采取左侧卧位休息，吸氧，以增加胎盘循环血量。勿做阴道及骨盆检查，禁止灌肠，以免促进胎盘剥离面扩大。保持静脉输液通畅，必要时输新鲜血，以维持足够的循环血量。

（3）监测母亲及胎儿状况　注意宫缩及胎心率变化，定时测量生命体征的变化，及时了解各种实验室检查的结果，密切观察是否有DIC症状，如牙龈出血、皮下点状出血及注射部位淤血等。

（4）做好终止妊娠的准备　一旦确诊，应及时终止妊娠，依具体情况决定分娩方式，护理人员需做好相应的准备。①经阴道分娩：适用于经产妇、一般状态好、胎盘剥离面小、程度轻、以显性出血为主、宫口已开大且估计能在短时间内迅速分娩者。对阴道分娩的病人应先行破膜，使羊水缓慢流出，缩减子宫容积；破膜后，用腹带包裹腹部，压迫胎盘使其不再继续剥离，且能促进宫缩，加速产程。必要时按医嘱滴注催产素，缩短产程，产程中需继续监测血压、脉搏、宫底高度、宫体压痛、阴道出血和胎心率等变化。②剖宫产：适用于重型胎盘早剥者，尤其是初产妇，估计不能在短时间内结束分娩；或破膜后，产程无进展；或胎盘早剥虽属轻型，但胎儿有宫内窘迫者；重型胎盘早剥，胎儿已死，产妇病情恶化处于危险之中需及时抢救者。术后需警惕发生产后出血，注意保持良好的宫缩状态。若子宫收缩不良、出血多且血液不凝、不能控制出血时，应在输血的同时做好子宫切除术的准备。

2. 提供心理支持

由于胎盘早剥的病人病情进展迅速，使孕妇及家属无法接受现实发生的一切，严重者甚至威胁母子的生命安全，护理人员需让他们了解病程进展及治疗和护理计划，并对其提出的问题予以耐心解答，鼓励他们表达内心感受。此外，因产前出血较多，病人体质比正常的孕产妇虚弱，易引起产后抑郁症。护理人员、家属应给予他们心灵上的慰藉，以及提供一些诸如自我照顾、婴儿喂养等方面的实际帮助，使他们再树信心。对于失去孩子甚至遭受子宫切除的病人，护理人员尽量安排她们在周围没有婴儿的房间，让家人尽量陪伴，以免触景生情；或联系心理医生，共同解除她们的心理障碍，使其尽快走出阴影，接受现实，恢复正常的心态。

≫· 护理评价

① 出院时病人一般状态好。
② 病人住院期间没有发生DIC。
③ 母儿安全出院。
④ 产后访视或产后健康检查时，若发生，亦已得到有效的处理。病人充满自信，已能恢复正常的生活。

（三）早产

≫· 护理评估

1. 病史

评估孕妇的健康史、孕产史及可致早产的高危因素。详细询问并记录病人既往出现的症状及接受治疗的情况。

2. 临床表现

早产的临床表现和足月产相似，主要是不规律宫缩、下腹坠胀、少量阴道流血或血性分泌物等。胎膜早破的发生率较足月产多，表现为阴道流水。

3. 心理社会评估

由于早产常会威胁母子的健康，使孕妇及其家属产生恐惧、焦虑情绪，孕妇常将自己的行为与早产联系起来而产生自责感和自卑感等。

4. 诊断检查

通过全身检查及产科检查，确定孕周，估计胎儿体重、胎方位等；若子宫收缩规律，间隔5～6min，持续30s以上，并伴阴道血性分泌物，宫颈管缩短及宫口进展性扩张≥2cm，即可诊断为先兆早产，如宫口≥4cm或胎膜早破，则早产已不可避免。

5. 治疗原则

若胎儿存活，无胎儿窘迫，胎膜未破，通过卧床休息和药物治疗设法抑制宫缩，尽量维持妊娠至足月；若胎膜已破，早产已不可避免时，则应尽可能预防新生儿合并症以提高早产儿的存活率。

▶▶· 可能的护理诊断

（1）知识缺乏　与不能确定早产及不了解早产的后果有关。
（2）焦虑　与担心早产对母儿的健康造成威胁有关。
（3）有新生儿受伤的危险　与早产儿发育不成熟有关。

▶▶· 预期目标

① 孕妇能陈述早产的原因、表现及对母儿的影响。
② 新生儿未发生因护理不当而致的并发症。
③ 出院时母儿健康状况良好。

▶▶· 护理措施

1. 卫生宣教，预防早产

做好孕期的保健工作，让孕妇了解预防早产的重要性及日常自我照顾的方法。指导产妇加强营养，保持愉快的心情，避免诱发宫缩的活动，如抬举重物、过度劳累、性生活、产前乳房护理等；避免含咖啡因的饮料及抽烟等。鼓励孕妇尽量采取左侧卧位休息，以减少自发性宫缩，改善胎盘子宫循环，积极治疗合并症。宫颈内口松弛者，应于妊娠14～16周做宫颈内口环扎术，预防早产的发生。

2. 协助药物治疗，延长孕期

护理人员应明确常用宫缩抑制药的种类、用法、药理作用及副作用，以避免毒性反应的发生。同时，对孕妇进行宣教使其积极配合治疗维持妊娠。常用药物有以下三类。

（1）β受体兴奋药　其作用为降低子宫肌肉对刺激的应激性，抑制子宫平滑肌收缩而延长妊娠期。副作用为心率增快、血压下降、恶心、呕吐、头昏、出汗及血糖增高等。这类药物有利托君、硫酸沙丁胺醇等。

（2）硫酸镁　镁离子直接作用于子宫肌细胞使平滑肌松弛，抑制子宫收缩。

（3）前列腺素抑制药　前列腺素有刺激子宫收缩和软化宫颈的作用，前列腺素抑制药可减少前列腺素的合成，从而抑制宫缩，如吲哚美辛、阿司匹林、保泰松等。但此类药物可致胎儿血循环障碍，目前已较少应用。

3. 预防新生儿呼吸窘迫综合征

在分娩前给予孕妇肾上腺皮质激素以促进胎肺成熟，如地塞米松 4～5mg 肌内注射，每日 3 次，连用 3 日，可避免早产儿发生呼吸窘迫综合征。

4. 分娩期护理

当早产已不可避免，应根据孕妇及胎儿的具体情况选择最佳分娩方式。分娩过程中注意给产妇吸氧，初产妇会阴较紧者应做会阴切开，以减少分娩过程中对胎头的压迫，防止颅内出血。胎儿娩出后立即清除呼吸道内黏液，给氧、保暖，必要时配合新生儿复苏抢救。

5. 为产妇及家属提供心理支持

让病人了解早产的发生不是她的过错，为其安排表达忧虑的机会，以减轻她的内疚感。分娩过程中，允许家属陪伴，提供心理支持。帮助病人尽快适应早产儿母亲的角色。

≫· 护理评价

① 病人能积极配合治疗和护理。
② 病人能主动表达内心的感受，焦虑感减轻。
③ 产妇分娩经过顺利，母婴平安。

五、妊娠高血压综合征

≫· 护理评估

1. 病史

详细询问患者的基础血压以及孕前和妊娠 20 周以前有无高血压史、尿蛋白、水肿的情况，及有无抽搐发生等；同时，还应评估致病的高危因素，如低龄或高龄初产、矮胖体型、营养不良、家族史、慢性病史（原发性高血压、慢性肾炎、糖尿

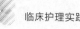
病、心脏病等）及气候多变的季节，特别是春寒或严冬时。

2. 临床表现及分类

（1）轻度　血压轻度升高，可伴轻度蛋白尿和（或）水肿，其主要临床表现为：①水肿，开始时可能仅表现为体重的异常增加（隐性水肿），每周超过 0.5kg。如体内积液过多，则导致临床可见的水肿。水肿多由踝部开始，渐延至小腿、大腿、外阴部、腹部，呈凹陷性水肿。凡踝部和小腿有明显凹陷性水肿，经休息而不消退者以（＋）表示；水肿延及大腿、皮肤呈橘皮样以（＋＋）表示；水肿累及外阴和腹部，皮肤发亮，以（＋＋＋）表示；全身水肿或伴有腹水时以（＋＋＋＋）表示。②高血压，孕妇于妊娠 20 周之后，血压升高≥18.7/12kPa(140/90mmHg)，或收缩压超过原基础血压 4kPa（30mmHg），舒张压超过原基础血压 2kPa（15mmHg）。③蛋白尿，可无或量微少，常在血压升高后出现。

（2）中度　血压超出轻度妊高征范围，但低于 21.3/14.6kPa(160/110mmHg)；尿蛋白（＋），24h 尿蛋白量超过 0.5g；或伴有水肿；无头痛等自觉症状。

（3）重度　血压≥21.3/14.6kPa（160/110mmHg）；尿蛋白（＋＋）~（＋＋＋），24h 尿蛋白量达到或超过 5g；可伴不同程度的水肿；并有头痛等自觉症状。此期尿蛋白量可达到或超过 5g/24h，而水肿的程度不一定与病情的严重性相一致。此阶段可分为先兆子痫和子痫。

① 先兆子痫：患者在高血压及蛋白尿等基础上，出现头痛、眼花、恶心、胃区疼痛、呕吐等症状，提示颅内压增高、病情进一步发展，预示即将发生抽搐，称为先兆子痫。

② 子痫：在先兆子痫基础上，发生抽搐，或伴有昏迷，称为子痫。子痫多发生于妊娠晚期或临产前，称产前子痫；少数发生于分娩过程中，称产时子痫；个别发生于产后 24h 内，称产后子痫。子痫典型发作表现为眼球固定、瞳孔放大、瞬即头转向一侧，牙关紧闭，继而口角与面部肌肉颤动，全身肌肉强直，双手握拳，双臂屈曲，迅速发生强烈抽动，抽搐时呼吸暂停，面色青紫。持续 1min 左右，抽搐强度减弱，全身肌肉松弛，随即深长吸气，发出鼾声后恢复呼吸。临发生抽搐前和抽搐期间，患者神志丧失。轻者抽搐后短期即可苏醒；抽搐频繁、持续时间较长者，往往陷入深昏迷状态。

妊高征患者，尤其发展至重度阶段，往往会出现肾功能障碍、胎盘早剥、胎儿宫内发育迟缓、胎儿窘迫等母儿严重并发症。

3. 心理社会评估

孕妇的心理状态与病情的轻重、病程的长短、孕妇对疾病的认识、自身的性格特点及社会支持系统的情况有关。有些孕妇及其家属误认为是高血压或肾病而没有对妊高征给予足够的重视；有些孕妇对自身及胎儿预后过分担忧和恐惧而终日心神不宁；也有些孕妇则产生否认、愤怒、自责、悲观、失望等情绪。孕妇及家属均需要不同程度的心理疏导。

4. 辅助检查

除全身及产科检查外，还需以下检查。

（1）眼底检查　视网膜小动脉可以反映主要器官的小动脉情况，对于估计病情、决定处理有着重要的指导意义。动静脉管径之比由正常时的2∶3变为1∶2甚至1∶4时，提示血管痉挛严重，可出现视网膜水肿、剥离，棉絮状渗出物、出血，患者可出现视物模糊或突然失明。

（2）血液检查　测定血细胞比容、血红蛋白含量、血液黏度等，可帮助了解血液浓缩情况，必要时还应做有关凝血功能的检查，以了解有无凝血功能障碍。

（3）肝、肾功能　测定血谷丙转氨酶、尿素氮、肌酐、尿酸等，以协助判断肝、肾功能。

（4）其他　如超声心动图、心电图、羊膜镜检查、胎盘功能及胎儿成熟度检查等。

5. 治疗原则

（1）轻症　加强产前检查，密切观察病情变化，注意休息，调节饮食，采取左侧卧位。必要时可予镇静药物如地西泮等。

（2）中至重症　需住院治疗，治疗原则为解痉、降压、镇静、合理扩容及利尿，并适时终止妊娠，以防止子痫及并发症的发生。

常用的治疗药物主要有以下几类：①解痉药物，以硫酸镁为首选药，因其对宫缩和胎儿均无不良影响。②镇静药物，适用于对硫酸镁有禁忌或疗效不明显时，但临近分娩时应慎用，以免药物通过胎盘导致对胎儿的抑制作用。此类药如冬眠合剂、地西泮。③抗高血压药物，适用于血压过高时，如肼屈嗪、卡托普利。④利尿药物，仅限于有全身水肿、肺水肿、脑水肿、血容量过高或有心力衰竭者。用药过程中应严密监测药物所致的副作用，发现异常及时与医师联系，并予以纠正。⑤扩容药物，当血液浓缩时使用，应与解痉药同时使用，并严密观察脉搏、血压、呼吸和尿量，防止肺水肿和心力衰竭的发生。常用的扩容药有白蛋白、血浆、全血、平衡液和右旋糖酐-40等。

（3）子痫　子痫的治疗原则为控制抽搐、防止受伤、减少刺激、严密监护、终止妊娠。

>>· 可能的护理诊断

（1）焦虑　与母体及胎儿健康受威胁有关。

（2）知识缺乏　与不了解妊高征处理的相关知识（如饮食、卧床休息、治疗等）有关。

（3）孕妇受伤的危险　与子痫发作时病人意识丧失、抽搐等有关。

（4）组织灌流改变　与子痫及其合并症（痉挛、肺水肿、DIC等）有关。

>>· 预期目标

① 孕妇和家属应能够陈述妊高征的相关知识。

② 孕妇能够有效配合治疗和护理。

③ 孕妇不因护理不当而发生抽搐、坠床、咬伤舌头、药物毒性反应。

④ 新生儿出生时状态良好。

▶▶ 护理措施

1. 加强产前护理

（1）休息　护士还应与孕妇及家属讨论妊娠期间自我照顾的方法。首先应强调卧床休息的重要性，卧床期间以左侧卧位为宜，在必要时也可换成右侧卧位，但要避免平卧位。使孕妇了解左侧卧位可以减轻子宫对下腔静脉的压迫，使静脉回流增加，从而改善全身血液循环、子宫胎盘及肾脏的血液循环。鼓励孕妇进行一些轻松、有趣的活动，如经常按摩四肢、背部肌肉等，以促进四肢血液循环，防止肌肉萎缩和血栓性静脉炎的发生；阅读优美的文学作品，听轻音乐，从事一些力所能及的手工艺等活动，可帮助孕妇放松，减少因单调的生活而产生的厌烦感。

（2）饮食　与孕妇一起设计适宜的食谱，保证足够的蛋白质、水分、纤维素和适量盐的摄入，既可有效地防止因卧床休息、活动减少而造成的便秘；同时，足够的蛋白质摄入可以补充尿中蛋白的流失；除非全身水肿，否则不必限制盐的摄入。

（3）病情观察　需每天监测尿蛋白、血压、水肿状况，异常时及时与医师联系、尽快处理；注意病人的主诉，如出现头晕、头痛、目眩等自觉症状，则应提高警惕，防止子痫的发生。为孕妇提供与病情有关的信息，解释治疗及护理计划，可减轻孕妇及家属因不了解病情而产生的焦虑，并能在异常情况发生时及时得到处理。

（4）硫酸镁的用药护理　硫酸镁是一种中枢神经抑制药，镁离子能抑制运动神经末梢对乙酰胆碱的释放、阻断神经和肌肉间的传导，从而使骨骼肌松弛，故能预防和控制子痫的发作；此外，还能使血管轻度扩张，具有降压作用，但效果不明显。

硫酸镁的给药途径有两种：①肌内注射，通常于用药 2h 后，血药浓度达高峰，且体内浓度下降缓慢，作用时间长，但易致组织疼痛，注射时应使用长针头行深部臀肌注射，也可加普鲁卡因于硫酸镁溶液中，以缓解疼痛刺激，必要时可行局部按摩或热敷，促进肌肉组织对药物的吸收。②静脉用药，可行静脉滴注或推注，静脉用药后，可使血中浓度迅速达到有效水平，用药后约 1h 血药浓度可达高峰，停药后浓度下降较快，但可避免肌内注射引起的不适。根据不同情况选择相应的给药途径，也可采用两种途径方式，取长补短，以维持体内有效浓度。

硫酸镁的治疗浓度和中毒浓度相近，故在进行硫酸镁治疗时应严密观察其毒性作用，并认真控制硫酸镁的入量。通常主张硫酸镁的滴注速度以 1g/h 为宜，最快不超过 2g/h。毒性作用首先表现为膝腱反射消失，随浓度的增加进而发展为全身肌张力减退和呼吸抑制，严重时心跳停止，所以每次用药前和用药期间均应检测以下指标：①膝腱反射必须存在；②呼吸每分钟不少于 16 次；③尿量每小时不少于

25mL；尿少提示肾排泄功能受到抑制，镁离子易积聚中毒；④备好解毒作用的钙剂，由于钙离子可与镁离子争夺神经细胞上的同一受体、阻止镁离子的继续结合，故应随时备好 10％的葡萄糖酸钙注射液，以便出现毒性作用时及时予以解毒。10％的葡萄糖酸钙 10mL 在静脉推注时，宜在 3min 内推完，必要时可每小时重复一次，直至呼吸、排尿和神经抑制恢复正常，但 24h 内不得超过 8 次。

2. 对重度妊高征的妇女提供有效的照顾

护理重点在于保持病情稳定、预防子痫的发生，为分娩做好准备。具体措施如下。

（1）将病人安排于安静的、光线较暗的病室；限制探视，以防干扰其休息；医护活动尽量集中，动作应轻柔，避免因外部刺激而诱发抽搐。

（2）准备下列物品：①呼叫器，并置于病人随手可及之处；②放好床挡，防止病人坠床、受伤；③急救车、吸引器、氧气、开口器、急救药品（如硫酸镁、肼屈嗪、葡萄糖酸钙）等以备随时使用。

3. 对发生子痫的妇女提供有效的照顾

发生子痫时，使病人取头低、左侧卧位，以防黏液吸入呼吸道或舌头阻塞呼吸道，必要时，用吸引器吸出喉部黏液或呕吐物，以免窒息。立即给氧，用开口器在上、下臼齿之间放置一缠好纱布的压舌板，用舌钳固定舌头以防咬伤舌头或致舌后坠的发生。拉起床挡，并放置一些枕头于病人与床挡之间，以免病人受伤。在病人昏迷或未完全清醒时，禁止给予一切饮食和口服药，防止误入呼吸道而致吸入性肺炎。遵医嘱采取药物控制抽搐，首选药物为硫酸镁，必要时加用镇静药、抗高血压药等，注意在抽搐时切忌选用硫酸镁注射，因为注射时的疼痛刺激即可能诱发抽搐。为密切观察尿量，可留置尿管，同时记录出入量，并按医嘱及时做尿常规、血液化学检查、心电图和眼底检查等，还应随时监测血压、脉搏、呼吸，定时测量体温，另需特别注意观察瞳孔大小变化、肺部啰音、四肢运动情况、腱反射及有无宫缩出现、胎儿的状况，以期及早发现脑出血、肺水肿和肾功能不全或衰竭的征兆，并判定是否已临产。情况允许时，病人家属应守候在床旁，便于及时沟通病情进展情况，在抽搐控制后 6～12h，应考虑终止妊娠。

4. 分娩期的护理

妊高征是孕妇所特有的疾病，终止妊娠后病情可自行好转，故适时结束妊娠对母儿均有利。其指征有：对重度病例经积极治疗 24～48h 后，效果仍不满意，胎龄已超过 36 周者，尤其是先兆子痫者；胎龄小于 36 周者，检查结果提示胎儿已成熟者，或经治疗后孕妇病情继续恶化者。通常在病人发生子痫的同时，伴破膜或临产，分娩则不可避免，即使不临产，待孕妇的抽搐和血压得到控制后，也应考虑结束分娩。分娩的方式应根据母儿的具体情况而决定，若情况允许行阴道分娩；若人工破水或引产失败，则采取剖宫产来挽救母子生命。护士应认真做好接生前和母儿抢救的准备。

如决定经阴道分娩，在第一产程中，应注意病人的自觉症状、血压、脉搏、尿量、胎心及子宫收缩情况，按医嘱给药，维持孕妇安静；第二产程中，尽量缩短产程，避免产妇用力，初产妇可行会阴侧切、低位产钳或胎头吸引助产；第三产程中，注意胎盘及胎膜及时娩出、预防产后出血。胎儿娩出后继续监测血压，病情稳定者方可送回病房。

5. 产褥期护理

产褥期仍需继续监测血压，产后 48h 内应至少每 4h 测量一次血压。重症患者产后应继续应用硫酸镁治疗 1～2 日，产后 24h 至 5 日内仍有发生子痫的可能，即使产前未发生抽搐，产后 48h 亦有发生的可能，故不可放松治疗及护理措施。使用大量硫酸镁的孕妇，产后易发生子宫收缩乏力；另一方面，妊高征患者血容量减少，即使少量出血，也使其病情严重，故应密切观察子宫复旧及恶露情况，严防产后出血的发生。

在经过漫长而辛苦的妊娠与分娩过程之后，产妇很容易产生产后忧郁症，应增加家属探视及与新生儿接触的机会，鼓励产妇说出内心的感受，护士随时提供有效的支持；如果此次妊娠失败，要协助病人及其家庭渡过哀伤期，适时与之讨论生育计划，并解释妊高征孕妇的再发生率为 12%～51%，在下次妊娠时不一定再发生，但她们仍属高危人群，因此需提醒她们在下次妊娠时予以重视并随诊，尽早接受孕期保健指导。

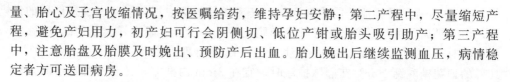

>> **护理评价**

① 病人不因护理不当而发生子痫。
② 治疗中，病人未出现硫酸镁的中毒反应。
③ 产妇及家属能发语言表达，讨论其焦虑，并能列举应对措施。
④ 出院时，母儿健康状况良好。

第二节 分娩期及异常分娩

一、正常分娩

（一）分娩先兆

正式临产前，大多数产妇感觉到一些症状，如不规律宫缩、腹轻感、见红或可能发生破水，这些是即将临产的症状，称分娩先兆。

1. 不规律宫缩

妊娠晚期，常会出现收缩时间少于 30s、间隔时间可长可短、强度不增加的宫缩。这种不规律宫缩常发生在夜晚而清晨消失，宫缩时只感到下腹轻微胀痛，宫颈管不缩短，子宫颈口扩张不明显。因为是无效的宫缩，有人称为假阵缩。

2. 腹轻感

约在分娩前 2 周，胎先露部进入骨盆，子宫底下降，孕妇就会感觉上腹部较前舒适，进食量增加，呼吸较轻快。与经产妇相比，初产妇的腹轻感会明显一些。

3. 见红

在分娩前1～2天，子宫颈内口附近胎膜与该处的子宫壁分离，毛细血管破裂而经阴道排出少量血液。又由于子宫颈管逐渐扩张，子宫颈管内的黏液栓与少量血液相混而排出，称为见红。

4. 破水

正式临产前发生胎膜破裂，羊水自阴道流出，称胎膜早破。只有一些孕妇会发生胎膜早破。此时家属应让孕妇尽量保持外阴清洁和绝对平卧姿势并送医院。

（二）第一产程的评估及护理

分娩全过程是从有规律宫缩至胎儿胎盘娩出为止，称总产程。临床上以不同阶段的特点分为三个产程。

第一产程（宫颈扩张期）是从有规律宫缩开始到宫口开全的过程。初产妇需11～12h，经产妇需6～8h。

≫ 护理评估

（1）病史　阅读产前检查记录中的个人史，尤其是生育年龄、生育史、分娩史、基础血压、营养状况、既往病史、过敏史、职业等，了解待产妇的一般情况，以及产科检查记录，尤其是预产期、身高、体重、血压、蛋白尿、水肿、胎方位、胎心、骨盆内外测量、血尿常规、肝肾功能、妊娠图、自觉症状和处理等数据资料，以及健康教育的程度，了解本次妊娠的经过。同时还了解目前入院的主诉。

（2）症状及体征　体温、脉搏、呼吸无明显异常，宫缩间歇时血压低于基础血压30/15mmHg。下肢无水肿。

① 宫缩：用手放在待产妇腹壁的宫底处，宫缩时触及子宫体部变硬隆起，间歇时变软松弛。产程初时，宫缩力弱，持续时较短（约30s），间歇时较长（5～6min）。以后宫缩力不断加强，持续时不断延长（40～50s），间歇时不断缩短（2～3min）。当宫口近开全时，宫缩持续时可长达1min以上，间歇时仅1min或稍长。总之，随着产程的进展，宫缩力渐强，持续时渐长，间歇时渐短。

② 四步触诊法：确定胎方位，并与产前检查记录核对。测量宫高和腹围，估计胎儿大小，听胎心音。

③ 宫颈扩张和胎头下降：用指肠指诊可了解子宫颈管长度和子宫颈口扩张，胎头下降的水平；坐骨棘间径，盆底韧带的柔软性，尾骶关节活动度。方法：指导产妇取仰卧屈膝位，暴露会阴，检查者右手戴手套，润滑食指，轻轻按摩肛门，同时让产妇做屏气解大便动作，见肛门扩张，食指轻轻滑入肛门，探查子宫颈口，摸清四周边缘，估计宫颈口扩张的直径。直径以cm为单位，每指宽1～1.5cm，探查胎头与坐骨棘之间距离，以坐骨棘平面为"0"，胎先露部最低点在坐骨棘上一横指为"＋1"，在坐骨棘下一横指为"－1"，以此类推。检查骨盆底组织和测量坐骨

棘间径。

在第一产程，宫颈扩张可分为潜伏期和活跃期。潜伏期是指开始有规律宫缩至宫颈扩张 3cm，此期宫颈扩张速度较慢。平均每 2～3h 开大 1cm，需 8～16h，超过 16h 称潜伏期延长。活跃期是指从宫颈扩张 3cm 至宫口开全，此期宫颈扩张速度较快，需 4～8h，超过 8h 称活跃期延长，应考虑有难产因素。活跃期又分三个阶段，先是加速阶段，指从宫颈扩张 3cm 至宫颈扩张 4cm，需 1.5～2h；接着最大倾斜阶段，指从宫颈扩张 4cm 至宫颈扩张 9cm，约需 2h；最后减缓阶段，指从宫颈扩张 9cm 至宫颈扩张 10cm，约需半小时，然后进入第二产程。

胎先露部下降也可分为潜伏期和活跃期。潜伏期胎先露部下降不明显，活跃期平均每小时下降 0.86cm。活跃期又分加速和最大倾斜两个阶段。活跃期初始，胎先露部下降相当缓慢，稍后变得相当快速，呈陡坡样变化。胎先露部下降可作为估计分娩难易的有效指标之一。一般宫颈扩张进入最大倾斜阶段，而下降的活跃期才慢慢出现。当宫颈扩张进入减速阶段，则下降的最大倾斜阶段出现。就在宫颈扩张接近 10cm 时，胎先露部开始快速而渐进地下降。结合以上说明可看到分娩的减速期同时包含了子宫颈管渐进性扩张及胎先露部快速下降。

④ 胎膜：宫缩增强致羊膜腔内压力增高，到一定压力时羊膜腔破裂，称为破膜。大多数的破膜发生在第一产程时，也有发生在正式临产前。直肠指诊时，在宫颈口能触到水囊，提示胎膜未破；不能触到水囊，向上推动胎先露部，有不透明的液体自阴道流出，并用 pH 试纸检测，呈 7～7.5 的碱性反应，提示胎膜已破。应记录破膜时间、羊水量和颜色，正常羊水为无色、无味、略显混浊的不透明液体。

⑤ 胎心：在宫缩间歇期，用胎心听诊器或多普勒仪能听到胎心率，正常范围为 120～160 次/分，平均为 140 次/分左右。

(3) 心理反应　第一产程的待产妇，尤其是初产妇刚入院时，由于对正式临产的状况感到生疏，对宫缩痛特别敏感，对待产室环境陌生，以及不知结局如何，又与家人分开而感到孤独、无助，经常表现为四肢发抖、面部僵硬、声音颤抖，自我关注和对胎儿的关注加强。随着产程的进展，原先的心理反应逐渐缓和，而由于宫缩加强，宫颈扩张又处于潜伏期，此时的待产妇往往会对自然分娩缺乏信心，认为自己再也坚持不了，甚至不听从医护人员的指导，但又抓住医护人员，希望多陪伴她。也有少数产妇迁怒丈夫或胎儿而呻吟甚至喊叫，呼吸、心跳加快等。同时待产妇都会有能否顺产、胎儿是否畸形、出生后是否健康、医护人员将要为我做什么检查、检查结果怎样、家属是否知道待产的进展、发生危险时是否能叫到家属等疑问，总之感到母婴的健康甚至生命受到威胁。

(4) 辅助检查

① 胎心监护：有外电子监护和内电子监护的方法。描记宫缩曲线，可看到宫缩强度、频率和持续时间。描记胎心曲线，可看出胎心率，以及胎心率与子宫收缩的关系，从而判断胎儿在宫内的状态。

② 胎儿头皮血检查：在第一产程，胎儿头皮血 pH 值为 7.25～7.35。7.20～7.24 为轻度酸中毒，<7.20 为明显酸中毒。

>>· 可能的护理诊断

（1）焦虑（四肢、声音颤抖、面部僵硬、自我关注加强） 与环境改变和刚临产的情境有关。

（2）无能为力（诉说无法自然分娩，不听从指导，害怕医护人员走开） 与产程进展慢、宫缩加强有关。

（3）精神困扰（愤怒、偏见、焦虑） 与宫缩痛加剧、其信仰的价值观念紊乱有关。

（4）疼痛（面部扭曲的痛苦表情，呻吟，心搏、呼吸加快） 与宫缩和心理因素有关。

>>· 预期目标

① 待产妇的肌紧张缓解，神情恢复常态。

② 待产妇能听从指导，接受喂水、喂食。

③ 待产妇接受支持系统帮助，停止吵闹。

④ 宫缩时待产妇能做放松动作。

>>· 护理措施

（1）入院护理

① 填写病史：记录入院主诉，产前检查记录中的异常情况，处理方法及效果。

② 记录身心状况数据，如体温、脉搏、呼吸、血压等，水肿程度；产科检查的各项数据，并描记产程图。

③ 皮肤准备：清洁外阴，剃去阴毛，药敏皮试，更换衣裤。

④ 环境介绍：让待产妇认识物品储存柜，带领到盥洗室，教会使用卫生器具，将待产室、产房医护人员介绍给待产妇，送到床边，教会使用呼叫器，学会躺着饮水等。

⑤ 灌肠：初产妇宫颈扩张小于 4cm，经产妇小于 2cm，给予 0.2％温肥皂水 500～1000mL 灌肠。禁用生理盐水，以防水肿加重。目的是通过灌肠后大肠收缩，反射引起宫缩，加速产程进展，同时还能清除粪便和积气，避免分娩时粪便排出污染消毒区。但是以下情况者禁止灌肠：a. 胎膜已破；b. 胎头未入盆或胎位异常；c. 异常阴道流血；d. 胎心异常；e. 估计短时内分娩者；f. 先兆早产；g. 有剖宫产史；h. 中度或以上妊高征者；i. 内科并发症或病理妊娠者。注意：灌肠后立即听胎心，观察宫缩，做好记录，如有异常，立即通知医生处理。

⑥ 与待产妇和家属重温分娩过程和可能遇到的不适，带领待产妇练习应对不适的方法，让她（他）们对漫长而不适的分娩过程有充分的心理准备，有信心顺利分娩。

（2）产程观察

① 胎心监测：潜伏期每 1～2h 监测一次；活跃期每 30min 监测一次。有异常变化时，如宫缩频或强、妊高征、过期产、胎儿宫内生长迟缓、病理产等应增加监测次数，且每次监测 1min，注意心律、心音强弱，一旦发现胎心异常，即让待产妇左侧卧并吸氧，同时报告医生，执行进一步处理。记录胎心监测数据及时间、异常情况、通知医生的时刻、处理措施及效果。

② 子宫收缩：用触诊或胎儿监护仪都能观察宫缩。一般需连续观察 3 次宫缩。记录宫缩强度，持续时间和间歇时间。若宫缩时待产妇喊叫烦躁、精神过度紧张，应在宫缩时带领产妇作深呼吸动作，或用双手轻按摩下腹部或轻叩腰骶部，间歇时带领产妇做四肢肌肉放松动作。必要时可给予镇静、镇痛药物。如有异常及时报告医生。

③ 直肠指诊：宫口＜3cm 时，每 2～4h 直肠指诊一次；＞3cm 时，每 1～2h 直肠指诊一次，了解宫口扩张和胎先露部下降。每次直肠指诊不能超过 2 人，做文字记录和描记产程图。有阴道流血或疑有前置胎盘者禁止做直肠指诊。

④ 破膜：确诊破膜立即听胎心，观察是否有脐带脱垂症状，观察羊水的色、质、量，记录破膜时间，胎心率及观察项目。如头先露者，羊水颜色呈黄绿色，提示胎儿窘迫，立即处理。破膜后，外阴垫上消毒巾，让待产妇卧床，并让其懂得起床走动有脐带脱垂的危险。

⑤ 排空膀胱：临产后，一般每 2～3h 排尿一次。因膀胱过胀影响胎头下降，既延长产程，也损伤膀胱，故无法自主排尿时应给待产妇导尿。但由于摄入水分少且出汗多而尿量不多时，应让产妇懂得失水的危害性，并耐心地喂水、喂流质食物。

因第一产程时间最长，耐受的痛苦最大，而待产妇和家属都无法直接观察到产程的进展及母婴的生命安全，因此这阶段是她（他）们最担心害怕的阶段。护士应在观察前说明观察项目及目的，观察后告之观察的数据及意义、可能的预后发展，让待产妇和家属成为分娩过程中的主体，分享获得信息后的轻松感。

（3）生活护理

① 饮食：潜伏期后半阶段的待产妇，往往因较长时间的宫缩痛、疲劳及胃胀气，有呕吐现象而不愿进食，护士应及时清除呕吐物和更换衣被，并让待产妇懂得避免胃胀气的动作，以及进食后增加能量、促进产程的好处，带领其做深呼吸动作。在征得同意进食后，准备少量的清淡咸味流质食物，于宫缩间歇时，边喂食边按摩止吐穴位，让待产妇重塑进食的信心。

② 卧位：鼓励侧卧，尽量保持较长时间的左侧卧位。

③ 活动：宫缩不强、胎膜未破的待产妇，安排其晚上睡觉、日间起床走动，让待产妇和家属懂得保持体力，消除疲劳和利用重力作用促进胎先露部下降的好处。但是阴道流血、胎膜已破和服用镇静药者不应起床活动。

④ 清洁卫生：分娩过程中待产妇出汗特别多，阴道分泌物和羊水溢出等使皮肤受潮而不适。因此，除每天早、晚给予漱洗护理之外，交班前应更换潮湿衣被，

必要时增加更换次数，以免外阴受潮污染。

（4）配合治疗

① 对于产程长无进展的待产妇或其他原因需注射哌替啶的产妇，应及时准确给药。给药后，尽量创造促进睡眠的环境，让待产妇能得到充分的休息。

② 合并内科疾病的待产妇，仍需按时执行医嘱。

③ 不明原因的阴道流血和前置胎盘的待产妇，都需做好开放静脉输液及输血的准备。

④ 因产程进展异常，需做阴道检查时，在检查前，护士应向待产妇及家属讲解目的：简要操作过程，可能存在的不适，并教会待产妇应对不适的方法，征得同意后，才进行检查前准备。协助取膀胱截石位，外阴消毒，铺消毒巾，备好导尿管，检查用物。检查前后各听一次胎心，并记录。

⑤ 破膜后 12h 仍未分娩，至少每 8h 更换外阴消毒巾，每 24h 外阴消毒一次，以防感染。

（5）结果评价

① 入院护理后，待产妇表情自如。

② 待产妇及家属能概要陈述分娩过程。

③ 待产妇没发生水、电解质紊乱。

④ 待产妇能运用应对不适的方法。

（三）第二产程的评估及护理

第二产程（胎儿娩出期）是从子宫颈口开全到胎儿娩出的过程。初产妇需 1～2h，经产妇仅需几分钟，少数经产妇可长达 1h。

▶▶· 护理评估

（1）病史 阅读产前检查记录，重点详细了解第一产程的记录和产程图，以及处理和效果。

（2）症状及体征

① 一般检查：宫缩间歇时测血压、脉搏，检查膀胱是否排空等。

② 产科检查

a. 监测胎心：每 5～10min 听一次胎心。有条件时，用胎儿监护仪连续观察胎心及基线变化。若判断确有变化，尽快结束分娩。

b. 观察宫缩：宫缩力度可达中强度，持续时间 50s 以上，间歇时间仅 60s 或稍长。宫缩时有排便感。

c. 观察外阴：初始的第二产程，宫缩时会阴部饱满，会阴体变薄，肛门松弛。随胎先露部的不断下降，宫缩时阴唇分开，见到胎儿头发，但间歇时胎头回缩，此现象称胎头拨露。随后每次宫缩，能见到更多的胎头面积。当胎头双顶径越过骨盆出口平面，间歇时胎头也不回缩了，此现象称着冠。此后会阴极度扩张，胎头仰伸，枕、额、面及全部头颅相继娩出。

d. 胎头外旋转后，前肩、后肩、躯体随之娩出，并伴有后羊水排出。

e. 观察胎膜：进入第二产程，胎膜仍未破裂，常影响胎先露部下降，在宫缩间歇时，行人工破膜术，使前羊水流出，胎先露部紧贴会阴，加速胎先露部下降。

（3）心理反应　虽经历了艰苦的第一产程，体力消耗极大，但一旦获知胎儿即将诞生，待产妇的精神大振、信心倍增，希望知道怎样才能配合护士将胎儿顺利娩出。更希望在胎儿娩出的关键时刻有护士陪伴，也急切地想了解胎儿是否正常、健康等。总之，待产妇很愿意得到护士的指导和帮助。但也有少数产妇因体力衰竭，唯恐自己无力娩出胎儿而烦躁不安，甚至害怕生出畸形的胎儿而极度恐惧，表现为呼吸加快、四肢肌紧张，极力声称不想再生孩子了，不配合护士的指导做屏气动作等。

（4）辅助检查　胎儿监护仪连续观察。必要时可做胎儿头皮血检查。

▶▶· 可能的护理诊断

（1）自尊紊乱（认为自己无力娩出胎儿）　与本人或家庭对胎儿的期望值太高有关。

（2）疲乏（情绪不稳定，易怒）　与心理上、情感上对胎儿性别要求过高有关。

（3）知识缺乏（焦虑不安、歇斯底里不配合）　与面对的情境感到生疏有关。

（4）恐惧（对即将娩出的胎儿感到惧怕，呼吸加快，肌紧张）　与极度衰竭、无力应付新的情境有关。

（5）有受伤的危险（会阴体过紧）　与分娩时会阴切开有关。

▶▶· 预期目标

① 待产妇对分娩恢复自信和自尊。

② 待产妇情绪不安有所改善，呼吸频率小于 16 次/分，宫缩间歇时肌肉放松。

③ 待产妇懂得胎儿娩出过程中，至少有两名护士参加接生，不再害怕。

④ 宫缩时，待产妇会做屏气动作。

⑤ 会阴切开后，其他组织不再受损。

▶▶· 护理措施

（1）心理支持　一名护士不能离开产妇，让产妇握住护士的手，使产妇有安全感。及时告之胎头下降的进展，并以鼓励性语言支持产妇的信心，间歇时喂水、擦汗以缓解紧张情绪。

（2）指导屏气　根据宫缩起始，用口令指导产妇屏气，用加强词帮助产妇延长屏气时间。对无效屏气的产妇，再次讲解正确的屏气方法：双腿弯曲，双足蹬床，两手握把，宫缩开始，大口深吸气后，向肛门处用力屏气，如解大便的动作，尽量延长时间，直至宫缩结束，再用嘴吐气，但不能张口喘气，以免胃肠道吸入过多气体。讲解后示范大口深吸气和用嘴吐气的动作。

（3）观察胎心 每 10～15min 听胎心一次，如有异常变化，给氧气吸入的同时，会阴切开，助产分娩。

（4）观察宫缩 连续观察宫缩，有宫缩乏力趋势时，即给予小剂量催产素静脉滴注。

（5）保持清洁 更换被大便污染的会阴垫。

》》· **准备接生**

（1）物品准备 产包，会阴消毒器具，消毒液等；新生儿衣被、睡床加温处理，填写新生儿手带两根和新生儿出生记录单；为早产儿、病理产儿备好暖箱。

（2）皮肤准备 初产妇宫口开全，经产妇宫口扩张至 4cm，给予会阴清洁消毒；取膀胱截石位，臀下垫橡胶单和便盆，先用清水清洁外阴部的血迹和黏液、肛周粪便，然后用消毒皂球清洁外阴，顺序是：自上而下，小阴唇、大阴唇；左右来回，阴阜；由内向外，大腿根部和内上 1/3 范围；环形，肛门四周。接着用温水冲净皂液，擦干，再用消毒液（1：1000 苯扎溴胺或碘伏）消毒皮肤，顺序、范围同上。冲洗时，用消毒纱球盖住阴道口，以防冲洗液流入阴道。取出便盆和湿巾，臀下再铺上消毒巾。

（3）打开产包，按需添加物品。

（4）接生者准备 按手术要求刷洗、消毒双手，穿无菌接生衣，戴无菌手套。取两层无菌巾垫于臀下，肛门处用两层无菌巾遮挡。

（5）接生要领 保护会阴，协助胎头俯屈，让胎头以最小径线（枕下前囟径）在宫缩间歇时，缓慢通过阴道口娩出，挤净胎儿鼻腔、口腔内的羊水，继续保护会阴，分别协助前、后肩娩出。

（6）会阴切开指征 会阴过紧、会阴体过长、胎儿过大、手术助产等，当确认宫口边缘已完全消失，估计切开后立即能娩出胎儿时，行会阴切开术。

（7）脐带绕颈处理 胎头娩出后，见脐带绕颈，如较宽松的，则将脐带顺颈肩推下，或从头部滑出，如较紧扣或缠绕多圈的，则用 2 把止血钳将脐带夹住，左手保护胎颈部，右手持剪，从中剪断，松解脐带，再助肩娩出。

（8）脐带处理 胎体娩出 1～2min 后在距脐带根部 15～20cm 处，用 2 把止血钳夹住脐带，从中剪断。母体端脐带放入弯盘内，胎儿端脐带先用碘伏、后用70％酒精擦脐根周围，距脐根 0.5cm 处用粗丝线结扎第一道，再在距脐根 1～1.5cm 处同法结扎第二道，既要达到结扎止血的目的，又不能将脐带扎断。在第二道线上方 0.5cm 处剪除多余的脐带，用消毒干纱布包裹脐带断面。也有用其他止血方法替代的结扎法。

（9）新生儿护理 用消毒油剂擦净胎脂，擦干胎儿，由接生者抱住新生儿，让产妇认清性别，交给助手，给新生儿做体格检查，戴上新生儿手带，包裹好新生儿放于母亲身边。

（10）新生儿娩出后　常规肌注催产素 10～20U。

>>· 结果评价

① 产妇能按分娩步骤的要求做配合动作。

② 产妇和新生儿没有发生意外损伤。

③ 产妇对分娩过程中得到的指导和帮助感到满意。

（四）第三产程的评估和护理

第三产程（胎盘娩出期）是从胎儿娩出到胎盘娩出的过程。需 5～15min，不超过 30min。

>>· 护理评估

（1）病史　阅读产前检查记录，了解是否有刮宫史、出血史。重点了解第一产程的时间，是否有异常变化及处理。

（2）症状及体征

① 一般情况：腹部检查，胎盘未剥离时，子宫底降至脐平；胎盘剥离，但未娩出前，子宫底升至脐上偏向右侧；胎盘娩出后，子宫底降至脐下二指。测量血压、脉搏。

② 胎盘剥离征象：a. 子宫体变硬呈球形，且宫底略有上升，因胎盘剥离后降至子宫下段，下段扩张而子宫被推向上方，呈狭长形，胎盘娩出后，子宫体收缩呈硬球形；b. 阴道口外露的脐带自行延长；c. 伴阴道少量流血；d. 用手掌尺侧在耻骨联合上方轻压子宫下段，见外露的脐带不再回缩而宫体上升。这些征象提示胎盘已剥离，需及时娩出。

胎盘剥离和娩出的方式有两种。a. 胎儿面先娩出：即胎盘由中央开始剥离，而后向四周剥离。其特点是胎盘先娩出，后见少量阴道流血，这种方式多见。b. 母体面先娩出：即胎盘从边缘开始剥离，血液沿剥离面流出。其特点是先有较多阴道流血，然后胎盘排出，这种方式少见。

③ 胎盘评估：检查胎盘母体面，有无胎盘小叶缺损；提起胎盘，检查胎膜是否完整，再检查胎盘胎儿面边缘有无血管断裂，如有血管断裂，提示有副胎盘遗漏在宫腔内。其次，检查胎盘、胎膜有无异常。

④ 软产道检查：胎盘检查后，再仔细检查子宫颈、阴道、会阴切口、会阴体、小阴唇内面、尿道口周围组织等有无裂伤。会阴裂伤按损伤程度分为三度。Ⅰ度，会阴皮肤黏膜裂伤；Ⅱ度，会阴皮肤、黏膜、肌肉裂伤，但肛门括约肌完整；Ⅲ度，会阴黏膜、会阴体、肛门括约肌完全裂伤，甚至直肠裂伤。

⑤ Apgar 评分：用于判断新生儿有无窒息及窒息的程度。共评估五个项目：心率、呼吸、肌张力、喉反射、皮肤颜色。每项 0～2 分。出生后即刻、出生后1min 和 2min 各评估一次。满分 10 分属正常，7 分以上尚属正常，4～7 分属中度

缺氧，4分以下属严重缺氧。缺氧者应在出生后5min再次评估。

⑥ 新生儿评估：测体重、身长和头径，评估新生儿是否成熟；胎头有无产瘤及颅内出血；四肢活动度及有无明显的外表畸形，如唇裂、腭裂、无肛门、多指（趾）、脊柱裂等。

（3）心理状态　胎儿娩出，产妇有如释重负的轻松感，情绪稳定。但对新生儿的性别不满意的产妇，则会表现出对新生儿感情淡漠，甚至憎恨而不愿接近新生儿。如新生儿有病理变化或畸形甚至生命危险，产妇会表现出过度紧张，反复询问新生儿的情况等。

>>· 可能的护理诊断

（1）父母不称职（不愿新生儿接近母亲）　与不满意新生儿的性别有关。
（2）精神困扰（有过度紧张、反复提问等焦虑行为）　与新生儿生命危险有关。
（3）有受伤的可能　与会阴裂伤或会阴切开有关。

>>· 预期结果

① 母亲接纳新生儿，愿意照顾和喂养新生儿。
② 母亲能面对新生儿有疾病或畸形的现实，情绪趋于平稳。
③ 母亲没有发生产道损伤。
④ 产妇皮肤清洁干燥，无口渴，舒适感增加。

>>· 护理措施

（1）协助胎盘娩出　及时掌握胎盘剥离征象，在宫缩时，左手按压宫底，右手轻拉脐带，当胎盘娩至阴道口时，用双手捧住胎盘，向同一方向旋转，使胎膜缓慢向外滑出。如末端胎膜断裂，则用血管钳夹住末端胎膜，继续向同方向旋转至完全排出。立即检查胎盘、胎膜是否完整，有异常及时报告医生。胎盘娩出后，宫底下降，约脐下二指。

（2）预防产后出血　胎儿娩出即肌注麦角新碱0.2mg。如滞产、双胎、羊水过多、经产妇等有产后出血倾向者，在胎头或胎肩娩出时静脉注射麦角新碱0.2mg或催产素10U加生理盐水20mL，见出血而胎盘仍未剥离时，应做徒手剥离胎盘术。若妊高征、妊娠合并心脏病等产妇，禁用麦角新碱类宫缩药，用催产素肌注。若胎儿娩出30min，胎盘仍未剥离，阴道流血又不多，则静脉注射宫缩药，再轻按压子宫底部，仍无效，则行徒手剥离胎盘术。若胎盘娩出，仍有较大量的阴道流血，可在宫体肌壁内注射麦角新碱0.2～0.4mg，再将催产素20U加入5%葡萄糖液500mL静脉滴注，并于腹部放置沙袋。

（3）第四产程观察　胎儿娩出2h内，也有人称第四产程。此阶段最易发生产后出血，故需严密观察，每半小时测量血压、脉搏；测宫底高度，观察宫缩强度；

叩诊膀胱区域，及时排空膀胱；观察会阴口流血和弯盘内积血的色、量。如宫底上升、宫底变软，提示宫缩乏力，即按摩宫底，挤压宫腔内积血，再给予宫缩药，延长观察时间。产后任何时候，产妇主诉肛门处坠胀感，都应考虑可能阴道血肿，立即做直肠指诊，能触及局部较硬的肿块，即为阴道血肿，立即通知医生，急诊处理。

（4）生活护理　第三产程结束时，给产妇擦身，更换干燥清洁衣、被；会阴处放置弯盘，保留阴道流血，便于计量观察；保暖；每次产后观察的同时喂给营养价值高的饮料和流质食物，以补充能量。产后 2h 扶起解尿，解尿后宫缩正常，阴道流血不多，则垫上消毒卫生巾，送休养室休息。

（5）新生儿护理　新生儿擦干净，包裹保暖，擦净足底胎脂，在新生儿记录单上盖新生儿足印和产妇指印。手带上标明产妇姓名、床号、住院号、新生儿性别。将新生儿抱到产妇身边，半小时后让新生儿第一次吸吮。

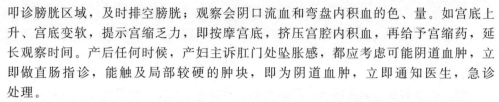

护理评价

① 母亲愿意照顾新生儿，第一次吸吮成功。
② 产妇未发生软产道血肿。
③ 产妇表述能自我控制，舒适感增加。
④ 产妇皮肤清洁，外貌整洁，无口渴。

二、异常分娩

产力、产道、胎儿是决定分娩是否顺利的三大因素。其中一个或一个以上因素不正常，常可发生产程停滞，导致分娩受阻，造成异常分娩或难产。三个因素之间关系密切、相互转换。外在因素处理不当，顺产可变难产，难产处理及时又可变为顺产。因此严密观察产程是非常重要的。异常分娩分为产力异常、产道异常、胎位异常及胎儿异常。子宫收缩异常就是产力异常，子宫收缩贯穿子宫产程。常见异常分为子宫收缩乏力、子宫收缩过强两种。产道分为骨产道和软产道。软产道包括子宫下段、子宫颈和阴道。产道异常以骨产道为多见。

（一）产力异常——子宫收缩乏力

护理评估

（1）病史　孕期胎儿生长速度，胎儿先露部下降程度，产妇对分娩的认识等。
（2）临床表现　根据发生时间可分为以下两种类型。
① 原发性子宫收缩乏力：产程开始就宫缩无力，规律不强，宫口不能进行性扩张，胎头不下降，产程延长。
② 继发性子宫收缩乏力：产程已发动，开始进展好，转而进展缓慢或停滞，往往人为造成或由胎位异常造成子宫收缩乏力的临床表现。
a. 潜伏期：宫口开大 3cm 以前为潜伏期，规律宫缩开始>16h 未达到 3cm 为

潜伏期延长，正常初产妇需 8h。

b. 活跃期：宫口开大 3cm 到 10cm 为活跃期，＞8h 为活跃期延长，正常初产妇需 4h。

c. 产程停滞：持续 2h 以上宫口不开大，先露不下降，无效宫缩。如第二产程＞2h 为第二产程延长。总产程超过 24h 为滞产。

原发性宫缩乏力产妇多无大痛苦，继发性宫缩乏力产妇有时极度疲乏、无力，常有尿潴留、肠胀气、脉快、脱水等。

>> 可能的护理诊断

（1）疼痛　与产程过长有关。
（2）疲乏　与产程延长过度消耗，进食困难有关。
（3）有胎儿受伤的危险　与产程过长宫内缺氧时间过长有关。
（4）焦虑　与担心自身及胎儿/新生儿健康有关。

>> 预期目标

尽快结束分娩，保证产妇及胎儿/新生儿健康。

>> 预防及临床处理措施

确定为原发性乏力还是继发性乏力，并选择处理措施。

（1）原发性乏力　产程不进展，宫口不扩张，先露不下降，宫缩无力。经用催产素滴注加强，仍无进展，只能剖宫产结束分娩。

（2）继发性乏力　先找原因，针对原因及时处理才能使产程进展。第一产程加强饮食、休息，给予精神安慰，如产程较长，产妇乏力可先给予哌替啶 100mg 肌内注射，休息约 4h 再刺激，宫口开大 4cm 以上可行人工破水，无头盆不称及胎位异常情况时可给予催产素点滴加强宫缩。宫口开全先露＋2 以下，可用吸引器或产钳助产。第三产程后仍要点滴催产素，加强宫缩，预防产后出血。尿潴留产妇产后置尿管，24h 拔除。

（二）产力异常——子宫收缩过强

1. 协调性子宫收缩过强

子宫收缩的节律性、对称性和极性均正常，强度过强，间隔短，60 秒或 2～3 分钟。如无头盆不称情况，有时产程很快，宫口迅速开大，造成急产。总产程不超过 3h。

（1）临床表现　产妇往往痛苦面容，大声喊叫，由于宫缩过强，可出现胎儿宫内窘迫，胎头迅速下降，出现颅内出血。产程短，产道未扩张，可伴有产道损伤，产后子宫收缩反而无力，容易发生产后出血。生产过程迅速，有时来不及消毒接生，容易发生感染。

（2）临床处理原则及措施

① 减弱宫缩，常用 25% MgSO₄ 16mL＋5% 葡萄糖 20mL 静推，然后再用 25% MgSO₄ 20mL＋5% 葡萄糖 500mL 静滴。每小时 1g。

② 吸氧以减少胎儿宫内缺氧，做好新生儿抢救准备。

③ 注意观察，预防产后出血，给予催产素 10U＋5% 葡萄糖 500mL 静滴。

④ 如生产迅速，未消毒接生，产后给予抗生素预防感染。

2. 不协调性子宫收缩过强

往往由于子宫畸形造成，失去了正常的节律性、对称性和极性，宫缩不能很好地传导至下段使宫口扩张，下段肌肉变薄、拉长，子宫上段肌肉变厚，常常出现子宫痉挛性狭窄环，此环出现在子宫上下段交界处胎体的较细部位，胎儿颈部或腹部。处理：给予镇静，哌替啶 100mg 解除痉挛，或静推 25% MgSO₄ 及吸入乙醚，使痉挛环松解。经治疗不缓解，胎儿出现宫内窘迫，可考虑及时剖宫产。

（三）产道异常——骨产道异常

骨盆的大小及形态直接影响胎儿是否能通过产道，顺利分娩。它的异常可引起产程延长、先露不下降，甚至不能经阴道分娩。胎头的大小决定了能否通过一定大小的骨盆，骨盆与胎儿大小的相对关系也是决定能否阴道分娩的重要因素。骨盆异常通常分为入口、中骨盆及出口的狭窄。有时同时存在。胎头通过异常骨盆时可被卡在任何一个平面上。下面分述各个平面异常。

1. 骨盆入口狭窄

由于骶骨岬向前下突出，使骨盆入口前后径缩短，横径正常，在做骨盆测量时，发现对角径＜11.5cm，诊断为扁平骨盆，进行 X 线测量时，入口前后径＜11cm，前后径与横径之和＜21.5cm。出现以上情况，中等大小胎儿通过困难。

临床表现：胎头浮，于临产后不能入盆或胎头骑跨在耻骨联合上方，即跨耻征阳性。

处理：如骨盆入口为边缘性狭窄，胎儿不大。可短期试产，有可能发生胎头矢状缝衔接于入口横径上，使双顶径先后入盆，矢状缝偏后，造成前倾不均，相反为后倾不均。有可能进一步发展造成入盆困难。如双顶径能通过入口平面，基本可经阴道分娩。由于佝偻病造成扁平骨盆，使骨盆入口前后径明显缩短，骶骨岬明显突出，髂骨外翻，坐骨结节间径宽大，阴道分娩困难，应选择剖宫产。

2. 中骨盆狭窄

中骨盆二条重要径线为坐骨棘间径和后矢状径。骨盆测量，双侧坐骨棘明显突出，侧壁内聚，X 线测量，坐骨棘间径＜10cm（中腔横径），后矢状径＜4cm。二者之和＜13.5cm。中骨盆狭窄通常表现产程延长，胎头内旋转困难，造成持续性枕横位、后位。如果轻度中骨盆狭窄，胎儿不大时常能通过中骨盆平面，可经阴道分娩。

3. 骨盆出口狭窄

骨盆出口横径（坐骨结节间径）<7.5cm 为出口狭窄，入口正常，中骨盆狭窄，中骨盆以下呈漏斗状，耻骨弓<90°诊断为漏斗骨盆。出口狭窄可测量骨盆出口后矢状径，骨盆出口横径与骨盆出口后矢状径二者之和<15cm，中等以上胎儿通过有困难，一般出口狭窄不宜试产，所以应充分估计胎儿，如胎儿>3500g，阴道分娩可能困难，应密切观察产程进展，放宽剖宫产指征。

4. 均小骨盆

各径线均小于正常值，做 X 线骨盆测量，各径线小于正常低值 2cm 以上，如胎儿小，产力正常，胎位正常，有可能经阴道分娩，3500g 以上经阴道分娩有困难。

5. 骨产道的特殊情况

各种畸形骨盆、倾斜骨盆、骨软化骨盆、髋关节病变造成的骨盆畸形，尾骨与骨盆骨折后使骨盆变形，常需剖宫产。

（四）产道异常——软产道异常

在产科初诊时，应仔细检查外阴、阴道、宫颈及盆腔内软组织。有时因软产道异常也会影响阴道分娩。

1. 外阴

外阴病变造成弹性差，外阴硬化性萎缩性苔藓，外阴水肿，严重外阴静脉曲张，外阴手术后狭窄，均不宜经阴道分娩。

2. 阴道

阴道横隔多数于妊娠前已切开，如未切开，视横隔位置高低、隔的厚度确定能否阴道分娩。阴道纵隔多数在宫口开大、胎头下降受阻时被发现并切开。外伤造成的阴道瘢痕失去弹性，少见阴道囊肿阻碍产道，有时抽空后阴道分娩。

3. 宫颈

宫颈锥切后、宫颈瘢痕、产程中出现宫颈水肿均可造成难产，少见宫颈癌及宫颈肌瘤，需行剖宫产。

4. 合并子宫肌瘤

阻碍产道，多需剖宫产。妊娠期一旦发现卵巢肿瘤应在孕 14～18 周手术。

第三节　产褥期及异常产褥期妇女的护理

一、产褥期

▶▶· 可能的护理诊断

（1）疼痛　与会阴侧切伤口、乳房胀痛、产后宫缩痛等因素有关。

（2）活动无耐力　与产后贫血、产程延长、产后虚弱有关。

（3）尿潴留　与会阴伤口疼痛、不习惯床上小便、膀胱肌麻痹等因素有关。

（4）便秘　与产后活动少、饮食不合理、肠蠕动减少、腹压降低等因素有关。

（5）睡眠形态紊乱　与婴儿哭闹、哺乳及照料婴儿有关。

（6）知识缺乏　与缺乏产后自我保健及婴儿护理技能知识有关。

（7）母乳喂养无效　与缺乏母乳喂养知识，母亲产后疲劳及缺乏自信心有关。

（8）焦虑　与担心婴儿健康有关。

（9）有感染的危险　与产道的损伤、贫血、营养不良等因素有关。

（10）有产后出血的危险　与子宫收缩不全、胎盘和胎膜残留、软产道损伤等有关。

>> 预期目标

① 维持身心的舒适。

② 保持适当的休息与劳动。

③ 获得合理的营养。

④ 学习正常的心理、生理变化。

⑤ 获得正确的产褥期健康生活指导。

>> 护理措施

1. 一般护理

（1）环境　产后应处于温度和湿度适宜、安静舒适的修养环境。室温保持18～20℃，相对湿度以55%～60%为宜，空气新鲜，经常通风换气，保证室内有充足的光线。通风时避免对流风直吹产妇，夏季要注意防暑。

（2）个人卫生　产褥期应每天梳头、刷牙，保持整洁及口腔卫生。产褥期早期，皮肤排泄功能旺盛，排出大量汗液，尤以睡眠和初醒时最明显，这是正常生理现象，称为产褥期汗。一般产后1周左右自行好转。因此，产后衣着薄厚要适当，要勤用热水擦身或淋浴，可以洗发，但需注意保暖，勿受凉，勤换衣裤及床单等。

（3）生命体征　产后24h内应密切观察血压、脉搏、体温、呼吸的变化，以便及时发现产后出血及其他变化。由于分娩的疲劳可使体温在产后24h内略有升高，如≥38℃应及时通知医生。产后应每日测量体温、脉搏、血压及呼吸两次。

（4）活动　产后24h内以卧床休息为主，以后逐渐增加活动量。第一次下床活动要在床边适应片刻再活动，且身边必须有护士陪伴，以防发生意外。产后要鼓励产妇早期下床活动，以增强血液循环，促进子宫收缩、恶露排出、会阴伤口愈合，促进大小便排泄通畅，并可预防盆腔或下肢静脉血栓形成。产后睡眠要充足，2周后可从事少量家务活动。避免蹲或站立太久，预防子宫脱垂。

（5）营养　正常分娩后稍事休息，孕产妇可进食易消化的半流质饮食，以后可根据产妇具体情况进普食。产后的饮食应营养丰富、易于消化、少量多餐，汤汁类可促进乳汁分泌。

乳母应较正常妇女每日增加热量 33kJ（0.8kcal），增加蛋白 25g，注意多食优质蛋白，如蛋、奶、鱼、瘦肉及大豆制品，脂肪量略高于正常人，但过高会使乳汁中高脂肪而导致婴儿腹泻。每日保证供给钙 2000mg，铁 18mg，维生素 A 400mg，维生素 C 100mg，维生素 B_1 与维生素 B_2 各 1.8mg，烟酸 18mg，维生素 D 的供给与正常妇女相同。乳母应限制辛辣、刺激食品及酒类。乳母不可随意用药，需经医生准许方可使用，因药物可通过乳汁分泌。

2. 生殖器官的观察与护理

（1）子宫收缩　胎盘娩出后，子宫收缩呈硬球形，宫底约低于脐部居中或偏右侧。回休养室后，严密观察宫缩及恶露情况，每 30min 至 1h 检查一次，共 4 次。如宫底上升、宫体变软，可能有宫腔积血，应按摩子宫排除血块，促使收缩。每日应在同一时间测量子宫底高度，观察子宫复旧情况。检查前先排空膀胱，仰卧床上，测量由耻骨联合上缘至宫底的距离（或测脐部至宫底的距离），称耻上几厘米或脐下几厘米，并记录。产后第一天，宫底平脐和脐下 1cm，以后每日下降 1～2cm，产后 1 周缩小为如孕 12 周大小，仅在耻骨联合上方触及，产后 10 天左右经腹部检查已触不到子宫底，检查宫底高度的同时注意子宫及双侧附件有无压痛。

（2）恶露　恶露是分娩后经阴道排出的子宫内液体，其中含有血液、坏死蜕膜组织及黏液，共分三个阶段。

① 红色恶露：含有大量血液。量多，有时有小血块、脱落的蜕膜组织，有血腥味，持续 3～7 天。

② 浆性恶露：色淡红似浆液。内含少量血液，有较多的坏死蜕膜组织、宫颈黏液，且有细菌。一般持续 2 周。

③ 白色恶露：黏稠、色泽较白。内含大量白细胞、坏死退化蜕膜组织、表皮细胞及细菌。一般持续 2～3 周。

若产后子宫复旧欠佳，血性恶露可增多，持续时间长，若有臭味，可能有残留胎盘、胎膜或感染，应仔细观察并及时处理。阴道有组织物掉出时，应保留并行病理学检查。疑有感染时，应查白细胞及分类计数，做阴道拭子、细菌培养及药物敏感试验，同时应注意体温和脉搏的变化。

（3）会阴护理　外阴是生殖道的门户，肠道细菌可经肛门感染阴道。分娩后，外阴及阴道可能有伤口，加之宫颈尚未闭合，子宫腔内有较大创面，均可因细菌逆行而造成感染，因此必须做好外阴的清洁卫生。

每日用温水（45℃）或 1∶40 络合碘溶液冲洗外阴 2 次，大便后亦应冲洗，掌握由上至下的清洗原则，最后洗到肛门的镊子和海绵块不可再用，勿使冲洗水流进阴道。产妇能自理或会阴无伤口者，护士应指导产妇自我护理会阴部。冲洗会阴时，应观察伤口愈合情况，水肿严重者局部可用红外线照射，或用 50% 硫酸镁湿热敷、95% 酒精湿敷，每日 2～3 次，每次 20min，可消肿抗炎促进伤口愈合。伤口疼痛时可适当服镇痛药，若疼痛剧烈或有肛门坠胀感应通知医生检查，以便发现外阴及阴道壁深部血肿并及时处理。平时应尽量保持会阴部清洁干燥。如有侧切伤口，应嘱产妇健侧卧位，勤换会阴垫，以减少恶露流浸会阴伤口。一般于产后 3～4 天拆线，拆线后 1 周内避免下蹲，以防伤口裂开。若伤口感染，应提前拆线引流或行扩创处理。伤口局部有硬结或分泌物，于分娩后 7～10 天可温水坐浴。

每次会阴护理时，应观察恶露的量、性质和气味。

3. 尿潴留和便秘的处理

产后产妇尿量增多，充盈的膀胱可影响子宫收缩。护士应于产后 4～6h 内主动送便器并协助排尿，但产妇常因产后会阴伤口疼痛、卧床小便不习惯、产后疲乏以及分娩过程中膀胱受压肌张力减低等原因影响顺利排尿，此时护士应讲明排尿的意义，解除思想顾虑并采取以下方法协助排尿，如协助产妇坐起或下床小便；用温开水冲洗外阴；听流水声音诱导排尿反射。若有尿潴留发生时，可按摩膀胱或针刺三阴交、关元、气海等穴位刺激膀胱肌收缩排尿。肌注新斯的明 0.5mg 可使平滑肌收缩有助于排尿，但效果不显著。用上述方法无效时，应在严格无菌操作下留置导尿管，开放引流 24～48h，使膀胱肌休息并逐渐恢复其张力。

产后产妇因卧床时间长、运动减少、肠蠕动减弱、腹肌松弛等因素均易发生便秘。产后应鼓励产妇多饮水，多食蔬菜类及水果，尽早下床运动，以防便秘发生。必要时给缓泻药。因痔疮疼痛影响排便时，可用安钠素栓置肛门内起镇痛作用。肛门洗净后可涂 20% 鞣酸软膏，有收敛镇痛作用。

4. 乳房护理

产妇应穿大小适宜的胸罩以支持增大的乳房、减轻不适感。每次哺乳前，产妇应洗净双手，用湿毛巾擦净乳房。哺乳时护士应进行喂养方面知识和技能的指导，预防乳房肿胀或乳头皲裂。哺乳后，应将婴儿竖直抱起，轻拍背 1～2min 排出胃内空气以防溢奶。

产妇因病或其他原因不能哺乳者，应及时退奶。分娩第二天肌注己烯雌酚 4mg，每日 2 次，共 3 天。已泌乳者可外敷皮硝，将皮硝碾碎放薄布袋中敷于乳房，每乳 200g，用乳罩托住，皮硝结块时应更换，直至无乳汁分泌。焦麦芽 60g 水煎当茶饮效果亦好。

5. 产后锻炼

从产后第二天开始可进行产后锻炼，以恢复腹肌及盆底肌肉张力，保持健美体型。产后运动量应逐渐加强。

（1）腹式深呼吸　每日 2 次，每次 20min。

（2）缩肛动作　每日数次，每次 10 下。

（3）抬腿动作　平卧，举一腿与身体垂直，然后慢慢放下，再举另一腿，再放下，如此交换举腿 5 次，每日锻炼 1～2 次。

（4）膝胸卧位　每日 2 次，每次 10min。

（5）抬臀动作　平卧，臂放两侧，屈腿，有规律地抬高臀部离开床面，然后放下，每日 2 次，每次连续动作 10 次左右。

6. 母乳喂养的护理

纯母乳喂养指婴儿从出生至产后4～6个月，除给母乳外不给其他食品及饮料，包括水（除药品、维生素、矿物质滴剂外），称为纯母乳喂养。

（1）乳母的心理准备　产后消除紧张心理。因为婴儿是伴着水、葡萄糖和脂肪储存而诞生的，头几天少量初乳完全能满足婴儿需要。只要让婴儿勤吸吮，注意饮食及休息，母乳会分泌很快。

出生最初几天婴儿体重呈生理性下降的趋势，只要坚持频繁吸吮，婴儿体重会很快恢复。但婴儿体重下降不应超过出生体重的10%。

坚持按需哺乳，早期频繁吸吮有助于尽早下奶，并让婴儿吸吮到营养和免疫价值极高的初乳，以促进胎粪排出。

注意休息，母婴同室打乱了产妇以往的睡眠习惯，常感到疲劳，产妇应与婴儿同步休息，以保证充足的体力和精力。

（2）母乳喂养的技巧

① 母亲的体位：母亲可采取坐位或卧位，全身肌肉放松抱好婴儿。母亲的手指贴靠在乳房下的胸壁上，拇指轻压乳房上部，这可改善乳房形态，使婴儿容易含接。注意托乳房的手不要太靠近乳头处，示指支撑着乳房基底部。婴儿的头与身体呈一直线，脸对着乳房，鼻子对着乳头，婴儿身体紧贴母亲，若是新生儿，应托着臀部。

② 婴儿含接姿势：婴儿的下颌接触到乳房，嘴张得够大，下唇外翻，婴儿嘴下方露的乳晕比上方少。

（3）乳头皲裂的护理　由于婴儿含接姿势不良可造成乳头皲裂，母亲常感到乳头疼痛。发生皲裂后，若症状较轻，可先喂健侧乳房，再喂患侧。如果母亲因疼痛拒绝哺乳时，应将乳汁挤出在一消毒容器内，用小勺喂哺婴儿，每3h一次，直至好转。每次哺乳后，再挤出数滴后奶涂于皲裂的乳头、乳晕上，并将乳房暴露在新鲜的空气中，有利于伤口愈合。

（4）乳房肿胀的护理

① 原因：开奶晚，婴儿含接不良，限定喂奶时间，不能经常排空乳房。

② 预防：首先于分娩后马上开奶，确保正确的含接姿势，做到充分有效的吸吮，鼓励按需哺乳（只要婴儿想吃或母亲乳胀时）。

③ 处理：如果婴儿能吸吮应采取正确的含接姿势频繁喂养，若因乳房过度肿胀，婴儿无法吸吮时应将乳汁挤出喂哺婴儿，挤奶前先刺激射乳反射。可采用热敷、按摩、拍打等方法，母亲应精神放松，然后再用手或吸奶器将乳汁挤出，每次挤奶时间一般为20～30min。

④ 手工挤奶方法：护士要教会母亲自己做。让母亲把双手彻底洗净，将已消毒的挤奶容器靠近乳房。拇指及示指放在乳晕上，二指相对，其他手指托着乳房。用拇指及示指向胸壁方向轻轻下压，不可压得太深，否则将引起乳导管阻塞。压力应作用于乳晕下方的乳窦上，反复一压一放。第一次挤压可能无奶水滴出，如果射乳反射活跃，奶水还会流出甚至喷出。挤压乳晕的头手指不能滑动或摩擦动作，应

依各个方向挤压乳晕，使每个乳窦的乳汁都被挤出。一侧乳房至少挤压 3～5min，待乳汁少了，就可挤另一侧乳房，如此反复数次持续 20～30min。

7. 性生活指导

产褥期生殖器官尚未完全复原，不宜性生活，以免引起感染。排卵可在月经未复潮前即先恢复，故应采取避孕措施，如母亲哺乳则不宜口服避孕药。正常分娩者产后 3 个月、剖宫产者产后 6 个月可放宫内节育环，此前应选用其他方法避孕。

8. 产后复查

分娩后 6 周进行产后复查，以了解产妇全身及生殖器官恢复的情况、乳房情况，对婴儿进行全身检查，了解喂养及发育状况，进行保健咨询。对有并发症的产妇应及时给予治疗处理，有合并内外科疾病者，督促去内外科随诊，继续治疗。

9. 产后健康指导

产妇住院期间，护理人员应根据产后母体生理、心理变化，适时地在日常护理工作中随时进行健康指导，以使产妇能顺利地渡过产褥期并适应角色的转变，承担起母亲的责任。产后健康教育的形式应多样化，如个体指导、小组指导等。组织产妇讲课、看录像、听录音、阅读书刊等方式进行讲解及示范。健康教育的内容包括：母乳喂养指导，新生儿护理知识及技能，新生儿常见症状及处理，预防接种，产褥期护理的注意事项等，指导产妇要讲科学、弃陋习，以保障母婴的健康。

二、异常产褥期

（一）产褥感染

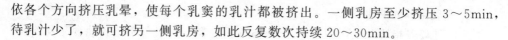

≫· 护理评估

1. 病史

妊娠期的一般状况，营养及卫生状况；产妇分娩的过程，有无胎膜早破及过多的阴道操作。

2. 临床表现

潜伏期，感染症状一般出现在产后 3～7 天，栓塞性静脉炎症状出现迟，在 7～14 天，外阴宫颈发炎表现为局部红肿、疼痛，触痛明显，体温＜38℃。如会阴伤口化脓未切开者，出现高热、寒战。子宫内膜炎，可有轻腹痛，体温不高，恶露增加，子宫复旧慢；炎症侵入肌层，体温较高，在 38℃ 以上，下腹疼痛明显，压痛重。恶露多而臭，多由于厌氧菌感染。溶血性链球菌感染时，恶露少而无臭味，白细胞上升。一般子宫内膜感染或浅肌层感染，经治疗 7～10 天后基本可痊愈。而肌壁深层感染，中毒症状严重，子宫不缩小，经充分治疗 1～2 周有时仍不能转为正常。

3. 治疗原则

有感染迹象。常规做阴道拭子培养＋药物敏感试验，根据药敏选择合适抗生素。通常炎症由厌氧菌和需氧菌引起的混合感染，厌氧者可用甲硝唑及林可霉素、克林霉素，也可选用广谱青霉素及头孢菌素类抗生素。如用甲硝唑注意暂不母乳喂养，停药方可哺乳。外阴局部感染，可热敷或拆线引流。腹膜炎应注意适当补充体液和电解质。贫血及抵抗力差者，还应多次少量输新鲜血。腹膜炎在用抗生素的同时，做剖腹探查及引流。盆腔脓肿也应根据部位经腹或经阴道引流。栓塞性静脉炎，不仅静脉内有栓子，且周围组织也有炎症，故不宜用肝素治疗。但疑有肺栓塞时，则应在内科血液组指导下，适当用肝素，以免栓子继续形成进入肺部。

>>· 可能的护理诊断

（1）体温过高　与产褥感染有关。
（2）舒适的改变　疼痛，与产褥感染、高热有关。
（3）营养失调（低于肌体需要量）　与发热消耗增多、摄入量降低有关。
（4）体液不足　与发热消耗增多、摄入降低有关。
（5）焦虑　与担心自身健康和婴儿喂养有关。

>>· 预期目标

① 体温及各项生命体征恢复至正常水平。
② 增进孕妇身心的舒适。
③ 维持体液容量平衡。
④ 营养摄入量保持正常水平。
⑤ 复述有关疾病和自我护理的知识。

>>· 护理措施

① 医疗护理过程中严格无菌操作，注意经常洗手，减少不必要的阴道操作，以免感染播散。对有感染的高危人群注意预防。
② 指导产妇采取自我护理措施预防感染，如注意保持会阴清洁，使用消毒会阴垫，勤更换会阴垫，便后清洁会阴等。注意观察子宫收缩及伤口情况。
③ 对已发生感染的产妇，应提供舒适的环境，促使产妇休息和睡眠。抬高床头，促进恶露排出。密切观察血压、脉搏、呼吸、体温，发现异常及时通知医生。
④ 饮食应易消化、高营养。注意水分的补充，每天不应低于2000mL。注意保持水、电解质平衡。
⑤ 协助医生采取措施，遵医嘱使用抗生素，注意定期检查血常规及白细胞计数、分类，了解治疗效果。
⑥ 观察了解产妇及其家人的精神状态并给予精神安慰，讲解有关的知识及自我监护和自我护理的方法。加强婴儿护理，促进母婴情感交流。主动为产妇提供生活护理，避免病人劳累和精神紧张。

>> **护理评价**

产妇感染症状被及时纠正,心理状况稳定。

（二）晚期产后出血

>> **护理评估**

1. 病史

分娩过程中胎盘、胎膜娩出情况,产后早期子宫复旧及恶露状况,产妇的心理状态。

2. 临床表现

胎膜残留者,产后即有持续性血性恶露多,伴有子宫复旧差、宫底压痛、低热等感染迹象。出血多发生在分娩后数日至十余日。剖宫产之后出血者,发生更晚,可发生于产后 20 多日至产褥末期,表现为急性大出血,且可反复出现,出血过多可发生休克。胎盘附着面复旧不全常于产后十余日发生阴道出血,胎盘息肉、绒毛膜上皮细胞癌、黏膜下肌瘤可为不规则出血。

3. 处理原则

首先要查血 HCG,做盆腔超声,确定有无宫腔胎盘、胎膜残留;用抗生素及宫缩药,加止血药物。如有宫腔胎盘、胎膜残留,阴道分娩者多能自行排出。若出血多,可在输液下刮宫。刮出物如胎盘组织、坏死蜕膜,均应行病理学检查。刮宫后仍有多量出血,尤其反复出血者,刮不到胎盘组织更应考虑剖宫产伤口裂开,应迅速在病人情况许可下剖腹探查,做子宫切除。术后仔细检查子宫出血原因。也有人报道伤口感染裂开经保守治疗痊愈者。

>> **可能的护理诊断**

（1）体液不足　与产后出血有关。
（2）感染的危险　与侵入性临床操作、贫血易造成感染有关。
（3）营养失调（低于机体需要量）的危险　与出血及摄入量降低有关。
（4）焦虑　与担心自身健康和婴儿喂养有关。
（5）特定的知识缺乏。

>> **预期目标**

① 维持体液容量平衡。
② 增进孕妇身心的舒适。
③ 无感染发生。
④ 复述有关疾病和自我护理的知识。

>>· **护理措施**

① 注意卧床休息，密切观察血压、脉搏、呼吸、体温，发现异常及时通知医生，做好抢救准备。

② 密切观察阴道出血情况，有阴道排出物应保留并行病理学检查。

③ 加强会阴护理，保持外阴清洁，用消毒会阴垫。注意观察子宫收缩及伤口情况。

④ 协助医生采取止血措施，如按摩子宫，使用宫缩药，缝合产道损伤处等。遵医嘱使用抗生素，预防感染发生。注意定期检查血红蛋白及白细胞计数、分类，了解治疗效果。

⑤ 食物应易消化、富含营养。

⑥ 观察了解产妇及其家人的精神状态并给予精神安慰，讲解有关的知识及自我监护和自我护理的方法。加强婴儿护理，促进母婴情感交流。主动为产妇提供生活护理，避免病人劳累和精神紧张。

>>· **护理评价**

产妇出血症状被及时纠正，心理状况稳定。

第四节　女性生殖系统炎症及肿瘤的护理

一、女性生殖系统炎症

女性生殖系统炎症是女性生殖系统常见病，影响着妇女的身心健康。健康妇女生殖系统具备完整的自然防御功能，当机体内、外环境发生变化干扰了正常的防御功能时，就会发生炎症。护理人员应能帮助患者应用正确的治疗方法，在最短的时间内恢复健康，并指导患者积极预防，养成良好的卫生习惯避免再次复发，同时进行心理护理解除患者心理负担。

>>· **护理评估**

病人一旦出现生殖系统炎症的表现，例如阴道分泌物增多，有异味，脓性，外阴、阴道瘙痒，灼痛，性交痛，腰背酸痛等症状应及时来医院就诊。此时护理人员应从以下几个方面进行评估。

① 病人平时卫生习惯。

② 症状与体征。

③ 心理状态。

④ 内分泌因素如患者有无糖尿病、老年性疾病或慢性病。

⑤ 年龄。

>>· 可能的护理诊断

（1）皮肤黏膜完整性受损　与炎症而发生阴道，外阴皮肤黏膜的充血、破损有关。

（2）舒适的改变　与炎症刺激引起外阴、阴道瘙痒，灼痛等不适，盆腔感染引起腰背酸痛等不适有关。

（3）知识缺乏　与不了解防护知识有关。

（4）性生活形态改变　与炎症引起性交痛、治疗期间禁性生活有关。

（5）紧张/焦虑　与病程长、易反复发作、症状明显有关。

（6）睡眠形态紊乱　与局部瘙痒不适或环境改变有关。

>>· 护理目标

病人在最短的时间内解除或减轻症状，舒适感增加；能够接受各种检查及治疗措施；能够掌握有关生殖系统炎症的防护措施；养成良好的卫生习惯；焦虑及紧张的心情恢复平静。

>>· 护理措施

（1）缓解症状　指导病人正确使用药物。外阴瘙痒时不可用力搔抓及用热水烫洗或刺激性药物，以免加重感染，使皮损范围加大。对于绝经后的妇女，由于其体内雌激素分泌减少，阴道黏膜变薄，上皮糖原减少，阴道呈碱性，组织萎缩，易发生炎症及外阴瘙痒，护理人员要指导患者使用含激素类药物，以减轻症状。

（2）加强心理护理　生殖系统炎症的病人一般心理负担较重，常出现不安、烦躁、焦虑、紧张等情绪。应帮助病人树立治疗信心，减轻心理负担，坚持治疗。

（3）加强卫生宣教　向患者介绍女性自然防御系统的知识，讲解生殖系统发生炎症的原因及其传播途径，指导病人做好经期、孕期、产前、产后、流产后的卫生，预防感染发生。

（4）性生活指导　治疗期间禁性生活，以防止相互感染造成久治不愈。

（5）防止交叉感染及重复感染　感染期间保持会阴清洁干燥，内裤及清洗外阴用物要用开水烫洗或煮沸消毒以杀死物品上的细菌及寄生虫，防止再次引起感染。有些生殖系统炎症应夫妇双方同时治疗，以免双方交叉感染。

（6）养成良好的卫生习惯　妇女平时每日用温开水清洗会阴即可，一般不必要阴道灌洗。月经期及阴道分泌物多时要及时更换会阴垫保持局部清洁干燥。内裤应通风透气，不宜过紧且需每日更换。

（7）防止院内感染　医院内要严格执行消毒隔离制度，妇科检查用物每人一套，并认真做好消毒处理。医护人员为病人检查、治疗后应认真洗手，防止医源性感染。

（8）饮食指导　炎症期间禁食辛辣刺激性食物，高热时要注意补充液体食物及蛋白质。

（9）适当休息指导　病人适当安排日常生活，避免过度劳累。

>> · **护理评价**

① 病人全身、局部症状及阳性体征消失，舒适感增加。

② 各项实验室检查指标在正常范围。

③ 病人能够复述疾病有关的知识及防护措施，有良好的卫生习惯。

④ 病人心情恢复平静。

二、子宫颈癌

>> · **护理评估**

1. 病史

了解患者有无子宫颈癌诱发因素存在；有无慢性子宫颈炎病史及其治疗经过；其配偶有无阴茎癌、前列腺癌或前妻是否患有子宫颈癌等。

2. 临床表现

早期子宫颈癌常无症状，也无明显体征，与慢性子宫颈炎无明显区别。患者一旦出现症状，主要表现如下。

（1）阴道流血　年轻患者常表现为接触性出血，发生在性生活或妇科检查后出血，出血量可多可少。也可表现为经期延长、周期缩短、经量增多等，老年患者常表现为绝经后不规则阴道流血。

（2）阴道排液　阴道排液增多，白色或血性，稀薄如水样或米泔样，有腥臭味。晚期因癌组织破溃，组织坏死，继发感染时则有大量脓性或米汤样恶臭白带。

（3）晚期癌症状　因癌组织浸润宫旁组织或压迫血管、神经，引起腰骶部疼痛、下肢水肿等；侵犯直肠或膀胱，可有大小便异常。到了疾病末期，患者可出现恶病质。

（4）妇科检查　早期局部无明显病灶，宫颈光滑或为一般宫颈炎表现。随着子宫颈癌的生长发展，宫颈上可见赘生物向外生长，呈息肉状或乳头状突起，继而向阴道突起形成菜花状赘生物，表面不规则，合并感染时表面盖有灰白色渗出物，触之易出血。或见宫颈肥大、质硬，宫颈管膨大如桶状宫颈表面光滑或有浅表溃疡。晚期由于癌组织坏死脱落，形成凹陷性溃疡，并盖有灰褐色坏死组织，有恶臭。癌灶浸润阴道壁见阴道壁上有赘生物，向两侧组织侵犯时，子宫两侧增厚，呈结节状，质地与癌组织相似，有时浸润盆壁，形成冰冻骨盆。

3. 心理社会评估

几乎所有的病人都会产生恐惧、死亡等，与其他恶性肿瘤病人一样会经历否认、愤怒、妥协、接受等心理反应阶段，担心手术后身体的生理状况发生变化以及与配偶的关系。

4. 辅助检查

（1）子宫颈刮片细胞学检查　最普遍应用于筛检子宫颈癌的辅助方法之一，是普查采用的主要方法。可早期发现子宫颈癌。

（2）碘试验　正常宫颈和阴道鳞状上皮含丰富糖原，可被碘溶液染为棕色或深赤褐色。若不染色则为阳性，说明鳞状上皮不含糖原。瘢痕、囊肿、宫颈炎及宫颈癌等的鳞状上皮不含或缺乏糖原，故都不染色，因此，此方法缺乏特异性。但可以确定活检取材的部位，提高诊断率。

（3）阴道镜检查　凡宫颈刮片细胞学检查Ⅲ级或Ⅲ级以上，可做阴道镜检查。观察宫颈表面有无异型上皮或早期癌变，并选择病变部位进行活检，以提高确诊率。

（4）宫颈和宫颈管活组织检查　是确诊子宫颈癌及其癌前病变最可靠和必不可少的方法。

（5）宫颈锥切术　当宫颈刮片多次检查为阳性而宫颈活检为阴性，或活检为原位癌但不能排除浸润癌时，均应做宫颈锥切术，并将切下的宫颈组织做病理检查。

（6）当子宫颈癌确诊后，根据具体情况，进行肺部 X 线片、淋巴造影、膀胱镜、直肠镜等检查，以确定其临床分期。

5. 防治原则

（1）预防

① 普及防癌知识，提倡晚婚、少育，开展性卫生教育，是减少子宫颈癌发病率的有效措施。有接触性出血，特别是绝经前后妇女有异常出血者应及早就医。

② 健全妇女防癌保健网，定期开展子宫颈癌的普查普治，每年普查一次，做到早期发现、早期诊断和早期治疗。凡 30 岁以上妇女至妇科门诊就诊者，应常规做宫颈刮片检查，若有异常应进一步处理。

③ 积极防治子宫颈慢性病变，减少或消除致癌因素。

（2）治疗原则　根据临床分期、患者年龄及全身情况选择治疗方法。多采用手术、放疗或两者综合治疗。

① 手术治疗：适用于原位癌和早期浸润癌（Ⅰ～Ⅱa 期）。原位癌多行全子宫切除术或扩大子宫切除术，年轻患者保留正常卵巢；Ⅰb～Ⅱa 期子宫颈癌做广泛性子宫切除术及盆腔淋巴结清除术。

② 放射治疗：包括体外及腔内照射两方面。体外照射多用直线加速器，^{60}Co 等；腔内照射多用后装治疗机，适用于Ⅰb 期及其以上各期癌。对早期子宫颈癌主张以腔内放疗为主，体外照射为辅。晚期则以体外照射为主，腔内放疗为辅。

③ 手术及放射综合治疗：适用于宫颈较大病灶，术前先放疗，待癌灶缩小后再行手术。或术后证实淋巴结或宫旁组织有转移或切除残端有癌细胞残留，放疗作为手术后的补充治疗。

可能的护理诊断

（1）恐惧 与子宫颈癌可危及生命或子宫颈癌手术有关。

（2）舒适的改变 与不规则阴道流血及异常排液或子宫颈癌根治术有关。

（3）排尿异常 与子宫颈癌根治术干扰膀胱正常功能有关。

（4）潜在皮肤、组织完整性受损 与放射治疗有关。

预期目标

① 提高对肿瘤疾病的认识，消除精神忧虑，增强治疗信心。

② 病人能描述促成不适的因素，最大限度促进舒适。

③ 病人恢复或接近本人健康时排尿状态，排尿后有舒适感。

④ 放疗期间，尽可能地避免和减轻身体的损害，保证治疗的进行和取得较好的整体效果。

护理措施

（1）心理护理 患者多感恐惧害怕，顾虑重重，为自己和家庭发愁，因此要关心体贴病人，不要在病人面前讨论病情。鼓励病人详细说明内心感受，耐心倾听并表示理解和同情。帮助病人建立信心，使其面对现实，重新安排生活，较顺利地渡过治疗。

（2）保持外阴清洁，加强会阴护理，注意观察阴道流血和排液情况，对分泌物多或有脓性恶臭白带患者，每天冲洗外阴 1～2 次，防止发生感染。必要时使用室内空气清新剂，保证室内无难闻气味，增进舒适感。如发现阴道大出血时，应立即用纱条填塞止血，并及时通知医生，做好急救准备。

（3）因手术范围大，时间长，出血多，故应于手术后 12h 内每 0.5～1h 观察血压、脉搏、呼吸一次，平稳后每 4h 测量一次；手术创面大，广泛的宫旁组织盆腔淋巴结被切除，术后阴道安有盆腔引流管，应注意引流液的性状及量，一般引流管于术后 48～72h 取出，并保持会阴清洁；同时要密切观察双腹股沟区，如扣及软性包块时，则为淋巴囊肿形成，应及时给予湿热敷，以促使消散、防止感染。如囊内有感染，应及时进行处理。

（4）术后留置尿管 7～14 天，故应加强留置尿管的护理，保持会阴清洁，尿道周围每日擦洗 2 次，每日更换尿袋一次，必要时行膀胱灌洗；注意无菌操作。

（5）教会病人进行骨盆底肌肉群的训练，以强化膀胱外括约肌的张力。

（6）保证有足够的液体入量。

（7）注意膀胱功能的恢复。于拔管前 3 天开始夹管，每 2～4h 开放一次，以便恢复膀胱肌肉兴奋性，必要时可用针灸、按摩、药物等刺激恢复膀胱肌张力。拔管后嘱病人 1～2h 排尿一次，不能排尿者立即重新留置尿管。一般拔管后 4～6h 测残余尿量一次，如超过100mL仍需继续留置尿管，少于100mL则每天测残余尿量一次，2~4次均在100mL以内者，说明膀胱功能已恢复。

（8）对进行放射治疗的病人，要保护局部皮肤。勿使用碱性肥皂清洗；避免搔抓放射部位；勤换内衣；防止摩擦、热、湿、日光刺激照射部位；发现水疱时应在消毒条件下抽出疱内液体，涂2%龙胆紫；有感染者可用抗生素软膏。

（9）腔内照射者阴道黏膜可有炎性反应，故应每日做阴道冲洗，促进炎症消散，预防粘连。

（10）由于直肠黏膜对放射线的耐受性差，易发生放射性直肠炎。轻者仅见腹泻、黏液便、里急后重感，于放疗数日或数周发生，应暂停治疗。按医嘱给10%复方樟脑酊3~5mL，每日2~3次，碱式碳酸铋每日1g，连用3日，以保护肠黏膜。为防止纤维组织增生，常加用激素治疗；便血者常给对羧基苄胺；出现直肠反应的患者，应特别注意饮食，严禁粗纤维食物，防止刺激及损伤直肠。严重者可引起组织坏死，造成直肠阴道瘘，必须严密注意。晚期反应常在放疗后数月以致1~2年后出现，应提醒患者及家属注意，一旦发生，应及时就医。

（11）放射性膀胱炎　表现为黏膜充血、水肿，而发生泌尿道刺激症状，腔内照射由于接近放射源，易于发生。患者应多饮水，服用维生素C及维生素K。防止感染可用尿路清洁剂及中药。晚期反应可发生在1~2年后，提醒其注意。

（12）造血系统的损害　常与疾病严重程度、放射剂量及照射面积的大小有关。照射期间定期做有关化验检查，如有异常应对症处理，必要时给予输血。

（13）出院后应嘱咐定期随访治疗，最初每月1次，连续3个月后改为每3个月1次，1年后改为每半年1次，第3年后改为每年1次或函询。治疗后出现症状应及时就诊。

>>· 护理评价

① 病人已解除顾虑，主动配合治疗。
② 病人已能列举减轻症状、促进舒适的具体措施。
③ 子宫颈癌根治术后恢复良好，无感染征象，膀胱功能已恢复正常。无术后并发症发生。
④ 放射治疗期间，皮肤黏膜、组织脏器反应较轻，未造成严重损害。

三、子宫肌瘤

>>· 护理评估

1. 病史

注意了解有无子宫肌瘤好发因素存在；有无子宫肌瘤家族史等。

2. 临床表现

多数患者无明显症状。仅于盆腔检查时偶被发现。若患者出现症状，其与肌瘤生长部位、大小和生长速度有关。

（1）月经改变 为最常见的症状。常表现为月经量增多，经期延长。主要是由于肌瘤生长使子宫内膜的面积增大、子宫收缩不良或子宫内膜增生过长所导致的。黏膜下肌瘤出血较多，其次为肌壁间肌瘤，浆膜下肌瘤很少影响月经。如果黏膜下肌瘤突出于阴道内，表面有感染、坏死，可有不规则出血和脓血性白带。

（2）下腹包块 当肌瘤增大超出盆腔时，患者在下腹部能摸到硬且形态不规则的包块，尤其当膀胱充盈时明显。

（3）白带增多 由于宫腔增大，内膜腺体分泌增多，使阴道分泌物增多。黏膜下肌瘤合并感染时，可排出脓性或血性白带。

（4）腰酸、下腹坠胀、腹痛 一般患者无腹痛，常见的症状是下腹坠胀、腰背酸痛等。浆膜下肌瘤发生蒂扭转时可出现急性腹痛。肌瘤红色性变时，腹痛剧烈且伴发热。

（5）压迫症状 肌瘤压迫膀胱出现尿频、尿急、排尿障碍、尿潴留等，压迫直肠可致便秘、大便不畅等，压迫输尿管可致肾积水。

（6）不孕 文献报道占 25%～40%。因肌瘤压迫输卵管使之扭曲或子宫腔变形，妨碍卵子受精和受精卵着床。

（7）继发性贫血 若患者长期月经过多可导致继发性贫血。严重时有全身乏力、面色苍白、气短、心慌等症状。

（8）妇科检查 肌壁间肌瘤子宫常增大，表面不规则，可扪及单个或多个结节状突起；浆膜下肌瘤可扪及质硬、球状块物且与子宫有细蒂相连，可活动；黏膜下肌瘤时子宫多为均匀性增大，有时宫颈口扩张，肌瘤位于宫颈口或脱出在阴道内，呈红色、实质、表面光滑。

3. 心理社会评估

病人会自己担心所患疾病的性质，担心手术治疗所带来疼痛和其他不适以及手术对性别和夫妻关系的影响。

4. 辅助检查

对肌瘤小而症状不明显者，可通过 B 超检查、诊断性刮宫或子宫碘油造影、宫腔镜、腹腔镜等协助诊断。

5. 治疗原则

治疗原则必须根据患者年龄、生育要求、症状、肌瘤大小等情况全面考虑。可归纳为以下几方面。

（1）随访观察 若肌瘤小、无症状或已近绝经期患者，一般无须治疗。可每3～6 个月定期随访一次。随访期间若发现肌瘤增大或症状明显时，应考虑手术治疗。

（2）药物治疗 凡肌瘤在 2 个月妊娠子宫大小以内、症状不明显或较轻、近绝经年龄及全身情况不能手术者，均可给予药物对症治疗。以雄激素治疗为主，常用药物有：甲睾酮 5mg，舌下含服，每日 2 次，每月用药 20 日；或丙酸睾酮 25mg，肌注，每5日1次，月经来潮时25mg肌注，每日1次共3次，每月总量不宜超过300mg，以免引起男性化。

（3）手术治疗　若肌瘤大于妊娠两个半月大小或症状明显以致继发性贫血者，常需手术治疗。手术方式有以下几个。

① 肌瘤切除术：适用于35岁以下未婚或已婚未生育、希望保留生育要求的患者。多经腹切除肌瘤，突出在宫颈口或阴道内的黏膜下肌瘤可经阴道切除。

② 子宫切除术：凡肌瘤较大、症状明显、经药物治疗无效、不需保留生育功能或疑有恶变者可行子宫次全切除术或子宫全切术。

>>· 可能的护理诊断

（1）组织灌注量异常　与出血过多有关。

（2）焦虑　与手术切除子宫有关。

（3）潜在的感染和损伤　与失血过多、经期延长和机体抗病能力减弱或子宫口长期扩张致上行性感染和手术有关。

>>· 预期目标

① 病人接受治疗后出血迅速制止；维持正常血压；血红蛋白接近正常数值。

② 对该病及手术的认识有所提高，积极配合治疗。

③ 能明确与感染有关的临床症状并能列举预防措施；维持正常体温。

>>· 护理措施

（1）心理护理　肿瘤患者多感到恐惧害怕，应关心体贴她们，做到态度和蔼、语言亲切，让病人对子宫肌瘤有所了解，向病人讲清手术的范围及其术后效果，主动配合治疗。

（2）要严密观察生命体征　每日监测血压、脉搏、呼吸，根据病情调整测量间隔时间。

按医嘱执行血常规等化验室检查以排除其他血液疾病；定血型，交叉配血以备急用，为采用刮宫止血的病人做好术前准备。按医嘱准确给药（包括激素的应用），熟知用药名称、剂量、方法以及可能出现的副作用。维持静脉输液、输血以补充血容量，改善组织缺氧及水肿状况。输液、输血速度以血压、中心静脉压及尿量作为调节指标。收集会阴垫，动态评估出血量。急性出血期减少活动，卧床休息以减轻盆腔淤血状态，促进康复。卧床期间提供生活护理及情感支持。

（3）指导病人注意增加营养以增强抵抗力　对贫血者，给予补充铁剂，必要时给予输血。要加强病室管理，保持环境清洁，控制访视者人数，杜绝感染源接触病人。每6h测体温、脉搏一次（按病情调整时间间隔），发现异常及时报告医生；随时听取病人主诉，及时发现有临床意义的病史和体征；按医嘱保证抗生素的有效使用；加强会阴护理，保持会阴清洁；每护理其他病人后应清洁双手再护理新病人，避免交叉感染。

>> · **护理评价**

① 出血已制止；血压维持于正常范围；血红蛋白不继续下降或接近正常。
② 病人消除顾虑及恐惧感，积极主动配合治疗。
③ 病人无感染征象，维持正常体温。

四、子宫内膜癌

>> · **护理评估**

1. 病史

了解病人是否存在发生子宫内膜癌的高危因素；是否长期接受雌激素治疗；既往有无月经不调以及诊治经过等。

2. 临床表现

（1）阴道流血 不规则阴道流血为常见的症状。常出现绝经后少量不规则阴道流血。更年期表现为月经量增多、经期延长或经间期出血。

（2）阴道排液增多 少数患者表现为白带增多，早期往往为黄水样或浆液血性白带。晚期合并感染时可出现脓性或脓血性排液，并有恶臭。

（3）疼痛 发生于晚期。当癌瘤浸润周围组织或压迫神经时可出现下腹及腰骶部疼痛，并向下腹及足部放射。当癌瘤侵犯宫颈，堵塞宫颈管，导致宫腔积脓时，可表现下腹胀痛及痉挛样疼痛。

（4）全身症状 晚期患者常伴全身症状，可表现为贫血、消瘦、恶病质、发热及全身衰竭等。

（5）妇科检查 早期多无异常发现。当疾病逐渐发展，子宫可增大、变软。晚期时癌灶向周围浸润，子宫固定，在宫旁或盆腔内可触及转移结节和肿块。

3. 辅助检查

（1）分段诊断性刮宫 对疑有子宫内膜癌者，需进行分段诊断性刮宫（先刮宫颈，再刮宫腔），刮出物分别进行病理学检查，可明确诊断。

（2）细胞学检查 吸取宫腔分泌物做细胞学检查找癌细胞。可作为筛选检查用，最后确诊仍需做活组织病理学检查。

（3）子宫镜检查 可直视子宫内膜，如有癌灶生长，则可直接观察其部位、大小、生长的形态，并可取活组织做病理学检查。

4. 治疗原则

以手术治疗为主，尤其是早期病例。一般做全子宫及双附件切除术。若已侵犯宫颈管或深肌层时，应按宫颈癌手术范围进行手术；对不能耐受手术、晚期或转移复发癌，采用放射治疗和高效孕激素、抗癌药物进行治疗。

>>· 可能的护理诊断

（1）舒适的改变　与不规则的阴道流血及异常的阴道排液有关。

（2）潜在感染　与损伤和失血过多、肿瘤并发症和放射治疗有关。

（3）营养失调　与机体抵抗力降低、出血过多、化疗或恶性肿瘤慢性消耗有关。

>>· 预期目标

① 能陈述疾病的性质及所经受的症状，列举减轻症状、促进舒适的有效措施。

② 能明了导致感染的主要因素，并学会施行预防措施。

③ 自觉症状减轻或缓解，贫血等予以纠正。

>>· 护理措施

① 加强防癌宣教，提高妇女自我保健意识。不要随意在病人面前谈论病情，做好医疗保护，鼓励病人讲出内心感受，关心体贴她们，使其增强战胜疾病的信心，积极主动配合治疗。

② 收集会阴垫，评估阴道排液性质及量；加强会阴护理，保持会阴垫清洁，减少感染机会。

③ 正确处理分泌物及被污染用物，执行消毒隔离制度，避免交叉感染。

④ 按医嘱做好辅助检查或治疗的各项准备工作。

⑤ 注意维持水、电解质的平衡。积极纠正贫血及低蛋白血症，必要时予输血。

⑥ 指导病人注意增加营养以增强机体抵抗力，对手术及施行化疗和放疗患者，要酌情补充白蛋白、高热量、高维生素及易于消化的食物，鼓励多进食；对摄入量不足者，应给予支持疗法，从静脉补充液体，改善和维持营养。

⑦ 按医嘱准确给药（包括激素、化疗药物等），并注意不良反应。

⑧ 对施行手术、化疗和放疗患者的护理，参见有关内容。

⑨ 患者出现时应认真指导，嘱其定期进行随访检查。

>>· 护理评价

① 能列举减轻症状促进舒适的具体措施。

② 能描述导致感染的主要因素，且能列举预防措施。

③ 放射治疗期间，组织反应较轻，未造成严重损害。

④ 维持水、电解质平衡，贫血及低蛋白血症得以纠正。

五、卵巢肿瘤

>> 护理评估

1. 病史

① 了解发病经过。

② 有无遗传和家族因素：有 20％～25％ 的卵巢恶性肿瘤有家族史。

③ 环境因素及饮食情况：工业发达国家卵巢癌发病率高，可能与饮食中胆固醇含量高有关。

④ 内分泌因素：卵巢癌患者平均妊娠数低，未孕妇女发病多；乳腺癌或子宫内膜癌合并功能性卵巢瘤的机会较一般人高 2 倍。

2. 临床表现

（1）卵巢良性肿瘤　发展缓慢，初期无症状，常于妇科检查时发现。当肿瘤增大超出盆腔时，下腹部能扪及活动性肿块，边界清楚。妇科检查在子宫一侧或双侧触及球形肿块，囊性或实性，表面光滑，与子宫无粘连，蒂长者活动良好。若肿瘤增大至占满盆腔、腹腔即出现压迫症状，如尿频、便秘、气急、心悸等。腹部隆起，肿块活动度差，无移动性浊音。

（2）卵巢恶性肿瘤　早期多无症状。但肿瘤生长迅速，多数患者在短期内可有腹胀、腹部肿块及腹水等。肿瘤若向周围组织浸润或压迫神经，可引起腹痛、腰痛或下肢疼痛；若压迫盆腔静脉，可出现下肢水肿；若为功能性肿瘤，可产生相应的雌激素或雄激素过多的症状。晚期时表现消瘦、严重贫血等恶病质现象。三合诊检查在阴道后穹隆触及盆腔内散在质硬的结节，肿块多为双侧，实性或半实性，表面高低不平，固定不动，常伴有腹水。有时在腹股沟、腋下或锁骨上可触及肿大的淋巴结。

原发性卵巢恶性肿瘤的分期现采用 FIGO 制订的标准，根据临床、手术和病理来分期，用于估计预后和比较疗效。

3. 心理社会评估

在判断卵巢肿瘤性质期间，病人及其家属会焦虑不安，迫切想及早得知确诊结果。当病人得知为良性肿瘤而需手术治疗时，又会担心手术是否能产生生理变化而影响其生活。当得知为恶性肿瘤时，与子宫颈癌病人一样，病人及其家属会出现不同的心理反应。

4. 辅助检查

卵巢肿瘤虽无特异性症状，根据患者年龄、病史特点及局部体征可初步确定是否为卵巢肿瘤，并对良恶性做出估计，诊断困难时应行辅助检查。

（1）细胞学检查　腹水或腹腔冲洗液查找癌细胞。

（2）细针穿刺活检　主要用于鉴别良恶性肿瘤。一般经阴道直接刺入肿瘤，抽吸所得组织做病理学检查。

（3）B型超声检查　能测知肿块的部位、大小、形态及性质。

（4）放射学诊断　若为卵巢畸胎瘤，腹部平片可显示牙齿及骨骼；CT检查对盆腔肿块合并肠梗阻的诊断特别有价值；还能清楚显示肝、肺结节及腹膜后淋巴结转移。

（5）腹腔镜检查　可直接观察到盆腔、腹腔情况。

（6）肿瘤标志物　近年来发现卵巢恶性肿瘤的相关抗原，能制造和释放激素及酶等多种产物，这些产物可通过免疫、生化等方法检测出来。如抗原标志物（AFP、CA125等），激素标志物及酶标志物。

5. 并发症

（1）蒂扭转　为妇科常见的急腹症。约10%的卵巢肿瘤并发扭转。好发于瘤蒂长、中等大、活动度大、重心偏于一侧的肿瘤（如皮样囊肿）。患者突然改变体位或向同一方向连续转动，妊娠期或产褥期子宫位置改变均易致蒂扭转。其典型症状是突然发生一侧下腹剧痛，常伴恶心、呕吐甚至休克，系腹膜牵引绞动引起。妇科检查扪及肿块，张力较大，有压痛，以瘤蒂部位明显，并有肌紧张。蒂扭转一旦确诊，即应行剖腹手术。

（2）破裂　约3%的卵巢肿瘤会发生破裂。破裂有自发或外伤两种。外伤性破裂常因腹部重击、分娩、性交、妇科检查等引起；自发破裂常因肿瘤生长过速所致，多数为肿瘤浸润性生长穿破囊壁。患者常表现为腹痛、恶心呕吐，有时导致腹腔内出血、腹膜炎及休克。凡疑为肿瘤破裂，应立即剖腹探查。

（3）感染　较少见。多因肿瘤蒂扭转或破裂后引起。治疗先应用抗生素，然后手术切除肿瘤。

（4）恶变　卵巢良性肿瘤可以发生恶变，恶变早期无症状，不易早期发现。若发现肿瘤生长迅速，尤其是双侧性，应疑为有恶变。若出现腹水，则已属晚期。

6. 治疗原则

开展定期妇科病普查，及早发现卵巢肿瘤，一旦确诊应及早手术。

（1）良性卵巢肿瘤　一经确诊，即应手术治疗。根据患者年龄、生育要求及对侧卵巢情况决定手术范围。可行患侧附件或卵巢肿瘤剥出术；绝经前后妇女则行全子宫及双侧附件切除术。

（2）恶性肿瘤　治疗原则以手术为主，辅以化疗、放疗。

① 手术：手术起关键作用，尤其是首次手术更重要。手术范围：原则上 Ia、Ib 期应做全子宫及双附件切除术。Ic 期及其以上同时行大网膜及阑尾切除术。对晚期患者可行肿瘤细胞减灭术。

② 化学治疗：为主要的辅助治疗。因卵巢恶性肿瘤对化疗较敏感，即使已广泛转移也能取得一定疗效。应用最广的药物为顺铂、多柔比星、环磷酰胺、长春新碱等。

③ 放射治疗：因肿瘤组织类型不同，对放疗敏感性不同。无性细胞瘤对放疗

最敏感，颗粒细胞瘤中度敏感，上皮性癌也有一定敏感性。

可能的护理诊断

① 恐惧：与卵巢癌有关。

② 焦虑：与手术切除卵巢有关。

③ 潜在的并发症（感染、出血）：与化学药物治疗副作用有关。

预期目标

① 能认识到恐惧无助于疾病的治疗，帮助其在治疗前减轻恐惧，并掌握一些应对措施，主动配合治疗。

② 能表达对丧失卵巢功能的理解；减轻焦虑的程度，坚定治疗信心。

③ 化疗药物的不良反应得到控制或尽量减少到最低程度。

护理措施

① 鼓励病人讲出恐惧的原因、内在情感和郁闷，并准许其发怒和哭泣。护理人员应表示理解和同情。

② 向病人讲解手术及化疗对癌症的效果，并向其介绍相同疾病治疗成功的病例，增强其信心，使其能与医护人员配合。

③ 分散病人的注意力，有助于病人恐惧的缓解或减轻；护士应抽时间多陪伴病人，并帮助病人学会一些自我护理和松弛技巧。

④ 鼓励病人向家庭成员暴露自己的情感和需要，增进理解，提供精神支持。

⑤ 提供有效措施以缓解因卵巢功能丧失所出现症状，促进舒适。

⑥ 按医嘱准确给化学药物，保证药物浓度、滴速，严防用药过量或不足。在使用药物之前临时正确配制，以免药效降低而影响疗效。

⑦ 患者出院时应认真指导，嘱其定期随诊检查治疗。

护理评价

① 病人减轻恐惧及焦虑程度，掌握一些应对措施，主动配合治疗。

② 化疗期间病人一般状况良好，未出现毒性反应。

第五节 妇科手术前后护理

一、妇科腹部手术

妇科常见的腹部手术有全子宫切除术、次全子宫切除术、全子宫加双侧或单侧附件切除术、剖腹探查术、肿瘤细胞减灭术、输卵管再通术、剖宫产等。

（一）手术前护理

疾病与手术对病人同具有危险性，病人因疾病而实施手术治疗，因而其对手术即抱有极大的希望又有不同程度的担心和害怕。手术前护理人员要对病人进行全面的评估，包括心理、生理、家庭、社会等方面，以实施有效的护理措施，减少病人的紧张、焦虑，使其积极配合手术。

►► 护理评估

护理人员要了解手术前的病人的一般情况（年龄、文化程度、婚姻状况、经济情况等）、现在身体状况、心理及精神状态、所患疾病、自理能力、月经史、生育史、药物过敏史等。

►► 可能的护理诊断

① 知识缺乏：不了解手术前后的注意事项，不了解手术方法，不了解手术对身体及术后生活的影响。

② 焦虑：与环境和日常生活改变和即将手术有关。

③ 睡眠形态紊乱：与环境改变和担心手术有关。

►► 护理目标

① 病人能够复述手术前后的注意事项。

② 病人了解手术及麻醉方法。

③ 病人了解手术对今后的生活及身体的影响，并掌握应对措施。

④ 病人能说出正确应对焦虑的方法。

⑤ 病人主诉焦虑症状减轻。

⑥ 病人每天连续睡眠 7～8h，醒后无困倦感。

►► 护理措施

（1）心理护理　手术前护理人员要主动接近病人并与其交谈，了解病人的心理状态，特别是病人对手术有关问题及手术效果、预后方面知识的了解程度，针对病人的需要有目的地进行心理护理，同时给病人做好术前指导，讲解手术前后的注意事项、手术前各项检查及治疗的目的及方法、麻醉方法的选择及手术方式等，帮助病人消除紧张心理，树立战胜疾病的信心，以良好的心态接受手术。目前开展手术室护士术前访视病人，有利于消除病人的紧张情绪。

（2）配合术前检查　手术前护士要协助医生为病人准备各项实验室检查，如血尿常规、肝功能、肾功能、血型及出凝血时间，45 岁以上的病人还要做心电图检查。妇科恶性肿瘤伴腹水的病人术前要查白球蛋白比值，蛋白过低者要纠正后再行手术。对肝功能及凝血机制障碍的病人需进行凝血酶原时间及活动度检查，同时还要备血以备术中输血。术前一日病人测体温 3 次，当体温超过 37.4℃时要及时通知医生给予相应处理，以免影响手术如期进行。

（3）皮肤准备　病人入院后，护理人员要加强卫生宣教，嘱其每日更换内衣裤并沐浴。手术前一日进行皮肤准备。腹部皮肤备皮范围是上至剑突下缘，下至两大腿上 1/3，左、右到腋中线，剃去阴毛。脐部用汽油棉棍（或络合碘棉棍）清洁后再用酒精棉棍擦拭。整个备皮过程中护理人员动作要轻柔，以顺毛、短刮的方式，切忌损伤病人表皮，以免微生物侵入而影响手术，备皮完成后用温水洗净、拭干。目前有文献报道，手术前皮肤准备时不剃汗毛并不增加术后感染率。

（4）阴道准备　妇科手术阴道准备是必不可少的。术前 1 日为病人冲洗阴道 2 次，在第二次冲洗后在宫颈口及阴道穹隆部涂龙胆紫，为手术切除宫颈标记之用。行次全子宫切除术，卵巢囊肿剔除术及子宫肌瘤剔除术时不需要涂龙胆紫。阴道流血及未婚者不做阴道冲洗。阴道冲洗时护士动作要轻柔，注意遮挡病人隐私部位。

（5）肠道准备　妇科手术为下腹部手术，很少涉及肠道，但手术中牵拉易引起病人恶心、呕吐，同时肠道内的粪便和积气也妨碍手术操作，术中麻醉也会使肛门括约肌松弛，病人排便于手术台上而污染手术野，因此妇科手术前要进行肠道准备。妇科一般手术病人肠道准备于术前 1 日开始。手术前 1 日清洁肠道，可口服 20％甘露醇 250mL 加生理盐水 250mL 导泻，也可用 1％肥皂水灌肠，服药或洗肠后护理人员注意观察病人的反应，如服药后 8h 左右病人仍无排便时要给予 1％肥皂水洗肠 1 次。术前 8h 禁止由口进食，术前 4h 严格禁水。妇科恶性肿瘤病人，特别是卵巢癌的手术，由于肿瘤组织有可能侵犯肠道，术中要剥离癌组织或切除病变部位的部分肠管，肠道准备从术前 3 天开始。术前 3 日进半流食，口服庆大霉素 8 万 U，每日 2 次，口服 20％甘露醇 250mL 加生理盐水 250mL，每日 1 次。术前 2 日病人进流食，其他内容同术前 3 日。术前 1 日禁食，静脉补液，继续口服庆大霉素及甘露醇，并行清洁洗肠。体质虚弱者清洁洗肠时注意防止病人虚脱。

（6）膀胱准备　手术前为病人留置导尿管，导尿时注意无菌操作，有尿液排出后固定尿管。

（7）镇静药　对情绪紧张的病人，术前 1 日晚可给予镇静药，以保证病人充分睡眠及休息。

（8）其他　术前要了解病人有无药物过敏史，遵医嘱做药物过敏实验。进入手术室前病人要摘下义齿、发卡及首饰等并妥善保管，遵医嘱给予术前药物，核对病人姓名、床号、手术带药及手术名称，将病人及病历交手术室人员。

（二）手术后护理

从手术结束到病人基本恢复的这一段时间为手术后期。手术后期观察护理的质量是术后病人恢复的关键。护理人员要采取各种有力措施减轻病人的痛苦，密切观察和记录病情变化，及时发现问题并有预见性地防止各种可能出现的并发症，帮助病人在最短的时间内康复。

➤➤ 可能的护理诊断

① 疼痛：与手术有关。

② 有感染的危险：与术后肺部、伤口和泌尿系感染有关。

③ 潜在的并发症（出血）：与手术损伤有关。

④ 自理能力缺陷：与手术及输液有关。

⑤ 活动无耐力：与手术及贫血有关。

⑥ 知识缺乏：缺乏术后保健知识。

⑦ 自我形象紊乱：与切除子宫及卵巢有关。

⑧ 腹胀：与麻醉导致肠蠕动减少有关。

➤➤ 预期护理目标

① 病人主诉疼痛减轻或消失，病人呈现舒适感。

② 住院治疗期间，病人无感染发生，体温呈现术后正常变化，白细胞计数及分类维持在正常范围。

③ 及时发现病人出血征兆，防止发生出血性休克。

④ 病人能适应无法自理的状态，且基本生活需要得到满足；病人自理恢复。

⑤ 病人能完成日常活动，活动后脉搏、呼吸、血压正常，无不适主诉。

⑥ 病人能够复述手术后注意事项，了解术后的保健知识，并能主动配合护理人员的各项护理措施。

⑦ 病人能够正确面对自身形象的改变，能采取措施恢复自身形象。

⑧ 病人主诉腹胀减轻或消失，有排气、排便。

➤➤ 护理措施

（1）病室及物品准备　手术后病人宜安置于安静舒适的小房间，同室病人不要超过 2～3 人，以利于病人的术后恢复、护理人员观察病情变化及必要时各种抢救措施的实施。病人入手术室后，护理人员应进行手术病人单位的准备，铺好麻醉床，床上备有床垫，备好血压计、听诊器、沙袋、弯盘、吸氧用物、引流瓶等，必要时准备胃肠减压器等。

（2）术后　即时护理病人返回病室后，首先让病人去枕平卧，头偏向一侧，防止口腔内唾液及呕吐物吸入气管造成吸入性肺炎或窒息。尚未清醒的全麻病人要有护士专人看护。蛛网膜下隙麻醉者要去枕平卧 12h，硬膜外麻醉者平卧 6～8h，以防术后头痛。及时测量血压、脉搏和呼吸，检查静脉输液通路是否通畅、腹部伤口及麻醉穿刺部位敷料有无渗血、阴道有无出血、尿管是否通畅及尿液的量和性质、全身皮肤情况，如有引流管要观察引流管是否通畅、引流液的性状及量，接好引流管及引流瓶。腹部压沙袋 6h，防止出血。值班护士要向手术医生及麻醉师询问术中情况，包括术中出血量、手术范围、术后有无特别护理要求并做好记录。做胃肠减压的病人及时接通负压吸引器调节适当的压力。

（3）生命体征的观察 手术后24h内病情变化快，也极易出现紧急情况，护理人员要密切观察生命体征的变化，及时测量生命体征并准确记录。全麻未清醒的病人还应注意观察瞳孔、意识及神经反射。由于麻醉及手术对循环系统的影响，术后病人血压会有波动，因此要每15～30min测量一次直至血压平稳，之后改为每4h一次，以后每日测量体温、脉搏、呼吸、血压3～4次，直至正常后3天。术后24h内病人出现血压持续下降、脉搏细数、病人躁动等情况首先应考虑有无内出血的可能，及时通知医生给予处理。手术后1～2日病人体温稍有升高，但一般不超过38℃，此为正常手术反应。如术后持续高热或体温正常后再次升高，则考虑有感染的可能。

（4）尿量的观察 由于解剖位置的关系，妇科手术中输尿管、膀胱受到牵拉、推压，可影响术后排尿功能，在分离粘连时也极易损伤膀胱及输尿管，因此术后观察尿量及尿液性质非常重要。妇科手术病人一般均留置尿管，术后要保持通畅，勿折勿压，注意观察尿量及性质，如发现尿液为鲜红色则考虑有可能损伤输尿管或膀胱；术后尿量至少每小时在50mL以上，如尿量过少，应检查导尿管是否堵塞、脱落、打折、被压，排除上述原因后，要考虑病人是否入量不足或有内出血休克的可能，及时通知医生尽早处理。常规妇科手术于术后第一日晨拔除尿管，妇科恶性肿瘤及阴道手术病人保留尿管的时间要根据病人的病情及手术情况而定。在保留尿管期间病人每天测量体温3～4次，每日冲洗会阴并更换尿袋，操作时要注意无菌，防止逆行感染。在拔除尿管的前1～2天，将尿管夹闭定时开放，一般3～4h开放一次，以训练和恢复膀胱功能，必要时拔除尿管后侧残余尿。有文献报道一般妇科手术病人可于手术当日晚输液完成1～2h后即拔除尿管，可减少术后泌尿系统感染的发生。

（5）引流管的观察和护理 妇科手术后多置阴道引流和（或）腹腔引流，目的是引流出腹腔及盆腔内渗血、渗液，防止感染及观察有无内出血和吻合口愈合情况，因此做好引流管的护理对病人术后恢复十分重要。

① 保持引流管的通畅，观察引流液的性质及量：术后腹腔内出血虽不多见，但却是十分严重的并发症，处理不及时可危及病人生命。放置引流管、观察引流液量和性质是判断有无腹腔内出血的直接且可靠的方法之一，因此，要保持引流管通畅，防止引流管打折、堵塞和受压，随时观察引流液的性质及量，术后24h内若引流液每小时大于100mL并为鲜红色时，应考虑有内出血，必须立即报告医生，同时保证静脉通路通畅，必要时测量腹围，以估计有无腹腔内出血及出血量。

② 保持引流管适宜的长度：引流管还应注意不宜过长，以免引流管打折或盘在引流瓶内而影响引流液外流；也不可过短，防止病人活动时引流管脱出而被污染。

③ 防止感染：引流管及引流瓶应每日更换并要严格无菌操作，冲洗会阴每日2次，同时每日测体温3次，以及早发现感染征兆。

④ 严格记录引流量：每日应认真记录引流液的量及性状，如病人同时有多支引流时，引流管上要有标记并分别记录，切忌混淆。如发现引流液为脓性且病人体温升高，则考虑有感染；如引流量逐渐增加、色淡黄，要分析是否有漏尿，报告医生给予处理。一般情况下 24h 引流液小于 10mL 且病人体温正常可考虑拔除引流管。

（6）术后镇痛 一般术后 4～6h 病人都会出现伤口剧痛。疼痛可影响各器官的正常功能，有效镇痛不仅可减轻病人的痛苦，而且为各种生理功能恢复创造条件。一般术后 24h 内可用哌替啶 50mg 加异丙嗪 25mg 肌内注射，可有效缓解伤口疼痛，6～8h 可重复一次。随着医学的不断进步，目前临床开始应用病人自控镇痛泵，应用的药物主要是吗啡，如能正确使用，术后病人可完全无痛感而且不发生成瘾，有较好的使用前景。术后 48h 伤口疼痛会明显减轻。若病人仍疼痛难忍，不断要求使用镇痛药物时，应仔细分析查找原因，如有无感染、伤口裂开、药物依赖等因素并做相应处理。一般情况下，可与病人交谈分散其注意力，减少室内噪声，创造良好休息环境，使病人能安静休息以减轻痛苦。术后 12～24h 病人应半坐卧位，其不仅有利于引流防止感染，而且半卧位时腹肌松弛张力下降可减轻伤口疼痛，由于膈肌下降，有利于呼吸及排痰，减少肺部并发症的发生。

（7）术后恶心、呕吐及腹胀的观察和护理 由于术中牵拉内脏、麻醉及术后使用镇痛药物使病人的肠道功能受到影响，病人术后会出现恶心、呕吐及腹胀。一般术后呕吐不需要处理，使病人头偏向一侧，嘴边接好弯盘，及时清理呕吐物，清洁口腔，保持床单位干净整齐。待药物作用消失后症状会自行缓解。严重的呕吐要通知医生给予药物治疗。对肿瘤及一般情况较差的病人要全面分析原因，若由于电解质平衡紊乱如低钾、低钠引起呕吐，要调节液体的输入，补钾、补钠纠正失调，从而缓解症状。术后腹胀是由于肠管暂时麻痹而使过多气体积于肠腔而又不能从肛门排出造成。手术后病人由于伤口疼痛而呻吟，吸气时空气进入消化道，由于手术切口疼痛，使腹肌力量减弱，也影响直肠排气。气体在肠腔中游动，使病人自觉双肋下胀痛，严重的会引起呼吸受限，因此术后要劝慰病人不要呻吟、抽泣，未排气之前不要食用奶制品及甜食，以免增加肠内积气，并鼓励、帮助病人早期活动，以促进肠蠕动恢复，防止肠粘连。通常术后 48h 可恢复正常肠蠕动，一经排气，腹胀可减轻。48h 后若病人仍未排气，腹胀严重，应及时查找原因，排除肠梗阻后，可给予肛管排气或艾灸中脘穴等措施，刺激肠蠕动恢复，以减轻症状。术后早期下床活动，可以改善胃肠功能预防或减轻腹胀。

（8）饮食护理 一般妇科腹部手术后 1 日可进流食，术后 2 日进半流食，术后 3 日肠蠕动恢复后可进普食。进行胃肠减压的病人均应禁食。术后病人注意加强营养，增加蛋白质及维生素的摄入，促进伤口愈合。

（三）出院病人健康指导

依目前我国情况，一般手术病人于术后 5～7 日伤口拆线后出院。出院前护士应对病人术后情况及心理状态、术后保健知识的了解程度进行评估，对病人在院期间所制订的护理目标进行效果评价。根据其结果给病人做出院宣教。宣教内容主要包括出院后饮食、症状观察以及出现症状后的应对措施、药物使用、活动及锻炼、性生活指导、随诊时间等。

妇科腹部手术病人出院后要注意保持良好的心理状态，适当休息，适当参加体育锻炼，避免受凉、感冒。饮食上选择高蛋白、多维生素饮食，如可适当多食瘦肉、蛋类及新鲜水果、蔬菜等。同时注意伤口愈合情况。若伤口出现红肿、硬结、疼痛或发热等症状及时来院就医。全子宫切除术后 7～14 日，阴道可有少量粉红色分泌物，这是阴道残端肠线溶化所致，为正常现象，不需处理，适当休息即可。如阴道出血量多如月经量，应及时就诊。伤口拆线后可淋浴。全子宫切除术后 3 个月内禁止性生活及盆浴。子宫肌瘤剔除术、卵巢囊肿剔除术及异位妊娠手术后 1 个月内禁止性生活及盆浴。妇科手术病人出院后应在 1 个月至一个半月回医院复查。

二、妇科外阴、阴道手术

外阴及阴道手术在妇科应用比较广泛，包括阴式全子宫切除术、阴道前后壁修补术、宫颈手术和阴道成形术、外阴癌根治术、尿瘘修补术、陈旧性会阴撕裂修补术等。

（一）术前护理

术前可能的护理诊断及护理目标参考腹部手术护理。

≫· 护理措施

（1）心理护理　由于会阴部特殊的解剖位置且血管神经丰富，病人对手术有更多的顾虑及思想负担，她们常担心手术的效果、手术对今后生活的影响，特别是对今后性生活的影响等，通常表现为焦虑、紧张甚至恐惧，严重的会影响病人的睡眠、休息及日常生活。护理人员要充分了解病人的思想状况，针对其具体情况给予术前指导，消除病人紧张的情绪，使其能够主动配合手术。

（2）肠道准备　由于解剖位置关系，阴道与肛门很近，术后排便易污染手术视野，因此，阴道手术前应认真做好肠道准备。术前 3 日开始进少渣饮食，同时服用肠道抗生素，如庆大霉素 8 万 U，每日 2 次。每日肥皂水洗肠一次或口服 20% 甘露醇 250mL 加生理盐水 250mL。术前 1 日进流质饮食并清洁洗肠。

（3）阴道准备　正常人阴道不是一个无菌的环境，为防止术后感染，术前要进行阴道准备。阴道准备从术前 3 日开始，每日冲洗阴道，必要时每日坐浴 1～2 次。术前 1 日冲洗阴道后不涂龙胆紫。

（4）膀胱准备　病人去手术室前不置保留尿管，嘱病人排空膀胱即可，一般将无菌导尿管带至手术室，备手术结束时安置。

（5）皮肤准备　阴道手术病人术前要特别注意个人卫生，每日清洗外阴。手术前 1 日行皮肤准备，备皮范围是上至耻骨联合上 10cm，下到会阴部及肛周，两侧达大腿内侧上 1/3 处。

其他术前准备同妇科腹部手术的手术前准备。

（二）术后护理

手术后可能的护理诊断及护理目标参考腹部手术的术后护理部分。

>>· 护理措施

（1）导尿管护理 由于解剖位置关系，外阴及阴道手术后保留导尿管时间较长。一般根据手术范围及病情导尿管分别保留 2～10 日。术后要严密观察尿液的量及性质，保持尿管通常。特别是尿瘘修补术的病人，如发现尿量少或尿管不通时，及时查找原因，防止尿管打折或堵塞，必要时遵医嘱冲洗尿管，冲洗时要注意动作轻柔，压力不可过高。为防止感染，在保留尿管期间护士应每日更换尿袋。冲洗尿管及更换尿袋时要严格无菌操作。

（2）局部护理 护理人员要随时观察会阴伤口的情况，注意有无渗血、渗液、肿胀等出现，有异常情况时及时通知医生。注意保持外阴清洁、干燥，勤更换床垫，每日用无菌生理盐水冲洗或擦洗外阴 2 次，病人每次排便后用同法清洁外阴，以防止感染发生。手术时阴道填塞纱布宜在术后 12～24h 取出，取出时注意核对数量。有引流的病人要严密观察引流的量及性质并保持通畅。外阴癌根治术病人，由于手术范围大，术后要严密观察生命体征及局部伤口情况，腹股沟处伤口需压沙袋4～8h，防止渗血，术后 24～48h 伤口打开后要充分暴露伤口，可用支架支起盖被，以利于通风，同时每日用吹风机（冷风）吹风 2 次，每次 20min，以保证伤口的清洁、干燥，利于伤口愈合。

（3）肠道护理 阴道手术后病人进半流质饮食，根据病情也可进普通饮食。手术范围较大或直肠修补术后，病人要进少渣半流质饮食，以控制首次排便的时间，给伤口以愈合的时间，防止感染的发生。病人术后第 5 日给缓泻药，防止粪便过多而造成排便困难，影响伤口愈合。

（4）减轻疼痛 会阴部神经末梢丰富，对疼痛尤为敏感。病人术后 24h 内疼痛明显，护理人员要充分理解病人，遵医嘱及时足量给予镇痛药物，有效地解除病人痛苦。护理工作尽量集中进行，勿过多打扰病人，特别是夜间要保证病人休息。

阴道手术后护理措施除以上几点外，其他同妇科腹部手术的术后护理。

（三）出院指导

外阴及阴道手术病人出院前护理人员要给病人进行全面且具体的指导。根据病人手术种类及病情，对术后饮食、日常活动量、复诊时间等，特别是有关性生活问题，给予非常详细的讲解，讲解时要注意态度和蔼、语言通俗。

第四章

儿科护理实践

第一节　生长发育

一、体格生长

（一）体格生长常用指标及测量方法

1. 体格生长常用指标

（1）体重　为各器官、骨骼、肌肉、脂肪等组织和体液的总量，是代表体格生长，尤其是营养情况的重要指标。儿科临床给药、输液等常按体重计算。

正常新生儿出生体重平均为 3kg。出生后第一周内因哺乳量不足、水分丧失及排出胎粪，体重可暂时下降 3%～9%（生理性体重下降），生后 7～10 日可恢复并增长，对生后 10 日后体重继续下降者应查明原因。年龄越小，体重增长越快。生后前半年每月平均增长 600～800g；是小儿体重增长速度的第一个高峰。6 个月后体重减慢，后半年平均每月增长 300～400g。一般 3～5 个月时体重是出生时的 2 倍（6kg），1 岁时增至 3 倍（9kg），2 岁时增至 4 倍（12kg），2 岁后到 11 岁、12 岁前每年体重稳步增长约 2kg。进入青春前期体格生长又加快，体重每年可增至 4～5kg，是体重增长速度的第二个高峰。根据不同时期体重，可按以下公式估算小儿体重。

1～6 个月：体重(kg)＝出生体重(kg)＋月龄×0.7(kg)

7～12 个月：体重(kg)＝出生体重(kg)＋6×0.7(kg)＋（月龄－6）×0.4(kg)

1 岁～12 岁：体重(kg)＝年龄×2(kg)＋8(kg)

正常同年龄、同性别儿童的体重存在着个体差异，一般波动在±10%，故大规模儿童生长发育指标测量所得的数据均值只能提供参考。评价某一儿童的生长状况，需要连续定期监测体重才比较准确，发现体重增长过多或不足均应寻查原因。

（2）身长（高）　身长（高）指从头顶到足底的全身长度。3 岁以下卧位测量身长，3 岁以后站位测量身高。新生儿出生时身长平均为 50cm。身长的增长规律与体重增长一样，年龄越小增长越快，同样出现婴儿期和青春期两个高峰。1985年九省市统计城区男孩平均身高为（50.2±1.7）cm，女孩为（49.6±1.6）cm。第一年身长平均增加约 25cm，前半年比后半年快，第 2 年增加速度减慢，平均为 10cm，到 2 岁时身长约 85cm。2 岁后身高稳步增长，平均每年增加 5～7.5cm。至

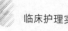
青春早期开始出现第2个身高增长加速期。10～13岁的女孩较男孩为高。但男孩到达青春期后身高加速增加，最终身高大于女孩。2～12岁身高可按以下公式估算：

$$身高(cm)＝年龄×7+70(cm)$$

身高包括头、躯干（脊柱）和下肢三部分长度。但增长速度不一致。头部增长最快，躯干次之，而青春期身高增长则以下肢为主，故各年龄头、躯干和下肢占全身长的比例各有不同。某些疾病可使身体各部分比例失常，此时需测量上部量（从头顶至耻骨联合上缘）及下部量（从耻骨联合上缘到足底）以检查比例关系。出生时上部量大于下部量，中点在脐上，随着下肢长骨增长，中点下移，2岁时在脐下，6岁时在脐与耻骨联合上缘之间，12岁时上、下部量相等，中点在耻骨联合上缘。

（3）坐高　由头顶至坐骨结节的长度称坐高，增长规律和上部量增长相同。由于下肢增长速度随年龄增大而加快，坐高占身高的百分数则随年龄而下降，此百分数显示了身躯上部、下部比例的改变，比坐高绝对值更有意义。

（4）头围　经眉弓上方、枕后结节绕头一周的长度为头围。新生儿头围平均34cm。头围在1岁以内增长最快，6个月时44cm，1岁时46cm，1周岁以后增长明显减慢，2岁时48cm，5岁时50cm，15岁时接近成人头围，为54～58cm。头围反映脑和颅骨的发育程度，故在2岁前测量头围最有价值。

（5）胸围　沿乳头下缘水平绕胸一周的长度为胸围。出生时胸围比头围小1～2cm，平均为32cm。1岁时胸围与头围相等，以后则胸围超过头围。胸围的大小与肺、胸廓骨骼、肌肉和皮下脂肪的发育密切相关。1岁至青春期前胸围超过头围的厘米数约等于小儿岁数减1。

（6）腹围　平脐（小婴儿以剑突与脐之间的中点）水平绕腹的一周长度为腹围。2岁前腹围与胸围约相等，2岁后则腹围较小。患腹部疾病如有腹水时需测量腹围。

（7）上臂围　沿肩峰与尺骨鹰嘴连线中点的水平绕上臂一周长度为上臂围，代表上臂骨骼、肌肉、皮下脂肪和皮肤的发育。常用于评估小儿营养状况。上臂围第1年内增长迅速，尤以前半年快。1岁时平均13.6～14.7cm，城市小儿比农村大1cm。1～7岁增加1～2cm。测量体重、身高不方便的地区可用上臂围筛查营养不良。评估标准为：1～7岁上臂围超过13.5cm为营养良好，12.5～13.5cm为营养中等，小于12.5cm为营养不良。

2. 体格生长常用指标测量方法

（1）体重　体重测量应在晨起空腹时将尿排出，脱去衣裤鞋袜后进行。平时于进食时后2h称量为好。小婴儿应用载重10～15kg盘式杠杆秤测量，准确读数至10g；儿童用载重50kg杠杆秤测量，准确读数至50g；7岁以上用载重100kg杠杆秤测，准确读数不超过100g。称量前必须校正秤至零点。衣服不能脱去时，称量后应除去衣服等重量计算。

（2）身长（高）　3岁以下婴儿用量板卧位测量身长。脱帽、鞋、袜及外衣，仰卧于量板中线上，头顶接触头板，测量者一手按直小儿膝部使两下肢伸直紧贴底板，另一手移动足板使紧贴小儿足底，当量板两侧数字相等即读数，记录至小数点后一位数。3 岁以上小儿可用身高计或将皮尺钉在墙上进行测量。要求小儿直立，胸稍挺，腹微收，双臂自然下垂，手指并拢，脚跟靠拢，背靠身高计的主柱或墙壁，使两足后跟、臀部及两肩三点都接触主柱或墙壁。测量者移动身高计头顶板与小儿头顶接触，此法测量较准确。

（3）坐高　3 岁以下小儿卧于量板上测顶臀长即为坐高。测量者一手握住小儿小腿使膝关节屈曲、大腿与底板垂直而骶骨紧贴底板，另一手移动足板紧压臀部，量板刻度相等时，读数记录至小数点后一位数。3 岁以上小儿坐于坐高计凳上，身躯前倾使骶部紧靠量板，再挺身坐直，大腿靠拢紧贴凳面与躯干成直角，膝关节屈曲成直角。两脚平放，移下头板与头顶接触，记录读数至小数点后一位数。

（4）头围　用软尺测量。将软尺 0 点固定于头部一侧眉弓上缘，将软尺紧贴头皮绕枕骨结节最高点及另一侧眉弓上缘回至 0 点，记录至小数点后一位数。

（5）胸围　3 岁以下取卧位或立位，3 岁以上取立位两手自然平放或下垂，测量者一手将软尺 0 点固定于一侧乳头下缘（乳腺已发育的女孩，固定于胸骨中线第 4 肋间），另一手将软尺紧贴皮肤，经两侧肩胛骨下缘回至 0 点，取平静呼气、吸气时中间数，或呼气、吸气时平均数记录小数点后一位数。

（6）腹围　测量时婴儿取卧位，将软尺 0 点固定于剑突与脐连线中点，经同一水平绕腹一周回至 0 点；儿童则为平脐绕腹一周，读数记录至小数点后一位数。

（7）上臂围　取立位、坐位或仰卧位，双手自然平放或下垂。将软尺 0 点固定于上臂外侧肩峰至鹰嘴连线中点，沿该点水平将软尺轻沿皮肤绕上臂一周，回至 0 点，读数记录至小数点后一位数。

（8）皮下脂肪厚度　测量可用小卡尺。测量者在测量部位用左手拇指及示指将该处皮肤及皮下脂肪捏起，捏时两手指应相距 3cm，右手拿量具，将钳板插入捏起的皮褶两边至底部钳住，测量其厚度，读数记录至 0.5cm。测量皮下脂肪厚度的部位如下。①上臂二头肌部位：肩峰与鹰嘴连线中点水平腹侧，皮褶方向应与手臂长轴平行。②背部：肩胛骨下角稍偏外侧处，皮褶方向应自下向上中方向与脊柱成45°角。③腹部：锁骨中线平脐处，皮褶方向与躯干长轴平行。近年来国际上多采用上臂皮褶厚度，其次为肩胛角下皮褶厚度。

（二）骨骼发育

（1）头颅骨发育　颅骨随脑的发育而长大，可根据头围大小、骨缝闭合及前、后囟关闭迟早来衡量颅骨的发育。前囟为顶骨和额骨边缘形成的菱形间隙，前囟对边中点连线长度在出生时为 1.5～2.0cm，以后随颅骨发育而增大，6 个月后逐渐骨化而变小，在 1～1.5 岁时闭合。后囟为顶骨与枕骨边缘形成的三角形间隙。出生时很小或已闭合，最迟于出生后 6～8 周闭合。颅骨缝于 3～4 个月时闭合。前囟早闭或过小见于小头畸形；迟闭、过大见于佝偻病、呆小病；前囟饱满常提示颅内压增高，见于脑积水、脑炎、脑膜炎、脑肿瘤等疾病，而前囟凹陷则见于脱水或极度消瘦小儿。

（2）脊柱的发育　脊柱在出生后第 1 年增长比下肢快，1 岁以后则比下肢增长慢。新生儿时脊柱仅轻微后凸，当 3 个月抬头时出现颈椎前凸，此为脊柱第 1 个弯曲；6 个月会坐时出现胸椎后凸，为脊柱第二个弯曲；1 岁后能行走时出现腰椎前凸，为第 3 个脊柱弯曲。当小儿从卧位向坐位、站位、行走发展时，随脊柱的增长形成上述三个自然弯曲，有利于身体平衡。至 6～7 岁时韧带发育后，这些弯曲才固定下来。坐、立、行姿势不正及骨骼病变可引起脊柱发育异常或造成畸形。

（3）骨化中心的发育　长骨生长主要由于干骺端软骨骨化及骨骺骨化，而干骺端骨骼融合，则标志长骨生长结束；扁骨生长主要由于周围骨膜骨化。通过 X 线检查长骨骨骺端骨化中心出现时间、形态变化、数量多少和干骺端融合时间，可判断骨骼发育的年龄。一般摄左手 X 线片，了解腕骨、掌骨、指骨的发育，婴儿期也摄膝部及踝部片，以了解小腿骨化中心情况。出生时足踝部已有跟骨、距骨和股骨的骨化中心。新生儿已出现股骨远端及胫骨近端的骨化中心。腕部骨化中心的数量，1 岁时约为 3 个（腕骨 2 个，桡骨远端 1 个），3 岁时有 4 个，6 岁时有 7 个，故 1～9 岁腕部骨化中心的数量约为其岁数加 1。10 岁时出齐，共 10 个。骨龄在临床上有重要意义，如生长激素缺乏症、甲状腺功能减退症小儿骨龄明显落后；中枢性性早熟、先天性肾上腺皮质增生症小儿骨龄发育超前。

（三）牙齿的发育

人一生有两副牙齿，即乳牙（共 20 个）、恒牙（共 32 个）。生后 4～10 个月乳牙开始萌出，12 个月尚未出牙可视为异常，最晚 2.5 岁出齐。2 岁以内乳牙数目约为月龄减 4～6，但乳牙萌出的时间也存在较大的个体差异。6 岁左右开始出第 1 颗恒牙即第 1 磨牙，长在第 2 乳牙之后。7～8 岁开始乳牙按萌出先后逐个脱落以恒牙代之，其中第 1、2 双尖牙代替第 1、2 乳磨牙。12 岁左右出第 2 磨牙，18 岁以后出现第 3 磨牙（智齿），但也有终身不出第 3 磨牙。一般 20～30 岁时恒牙出齐，共 32 个。

出牙为生理现象，但出牙时有个别小儿出现低热、唾液增多，发生流涎、睡眠不安、烦躁等症状。较严重的营养不良、佝偻病、甲状腺功能减退症、21-三体综合征等患儿可有出牙迟缓、牙质较差等。

（四）脂肪组织和肌肉的发育

（1）脂肪组织的发育　脂肪组织的发育主要是细胞数量增加和体积增大，细胞数量自胎儿中期开始增加较快，至出生后 1 岁达最高峰，以后渐渐减速。到学龄期脂肪细胞大小已增加不多，一直维持到青春期。根据脂肪组织发育规律，皮下脂肪厚度测量结果也显示婴幼儿期脂肪组织发育旺盛，皮下脂肪较厚，1～2 岁后随活动增多而皮脂厚度逐渐减少，直到 10 岁后进入青春期前又增加。

（2）肌肉组织的发育　胎儿期肌肉组织发育比较弱，出生后随小儿躯体和四肢活动增加才逐渐发育。小婴儿肌张力较高，1～2 个月后肌张力才逐渐减退，肢体可自由伸屈放松，当小儿运动力增强，会坐、爬、站、行、跳后，肌肉组织发育加快，肌纤维增粗，肌肉活动能力及耐力增强。学龄前期小儿已有一定负重能力，皮下组织变薄而肌肉发育显著加强；学龄期小儿肌肉更比婴幼儿粗壮；到青春期肌肉发育更为加速，男孩比女孩更为突出。皮下脂肪和肌肉的发育与营养、运动有密切关系，故应保证小儿足够的营养，鼓励小儿多进行运动锻炼，如游泳、做体操、打球等。运动促进肌肉发达，消耗体内脂肪，避免脂肪积累过多，可预防肥胖，使小儿灵活健壮地成长。

二、体格生长障碍

大多数儿童在良好的生活环境下，遵循一定的规律正常生长发育。但由于受体内外各种因素的影响，有的儿童在发展过程中出现偏离现象。如果能在纵向定期生长发育监测中及早发现，找出原因加以干预，有可能纠正偏离，回到正常发展轨道；如不重视任其发展下去，则有害小儿的身心健康。

（1）低体重　小儿体重低于同龄儿组的年龄别体重中位数减 2 个标准差即属中重度低体重；在中位数减 1～2 个标准差之间（$<P_{10}$，$>P_3$）即为轻度低体重。凡在生长监测过程中发现小儿年龄别体重曲线上升幅度不如前阶段，即体重增长速度减慢呈低平或下降趋势时，就应查寻原因并认真处理。低体重常见原因为急慢性能量和蛋白质摄入不足：婴幼儿期低体重均因喂养不当、未按时添加辅食、断奶方法处理不当等引起；进食过少、精神紧张或有挑食偏食、喜吃零食等习惯也可导致摄入过少。急慢性疾病是引起低体重的主要原因，营养不良、反复呼吸道感染、腹泻、内分泌病、肝炎以及消耗性疾病如结核病、恶性肿瘤等，使能量及蛋白质消耗增加。积极增加营养食物的摄入是重要的干预措施，治疗原发病，去除有关心理因素，培养良好的饮食习惯十分重要。

（2）消瘦　按身高测体重在中位数减 2 个标准差（$<P_3$）以下属中重度消瘦；在 P_{10} 以下、P_3 以上为轻度消瘦，即应引起重视并采取干预措施。消瘦者身高大多正常。干预原则以增加饮食摄入量、纠正喂养方法、治疗原发病为主。

（3）矮身材　年龄别身高（长）在同龄儿身高中位数减去 2 个标准差之下（$<P_3$）为中重度矮身材，中位数减约 1.3 个标位差（P_{10} 以下、P_3 以上）属轻度矮身材。矮身材的原因比较复杂，可受父母身材矮小遗传因素影响，也可由于宫内生长迟滞导致；内分泌疾病对身材影响很大，生长激素不足可造成生长缓慢，但体态匀称，而甲状腺功能低下引起的矮身材则四肢短小、面容特殊、智力低下；遗传性疾病如 21-三体综合征、特纳综合征、软骨发育不良、黏多糖病、糖原贮积症等都可以导致矮身材。但多见的以长期营养摄入不足引起为主，大多为轻中度，体态匀称，智力正常，性发育大多正常，由于喂养不当或继发于慢性病、消耗增多所致。在纵向生长监测中必须随访身高，及早发现矮身材，查找分析原因并积极干预。

三、心理行为障碍

儿童神经心理发育随年龄增长而逐渐成熟，在发展过程中如受到体内外各种不良因素影响，可使其偏离正常出现心理行为障碍，多见的有注意力缺陷多动征、多动症抽动、智力低下、儿童学习困难、吮拇指、咬指甲癖等。

1. 学习困难

或称学习障碍，是由于儿童在精神心理发育过程中某种心理功能发生障碍，如认识、理解、记忆、语言、动作、阅读、书写、表达、计算等能力有障碍，使学习成绩明显落后。病因较复杂，包括：先天遗传因素、围生期产伤窒息、器质性疾病如感觉器官异常造成视觉、听觉、发音等功能障碍，大脑发育不全等；儿童注意力缺陷多动征，表现上课不能专心听讲，不能顺利完成作业，朗读课文困难；周围环境缺乏有利刺激；家庭不良影响如溺爱、放任或缺乏温暖、精神焦虑、抑郁孤僻等社会心理因素均可造成学习困难。对儿童学习困难情况应作细致的了解、分析原因，针对小儿具体的心理障碍进行矫治，并加强教育训练，以表扬为主，切忌责怪打骂，必须取得家长的理解与密切配合才有效。

2. 智力低下

又称智能发育迟滞，患儿智力发育明显低于同龄儿平均水平，智商（IQ）在均值减2个标准差以下。小儿智能落后包括认知、记忆、理解、言语、运动、思维、想象、综合分析、解决问题等各方面。可分为轻度 IQ 50～70；中度 IQ 30～50；重度 IQ＜30；一般 IQ 70～80 为边缘状态。病因较多，有遗传、代谢性疾病，如 21-三体综合征、苯丙酮尿症、甲状腺功能减低；颅内出血等，出生后脑缺氧、中毒性脑病、脑膜炎等。中枢神经系统疾病可留有智力低下后遗症，重度营养不良，环境社会因素，缺乏外界刺激教育均可引起智力低下。诊断依据病史，体检发现先天畸形、特殊面容及神经反应、运动、语言等功能检查异常。还可进行智能心理测试，经筛查可疑者，用诊断量表复查可作出初步诊断。还可进行预防，措施包括：防止近亲结婚；孕期有怀疑时可做羊水、绒毛膜活检，进行染色体或基因检测，有遗传性疾病者可考虑终止妊娠；孕期保健应预防病毒感染，应尽量不吸烟、不饮酒、不乱吃药，早期建卡；改进接产技术，防止产时颅脑损伤；对智力低下患儿应尽早进行病因治疗，结合持久的功能心理训练，改善周围环境，提高智能，培养自理生活能力及从事简单劳动。

3. 屏气发作

为呼吸运动暂停的一种异常行为，多发于6～18个月婴幼儿，5岁前会自然消失。呼吸暂停发作常在情绪急剧变化时，如恐惧、悲伤、发怒、剧痛、剧烈叫喊时出现，常有换气过度，使呼吸中枢受抑制，哭喊时屏气，脑血管扩张，脑缺氧可有昏厥、丧失意志、口唇发绀、躯干及四肢挺直甚至四肢有抽动，持续 0.5～1min 后呼吸恢复，症状缓解，口、唇、指返红，全身肌肉松弛而入睡，一日可发数次。这样的婴幼儿性情多暴躁、任性、好发脾气，故应加强家庭教育，遇矛盾冲突要耐心说理解释，避免打骂，尽量不要让小孩发脾气，但要关心小孩并坚持说服教育。

4. 吮拇指癖、咬指甲癖

3～4个月后的婴儿生理上有吸吮要求，常自吮手指尤其是拇指，这种习惯经常发生在饥饿时和睡前，随着年龄增长而消失，有时小儿心理上得不到父母充分的爱而恐惧焦急，又缺少玩具、画片、音乐等视听觉刺激，孤独时吮拇指自娱，逐渐成习惯。长期吮手指可影响牙齿、牙龈及下颌发育，引起下颌前突、牙齿不齐，有碍咀嚼。咬指甲癖的形成过程与吮拇指癖相似，是情绪紧张、心理需求得不到满足而产生的不良习惯，多见于学龄前期和学龄期儿童。应多关心这类小孩，提供合适的玩具，消除抑郁、孤单心理，当小孩吮拇指或咬指甲时应随时提醒将其注意力引到其他事物上，鼓励小儿建立改正不良习惯的信心。切勿打骂，也不要在手指上涂抹味苦的药等。

5. 遗尿症

正常小儿自 2~3 岁起已能控制膀胱排尿，如在 5 岁后还发生不随意排尿即为遗尿症，多数发生在夜间熟睡时称夜间遗尿症，白天发生较少见。遗尿症可分为原发性和继发性两类：原发性遗尿症多因控制排尿的能力迟滞所致无器质性病变，多半有阳性家族史，男多于女（2~3）：1；继发性遗尿症大多由于全身性或泌尿系疾病如糖尿病、尿崩症等引起，其他有智力低下、神经精神创伤、泌尿道畸形、感染，尤其是膀胱炎、尿道炎、会阴部炎症、蛲虫刺激等都可引起遗尿现象。但以原发性遗尿症占绝大多数。

原发性遗尿发生在夜间较多，偶见白天午睡时或清醒时也可发生，发生次数不一，每周 1~2 次，或每夜 1 次甚至几次。疾病、劳累、过度兴奋紧张、情绪波动均可使症状加重；也有一部分小儿持续遗尿至青春期或成人，往往会造成严重的心理负担，影响情绪、性格和学习。

对遗尿病者首先应排除全身或局部疾病，应详细询问病史：有无尿频、尿急、尿痛等泌尿系感染症状；家庭、学校、周围社会情况，以及训练小儿排尿的过程。全身和会阴部检查也很重要，检验包括尿常规、尿糖、中段尿培养。

继发性遗尿症在处理原发病后症状即可消失，原发性遗尿症的治疗首先应取得家长和小儿的合作，建立信心，坚持训练，指导家长安排合理的生活制度和坚持排尿训练，绝不能在小儿发生遗尿时责骂、讥讽、处罚等，否则会加重小儿的心理负担。午后应适当控制饮水量，排尿间隔时间逐渐延长，每次排尿应排尽，晚饭后不宜进行兴奋活动，睡前排尿，睡熟后父母可在经常遗尿时间之前叫醒，使其习惯于醒觉时主动排尿。药物治疗大多有副作用，效果仅 50% 左右，停药后易复发，故用药要慎重。一般可用下列药物。①盐酸丙米嗪：6 岁以下小儿不用，6 岁以上从 $10\mu g/d$，睡前 1h 口服，渐增至 $25\mu g/d$，>10 岁可用 $50\mu g/d$。②去氨加压素：为抗利尿药，以减少膀胱尿量。9 岁以上每次 $40\mu g$，从 $10\mu g$ 开始鼻内吹入给药，睡前给。除化学药物外，还可用针灸推拿、中药进行治疗。

第二节 儿科护理技术操作

一、静脉输液法

>> **护理目标**

① 补充水、电解质，纠正脱水、电解质紊乱和酸碱平衡失调。

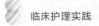

② 扩充血容量，改善血液循环，治疗失血、休克等。

③ 维持营养，供应热量。静脉给药。

>> 护理措施

（一）头皮静脉输液

1. 操作步骤

① 备齐静脉输液用物及所需液体。

② 选择静脉，常用颞浅静脉、额上静脉、眶上静脉、枕后静脉、耳后静脉。

③ 剃净穿刺部位毛发，常规皮肤消毒，备好胶布。妥善约束患儿。

④ 排净输液管、头皮针内空气，夹紧输液管道不使漏水。

⑤ 去除头皮针套，冲洗头皮针，左手示指、拇指绷紧静脉两端皮肤，右手持头皮针沿静脉走向与皮肤成 15°～30°角进入皮下，然后平行进入静脉，见回血后松开夹子，胶布固定针头。并给患儿以舒适体位。

⑥ 调节滴速，记录输液开始时间、速度。

2. 注意事项

小儿头皮静脉通透性高，输液时间过长或输入高渗液体时易外渗，应密切观察输液是否通畅、局部有无红肿。

（二）头皮静脉置管术

① 用美国 BD 公司出品的 24G 静脉留置针替代头皮静脉针，另备静脉肝素帽、3M 透明胶布。

② 选择粗而直且易于固定的头皮静脉，剃净周围 2cm 范围的毛发，常规消毒。

③ 松动外套管与针芯，左手小鱼际肌固定患儿头部，拇指、示指上下绷紧穿刺部位皮肤。

④ 右手拇指与中指握住套管针回血腔两侧以 15°～30°角缓慢进针，直刺血管，见回血后再平行进针 1～2mm，拇指与中指固定针芯作支撑，示指轻弹送外套管置入血管内。

⑤ 用 3M 透明胶布以穿刺点为中心平整粘贴，左手固定外套管，右手迅速退出针芯，接上肝素静脉帽并对口旋紧外套管，再次固定。

二、蓝光疗法

>> 护理目标

蓝光疗法通过光线照射促进非结合胆红素氧化分解，使之易于从尿液、胆汁中排出，以降低血中非结合胆红素。本法不能去除血中抗体纠正贫血，只能减少换血机会，不能替代换血。

1. 物品准备

蓝光灯箱：绿光、日光也可，但以波长 420～470nm 的蓝光照射效果最好。单面光照用 20W 蓝色荧光管 6 支平列或弧形排列，双面光照用 20W 灯管上、下各 6 支排列，双面光照优于单面。

2. 操作步骤

① 接通电源，开启开关预热光疗箱，使箱温达 30～32℃（早产儿和极低体重儿可采用单面光照或开启辐射床上蓝光装置），相对湿度 55％～65％方可使用。

② 先替患儿剪短指甲，用黑纸（布）遮盖双眼，长条尿布遮住会阴部；男婴尤要注意保护阴囊，裸体置于箱中，头枕海绵圈，躁动者适当约束四肢或用少量镇静药。

③ 测量和记录初入箱时患儿的体温、脉搏、呼吸。

④ 单面光照时每 2～4h 更换体位一次，使全身皮肤均能受光，有利于胆红素的转化、排泄。

⑤ 光照时间根据医嘱，及时记录开始和结束时间。停止光疗后清洁患儿及光疗箱，做初步消毒处理。

3. 光疗时的护理

① 光疗期间每 2～4h 测体温、呼吸、脉搏，尤应注意体温及呼吸变化。

② 保证水分、热量供应，需增加水分每日 20mL/kg，可于两次奶间喂水或经静脉补充。

③ 密切观察病情：a. 黄疸范围、程度的变化；b. 尿、粪颜色、性状、量；c. 神志、哭声、各种生理反射；d. 有无并发症（呼吸暂停、皮疹、吐、泻、脱水、青铜症）。

④ 加强皮肤护理，防止局部受压过久而发生压疮。

⑤ 一切操作尽可能在光疗箱内进行，护士需戴墨镜护理患儿以保护自己视网膜免受伤害。

⑥ 在使用中要保持灯管及反射板的清洁，荧光灯管使用 300h 后要及时更换新管。

三、暖箱的使用

>> **护理措施**

1. 开放式暖箱即远红外辐射加温床

使随时需要抢救、监护的重危新生儿体温保持正常。

（1）物品准备 辐射床置于无风、温暖区域。

（2）操作步骤

① 接通电源，将床温调节在 32～34℃或该患儿的中性温度，预热 5min。

② 患儿裸体，仅包以尿布，睡在床中央，将肤温传感器金属面紧贴婴儿腹部

肝脏区域或背部平坦处（俯卧时），粘贴前局部皮肤先用 75% 乙醇棉球清洁。若为手控方式时在近婴儿身旁放置床温传感器。

③ 调节温度报警值：a. 手控时设置床温过高和过低报警；b. 自控时设置体温过高和过低报警。一般±0.5℃。

④ 睡辐射床的婴儿每 1～2h 测腋温一次，体温低于 35℃时测肛温。

⑤ 当发生报警时，首先检查患儿，然后再检查传感器。

（3）注意事项　若为手控方式保暖时，床温传感器上不能覆盖布类物品，否则将无限制升温会造成意外。

2. 普通暖箱

（1）物品准备　暖箱置于无风处，中性环境温度表。

（2）操作步骤

① 接通电源，将患儿所需更换的单衣、尿布放入箱内一起预热。若在北方干燥地区还需要通过加水管加入蒸馏水至所需量以保持箱内湿度。

② 按照患儿胎龄、日龄、体重从表中查出患儿所需中性温度值作起点温度，预热暖箱。

③ 待暖箱温度到达后，继续稳定 20min 再将患儿放入暖箱，穿好预热的衣服、尿布，设置箱温报警值。

④ 放入暖箱的患儿在最初 2h 内应隔 30～60min 测温一次，同时注意患儿的四肢温热状况，体温稳定后可 4h 测温一次。记录体温和箱温。

（3）注意事项　对暖箱内患儿的护理一律通过操作孔进行，必须出箱时，应穿上温暖的衣服和包被，以免传导散热。暖箱要每天清洁，湿度发生器内加的水要每天更换。患儿出箱后，暖箱要彻底清洁、消毒。

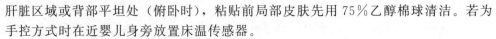

第三节　小儿腹泻

小儿腹泻或称腹泻病，是由多种病原、多种因素引起的以腹泻为主的一组临床综合征。发病多在 2 岁以下，1 岁以内者占半数。是婴幼儿时期的常见病和死亡原因。

≫　病因

1. 易感因素

（1）消化系统特点　①小儿消化系统发育不良，胃酸和消化酶分泌较少，不能适应食物和量的较大变化；②生长发育快，所需营养物质较多，消化道负担较重，因此易发生消化功能紊乱。

（2）机体防御功能较差　①胃内酸度低，对进入胃内的细菌杀灭能力减弱；②血液中免疫球蛋白和胃肠道分泌型免疫球蛋白 A（SIgA）均较低，易患肠道感染。

（3）人工喂养　人工喂养的食物和食具极易污染，又不能获得母乳中 SIgA 等成分，故肠道感染发生率明显高于母乳喂养儿。

2. 感染因素

（1）肠道内感染　①病毒感染以轮状病毒引起的秋冬季小儿腹泻最常见，其次有埃可病毒、柯萨奇病毒等。②细菌感染有致病性大肠埃希菌、侵袭性大肠埃希菌、空肠弯曲菌等。③原虫有梨形鞭毛虫、结肠小袋虫。④真菌以白色念珠菌最常见。

（2）肠道外感染　由于发热及病原体的毒素作用可使消化功能紊乱，故患中耳炎、上呼吸道感染、肺炎、肾盂肾炎、皮肤感染等或急性传染病时可伴有腹泻。

3. 非感染因素

（1）饮食因素　由于喂养不定时、量过多或过少或食物成分不适宜（如过早喂养大量淀粉类或脂肪类食物，突然改变食物品种或断奶）所致。个别对牛奶过敏或不耐受，喂养后可发生腹泻。

（2）气候因素　气候突然变化，腹部受凉使肠蠕动增加；天气过热使消化液分泌减少，而由于口渴又吃奶过多，均易诱发腹泻。

》· 发病机制

（1）感染性腹泻　病原体及肠毒素侵入肠黏膜后，引起黏膜充血、水肿、炎症细胞浸润、溃疡和渗出等病变，引起胃肠道功能紊乱而致腹泻。

（2）非感染性腹泻　当进食过量或食物成分不恰当时，消化过程发生障碍，食物不能充分消化吸收，积滞于小肠上部，使局部酸度减低，肠道下部细菌上移并繁殖，造成消化功能紊乱、肠蠕动增加，引起腹泻。

》· 临床表现

不同病因引起的腹泻常具有相似的临床表现，但各有其特点。

1. 腹泻相似的临床表现

（1）轻型腹泻　多为饮食因素或肠道外感染引起。主要是胃肠道症状如食欲缺乏，偶有溢乳或呕吐；大便次数每日可达十余次；每次大便量不多，稀薄或带水，呈黄色或黄绿色，常见白色或黄白色奶块和泡沫，有酸味。大便镜检可见大量脂肪球和少量白细胞。无脱水和全身中毒症状，多在数日内痊愈。

（2）重型腹泻　多由肠道内感染所致。起病急，除较重的胃肠道症状外，还有较明显的水和电解质紊乱及发热等全身中毒症状，如烦躁不安、精神萎靡、意识蒙眬。

① 胃肠道症状：食欲低下，常有呕吐，严重者可吐出咖啡渣样液体。腹泻频繁，每日十余次至数十次。大便呈黄绿色、黄色，量多，呈蛋花汤样或水样，可有少量黏液。大便镜检可见脂肪球及少量白细胞。

② 水电解质和酸碱平衡紊乱症状

a. 脱水：由于吐泻丢失体液和摄入量不够，使体液总量尤其是细胞外液量减少，导致不同程度的脱水。又因腹泻时水和电解质两者丧失的比例不同，从而引起体液渗透压的改变，造成等渗性、低渗性或高渗性脱水。

b. 代谢性酸中毒：由于腹泻丢失大量碱性物质，摄入热量不足，体内脂肪的氧化增加，产生酮血症；血容量减少，血液浓缩，组织灌注不良和缺氧，乳酸堆积；肾血流量不足，尿少，酸性产物潴留等，因此，绝大多数患儿都有不同程度的酸中毒，脱水越重，酸中毒也越严重。

c. 低钾血症：由于吐泻丢失大量钾及钾摄入不足，中重度脱水患儿都有不同程度缺钾。但在脱水未纠正前，由于血液浓缩、酸中毒时钾由细胞内向细胞外转移以及尿少而致钾排出量减少等原因，钾总量虽然减少，但血钾多数正常。当输入不含钾的溶液时，随着脱水的纠正、血钾被稀释、酸中毒被纠正和输入的葡萄糖合成糖原，使钾由细胞外向细胞内转移、利尿后钾排出增加以及从大便继续失钾等，血钾迅速下降。一般当血钾低于 3.5mmol/L 时，即出现不同程度的缺钾症状。

d. 低钙、低镁、低磷血症：腹泻时间长、营养不良或有活动性佝偻病的患儿，当脱水和酸中毒被纠正时，大多有钙、磷缺乏，少数有镁缺乏。低血钙（低血镁）时患儿表现为手足搐搦、惊厥；重症低血磷时出现嗜睡或昏迷，肌肉、心肌收缩无力等，应注意纠正，大多数小儿腹泻缺磷不严重，不需另外补充磷盐即可恢复。

2. 几种类型肠炎的临床特点

（1）轮状病毒肠炎　轮状病毒是秋冬季腹泻的主要病原。多见于 6～24 个月的婴幼儿，＞4 岁者少见。起病急，常伴有发热和上呼吸道感染症状，无明显中毒症状。大便呈黄色或淡黄色，水样或蛋花汤样，无腥臭味。

（2）大肠埃希菌肠炎　多发生在 5～8 月气温较高季节。起病较慢，大便呈蛋花汤样，有腥臭味，有较多黏液。

（3）抗生素诱发性肠炎　多见持续用药后肠道菌群失调而继发肠道内耐药的金黄色葡萄球菌、铜绿假单胞菌、变形杆菌和白色念珠菌等大量繁殖引起的肠炎。起病急，多见于体弱、长期应用肾上腺皮质激素和免疫功能低下者。病情严重者可有全身中毒症状和水、电解质紊乱。大便为暗绿色水样，黏液多。

3. 迁延性和慢性腹泻

病程 2 周至 2 个月为迁延性腹泻，超过 2 个月为慢性腹泻。以人工喂养儿多见，与营养不良和急性期未彻底治疗有关。

≫ 护理评估

（1）病史　询问喂养史，患儿腹泻起始时间。有无发热、呕吐、腹胀、腹痛，大便次数、颜色、性状、量等。

（2）身心状况评估　生命体征，摄入量及脱水程度，检查肛周皮肤有无发红、破损。

（3）辅助检查　了解粪常规、粪致病菌培养等化验结果。

>> 治疗原则

（1）调整饮食。

（2）控制感染　病毒性肠炎以饮食疗法和支持疗法为主，无须应用抗菌药物。侵袭性细菌性肠炎均需用抗生素治疗。如为致病性大肠杆菌感染，可选用庆大霉素、氨苄西林、黄连素。

（3）纠正水、电解质紊乱

① 口服补液。

② 静脉补液：用于中重度以上脱水或吐泻较重的患儿。

a. 第 1 天补液：ⓐ输液总量：轻度脱水 90～120mL/kg，中度脱水 120～150mL/kg，重度脱水 150～180mL/kg。ⓑ溶液种类：根据脱水性质而定。等渗性脱水用 1/2 张含钠液；低渗性脱水用 2/3 张含钠液；高渗性脱水用 1/3 张含钠液。ⓒ输液速度：取决于脱水程度，遵循先快后慢、先浓后淡、见尿补钾原则。

b. 第 2 天及以后的补液：一般可改为口服补液，如腹泻未纠正仍需静脉补液者，根据病情而定。一般生理需要量为每日 60～80mL/kg。

③ 纠正酸中毒：重度酸中毒患儿，应补充碳酸氢钠或乳酸钠溶液。

④ 纠正低钾血症：一般按每日 3～4mmol/kg 补给，缺钾症状明显者可增至每日 4～6mmol/kg，轻度脱水时可分次口服，中重度脱水给予静脉滴入。

⑤ 纠正低钙或低镁血症：静脉缓注 10% 葡萄糖酸钙或深部肌内注射 25% 硫酸镁。

（4）对症治疗　腹胀明显者可用肛管排气或肌注新斯的明。呕吐严重者可针刺足三里、内关或肌注氯丙嗪等。

>> 护理诊断

（1）腹泻　与喂养不当、感染导致肠道功能紊乱有关。
（2）体液不足　与腹泻、呕吐丢失过多及摄入量不足有关。
（3）体温过高　与肠道感染有关。
（4）皮肤完整性受损　与腹泻次数增多、粪便刺激臀部皮肤有关。

>> 护理目标

① 腹泻次数减少至正常。
② 呕吐症状在短期内好转，皮肤弹性逐渐恢复。
③ 体温恢复正常。
④ 臀部皮肤保持完整。

>>> · **护理措施**

（1）防止感染传播　按肠道传染病隔离，护理患儿前后要认真洗手，防止交叉感染。

（2）调整饮食　根据病情，合理安排饮食，减轻胃肠道负担。在补充累积损失阶段可暂禁食4～6h（母乳喂养者除外），腹泻次数减少后，给予流质或半流质饮食如粥、面条等，少量多餐，随着病情稳定和好转，逐渐过渡到正常饮食。双糖酶缺乏者不宜用蔗糖，并暂停乳类。

（3）严密观察病情

① 监测体温变化：体温过高应擦干汗液，多喝水，枕冰袋等物理降温，做好口腔及皮肤护理。

② 观察脱水程度：观察患儿的精神、皮肤弹性、尿量、前囟、眼眶有无凹陷等临床表现，估计脱水程度，同时要观察经过补液后脱水症状是否改善。

③ 观察低血钾、酸中毒表现：当发现患儿全身乏力、吃奶无力、肌张力低下、反应迟钝、恶心呕吐、腹胀及听诊肠鸣音减弱或消失，心音低钝，心电图显示 T 波平坦或倒置、U 波明显、ST 段下移和（或）心律失常，提示有低血钾存在，应及时补充钾盐。当患儿出现呼吸深快、口唇樱红、血 pH 及 $CO_2 CP$ 下降时，应及时报告医师及使用碱性药物纠正。

④ 观察腹泻情况：大便次数、性状、量，并准确记录24h出入量。

（4）臀部护理　尿布勤更换，每次便后用温水洗净臀部擦干，局部涂5％鞣酸软膏，避免使用不透气材质的尿布，防止尿布皮炎。

（5）健康教育

① 指导合理喂养：宣传母乳喂养，按时逐渐添加辅食，切忌几种辅食同时添加，防止偏食及饮食结构突然改动。食具应定时煮沸消毒。

② 注意气候变化：防止受凉或过热，冬天注意保暖。

>>> · **护理评价**

评价患儿体温、大便何时恢复正常；脱水是否纠正，臀部皮肤是否保持完整。

第四节　呼吸系统疾病

一、急性上呼吸道感染

急性上呼吸道感染简称上感，是指由病毒或细菌等病原体感染所致的以侵犯鼻、鼻咽部为主的急性炎症，是小儿时期最常见的疾病。全年均可发病，以冬春季节发病率为高。病原体90％以上为病毒，主要是呼吸道合胞病毒、流感病毒、副流感病毒、腺病毒、鼻病毒和柯萨奇病毒等。病原体亦可为细菌如 A 组 β 型溶血性链球菌、肺炎链球菌、流感嗜血杆菌等。

上呼吸道的解剖和免疫特点使小儿时期易发生本病，营养不良、过度疲劳、气候突变、护理不当等是本病的诱发因素。婴幼儿可继发中耳炎、喉炎、颈淋巴结炎、咽后壁脓肿、支气管炎、肺炎和败血症等。年长儿若患链球菌性咽峡炎可引起急性肾炎和风湿热等自身免疫性疾病。

>> 临床表现

本病症状轻重不一。与年龄、病原体和机体抵抗力不同有关。一般年长儿症状较轻，婴幼儿则较重。

（1）轻症　主要是鼻咽部症状，表现为鼻塞、喷嚏、流涕、流泪、轻咳、咽部不适等，可在 3～4 天内自然痊愈。

（2）重症　起病急，体温可高达 39～40℃，精神不振、头痛、纳差、咳嗽，可伴有呕吐、腹泻、烦躁甚至高热惊厥等症状。检查可见咽部充血，扁桃体肿大，其表面可见滤泡或脓性分泌物，颌下淋巴结肿大、触痛，肺部呼吸音正常或粗糙。

（3）实验室检查　病毒感染时白细胞计数正常或偏低，淋巴细胞相对增高；而细菌感染时，白细胞计数及中性粒细胞增高。

>> 护理评估

（1）病史　询问起病情况和起病前有无受凉、淋雨或接触过上呼吸道感染者以及患儿平素体质。

（2）身心状况　检查有无鼻、咽、喉部卡他症状，有无鼻、咽部的充血水肿、扁桃体肿大和脓性渗出物、颌下淋巴结肿大和压痛等。有无精神不振、纳差、呕吐、腹泻和脱水等表现。

（3）辅助检查　及时了解血常规检查结果。

（4）排除其他疾病的可能性　许多疾病早期均可表现为上呼吸道炎，如麻疹、流行性脑膜炎、伤寒、脊髓炎等，应密切观察病情，了解当地的流行病学资料，予以排除。

>> 治疗原则

（1）一般治疗　充分休息，多饮水，呼吸道隔离，预防并发症。

（2）对症治疗　发热者予以降温，鼻塞严重者予以 0.5％麻黄碱 1～2 滴滴鼻，咳嗽频繁者给予止咳化痰药，烦躁不安、惊厥者给予镇静止惊药等。

（3）抗病毒药物　常用的有双嘧达莫（潘生丁）3～5mg/(kg·d) 口服；利巴韦林（病毒唑）10mg/(kg·d) 肌内注射或稀释后静滴；亦可用双黄连粉针剂 60mg/(kg·d) 加入 5％葡萄糖液中静滴。

（4）抗生素类药物　只用于明确为细菌性感染者，常用药物有复方磺胺甲噁

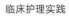

唑、青霉素，疗程 3～5 日。若既往有风湿热、慢性肾炎病史或明确为溶血性链球菌感染者，青霉素疗程应为 10～14 日。

>>· 护理诊断

（1）体温过高　与病毒和（或）细菌感染有关。

（2）舒适的改变　与感染发热所致的鼻咽部充血肿胀、咽喉疼痛、全身不适和头痛有关。

（3）有体液不足的危险　与高热而致呼吸加快、消化功能受抑制及退热后出汗等使体液丧失过多有关。

>>· 预期目标

① 患儿体温维持在正常范围。

② 患儿躯体不适症状消失。

③ 患儿获得足够的液体量。

>>· 护理措施

（1）高热护理　高热患儿应卧床休息，密切观察患儿体温、心率、呼吸的变化，给予高热量、高维生素、易消化的流质或半流质饮食，鼓励患儿多饮水。体温超过 39℃时需进行物理降温，如给予温水擦浴、头部冷敷、4℃冷生理盐水灌肠等。必要时给予药物（如安乃近滴鼻、复方阿司匹林口服、复方柴胡注射液肌内注射等）降温，退热时患儿常大量出汗，应及时补充液体，并擦身更换衣服；发热患儿唾液分泌减少，机体抵抗力下降，易致口腔黏膜损害、口腔感染，应做好口腔护理。

（2）缓解躯体不适　保持环境安静，有寒战时注意保暖，鼻塞时给予 0.5% 麻黄碱滴鼻，流涕者给予氯苯那敏口服，头痛者给予解热镇静药如复方阿司匹林口服。

（3）保持水、电解质平衡　给患儿多饮水，水分丧失过多时适当静脉补充液体。

>>· 护理评价

评价患儿体温何时降至正常，躯体症状何时减轻或消失，患儿体液状态，有无并发症发生。

二、肺炎

肺炎是由各种不同病原（细菌、病毒、真菌、支原体）及其因素（如吸入羊水、胎粪、或动、植物油类以及过敏等）所致的肺部炎症。本病是常见的儿科疾病，也是小儿死亡的主要原因。多为上感和支气管炎蔓延所致。病原体为细菌和病毒。细菌主要以肺炎链球菌、金黄色葡萄球菌、溶血性链球菌、B型流感杆菌、大肠埃希菌和副大肠埃希菌等较常见。病毒以腺病毒、呼吸道合胞病毒、流感病毒和副流感病毒为多见。

》》· 分类

由于不能兼顾病因、病理及临床等特点，对小儿肺炎至今尚无理想的分类法，目前常采用的分类方法有以下四种。

（1）病理分类　大叶性肺炎、支气管肺炎、间质性肺炎和毛细支气管肺炎。

（2）病因分类　病毒性肺炎、细菌性肺炎、真菌性肺炎、支原体肺炎、吸入性肺炎和过敏性肺炎等。

（3）病程分类　急性肺炎（病程＜1个月）、迁延性肺炎（病程在1～3个月）和慢性肺炎（病程＞3个月）。

（4）病情分类　轻症，以呼吸道症状为主，全身中毒症状轻。重症，除呼吸系统受累严重外，其他系统亦受累，全身中毒症状明显。

临床上若病因明确，则以病因分类命名，以便指导治疗。病因不明则按病理分类命名。

小儿以支气管肺炎多见，占90％以上，因此本节主要介绍支气管肺炎。

》》· 发病机制

病原体多由呼吸道侵入，沿支气管扩散引起肺组织充血、水肿、炎症浸润，肺泡内充满渗出物，呼吸膜增厚，导致通气与换气功能障碍，主要表现为低氧血症，严重者亦可出现高碳酸血症。通气不足引起 PaO_2 降低及 $PaCO_2$ 增高，换气障碍引起 PaO_2 和 SaO_2 降低而致低氧血症，严重时出现发绀。为代偿缺氧，患儿呼吸及心率增快，为增加呼吸深度，呼吸辅助肌参与活动而出现鼻翼扇动和三凹征。严重的低氧血症可致需氧代谢发生障碍，酸性代谢产物增加而致代谢性酸中毒，同时由于二氧化碳潴留而引起呼吸性酸中毒，若不及时纠正，可产生呼吸衰竭。缺氧、二氧化碳潴留还可引起消化系统、循环系统以及中枢神经系统等的一系列表现。

》》· 临床表现

1. 轻症

（1）一般症状　体温升高可达 39～40℃，热型不定。新生儿、早产儿及体弱儿发热不明显或体温低于正常。常伴有食欲减退、烦躁，婴儿可出现呛奶、呕吐、腹泻等症状。

（2）呼吸系统症状　咳嗽，早期为刺激性干咳，以后咳嗽有痰，新生儿、早产儿则表现为口吐白沫。气促，常于发热、咳嗽后出现呼吸增快，呼吸频率可达40～80 次/分。

（3）体征　可见唇周发绀、鼻翼扇动及三凹征。肺部听诊早期不明显或呼吸音粗糙，以后可听到较固定的中细湿啰音，叩诊可正常。若病灶融合扩大则出现相应的肺实变体征。

2. 重症

呼吸系统症状加重，甚至出现呼吸衰竭，其他系统亦受累，全身中毒症状明显。

（1）循环系统　可出现心肌炎表现，如面色苍白、心动过速、心音低钝、心律失常，心电图示 ST 段下移和 T 波低平、倒置。心力衰竭时表现有：①心率突然增快达 180 次/分以上；②呼吸突然加快，大于 60 次/分；③突然极度烦躁不安，明显发绀，面色苍白或发灰，指（趾）甲微血管充盈时间延长；④心音低钝，出现奔马律，颈静脉怒张；⑤肝迅速增大；⑥尿少或无尿，颜面眼睑或下肢水肿。若出现前 5 项即可诊断为心力衰竭。

（2）神经系统　轻度缺氧时出现烦躁或嗜睡，严重者出现昏迷、惊厥、呼吸不规则、瞳孔对光反射迟钝或消失，可有脑膜刺激征。

（3）消化系统　常有纳差、呕吐、腹泻及腹胀等。重者可发生消化道出血及中毒性肠麻痹。

3. 辅助检查

X 线检查双肺可见小斑片状阴影，可伴有肺气肿或肺不张。外周血白细胞总数在病毒感染时多正常或降低，细菌感染时，白细胞总数及中性粒细胞增高，并有核左移，胞浆中可见中毒颗粒。鼻咽、气管分泌物或血液病原学检查可查出病原体。

≫　并发症

（1）脓胸　病变常累及一侧胸膜，表现为高热不退，呼吸困难加重，患侧呼吸运动受限，语颤减弱，叩诊浊音，听诊呼吸音减弱或消失。积液多时，纵隔向对侧移位。

（2）脓气胸　表现为病情突然加重，咳嗽剧烈，烦躁不安，呼吸困难，面色青紫。叩诊在积液上方呈鼓音，下方呈浊音，呼吸音减低或消失。若有支气管膜瘘，裂口处形成活瓣，空气只进不出，易形成张力性气胸。

（3）肺大疱　小者可无症状，大者可引起急性呼吸困难。

≫　护理评估

（1）病史　需询问母亲在妊娠时是否感染麻疹及有无结核病史。产后新生儿是否患有呼吸窘迫综合征和先天性心脏病。婴幼儿应询问近期是否有上呼吸道感染或暴露于易感环境中，评估身高、体重等生长发育状况。

（2）身心状况　患儿体温是否增高，呼吸、心率是否增快，是否有鼻翼扇动、三凹征，有无咳嗽，肺部有无啰音，有无恶心、呕吐、腹泻及腹胀，有无烦躁不安或嗜睡甚至昏迷等。重症患儿应用监护仪持续监护其生命体征。

（3）辅助检查　及时了解 X 线、白细胞、鼻咽及气管分泌物病原学检查结果。

>> 治疗原则

积极控制炎症，改善通气功能，防止并发症。

（1）病原治疗　按不同病原体选择药物。抗生素使用原则：①据病原菌选用敏感药物；②早期治疗；③联合用药；④选用渗入下呼吸道浓度高的药物；⑤足量、足疗程，用药至体温正常后 5～7 天，重症宜采用静脉途径给药。抗病毒治疗目前无特效药物，临床常用的药物为：①利巴韦林（病毒唑），每日 10mg/kg，肌内注射或静脉滴注，对呼吸道合胞病毒、腺病毒均有效。②干扰素，能激活巨噬细胞和NK 细胞，抑制病毒在细胞内的复制，采用雾化吸入，疗程 3～5 天，对病毒性肺炎有一定疗效。

（2）对症治疗　给氧，祛痰，解除支气管平滑肌痉挛，纠正水、电解质失衡，补钾及皮下注射新斯的明以解除腹胀，防治休克及心力衰竭等。

（3）并发症的治疗　对并发脓胸或脓气胸者，及时抽脓抽气，必要时行胸腔闭式引流。肺大疱可随炎症控制而消失。

（4）其他　给予血浆或白蛋白等营养支持，肺部理疗以促进炎症消散，中医治疗等。

>> 护理诊断

（1）低效性呼吸形态　与呼吸道分泌物增多，支气管黏膜充血、水肿有关。

（2）体温过高　与感染有关。

（3）有营养失调的可能（低于机体需要量）　与代谢增快及纳差、呕吐、腹泻有关。

（4）有发生心力衰竭的危险　与低氧血症及细菌毒素引起心肌炎有关。

（5）有脑水肿及呼吸衰竭的可能　与缺氧和二氧化碳潴留有关。

（6）有发生腹胀的可能　与缺氧、二氧化碳潴留及细菌毒素引起肠麻痹有关。

（7）有发生脓胸、脓气胸及肺大疱等并发症的可能　与细菌侵袭力过强或机体免疫力过弱有关。

（8）知识缺乏　家长缺乏护理本病患儿的知识。

>> 预期目标

① 通气功能改善，呼吸平稳。

② 体温恢复正常。

③ 获得足够的营养和水分。

④ 生命体征稳定，不发生心衰。

⑤ 家长学会护理患本病的患儿。

>>· 护理措施

（1）改善低效性呼吸形态的护理　密切观察生命体征，保持患儿安静，急性期卧床休息，避免烟尘及刺激性气体；取头肩抬高位或半卧位并经常变换体位，以利痰液排出；氧气治疗时应选择适用于患儿的给氧方法，高浓度给氧可用暖箱，再加面罩或头罩；低浓度给氧则用鼻导管。给氧的浓度视其需要而定，一般为 40%～50%。使用氧气头罩应注意氧气不要直接吹在脸上，注意头罩不要摩擦到婴儿的颈部、颏部或肩膀；清除呼吸道分泌物；痰液黏稠时给予超声雾化吸入每日 2～3 次，每次 5～15min，雾化后及时吸出痰液；每日早、晚护理前轻拍背部 3～5min，以促进排痰；密切观察患儿的呼吸、心率、面色及神志变化；有呼吸衰竭征象时，及时行气管插管人工机械通气。

（2）给予降温护理　保持室内空气流通，室温保持在 18～22℃，相对湿度为60%，每日开窗通风换气 2～3 次；正确及时给予抗生素；高热时给予物理或药物降温，出汗多时及时擦浴、更换衣服及床单；密切观察体温变化及高热惊厥征象，随时准备好抢救实施。做好口腔护理，每日 1～2 次。

（3）补充水分和营养　鼓励患儿多饮水，必要时经静脉补充液体［婴儿液体摄入量应达到 120～150mL/(kg·d)］；胃纳差者，少量多餐给高热量［婴儿热量的摄入应达到 418kJ/(kg·d)］、高蛋白及高维生素的清淡饮食；食品种类以患儿喜吃为主，并注意色、香、味；避免产气食物及不易消化的油炸食品，必要时经静脉补充营养物质如乳化脂肪、氨基酸及血浆等。

（4）预防发生心力衰竭　保持病室及患儿安静，尽量减少干扰及不必要的刺激，烦躁不安者给予镇静药，避免加重心脏负担，输液速度控制在 5mL/(kg·h)；密切观察病情，一旦发现心力衰竭征象，及时与医生联系，给予有效处理。

（5）观察、防止脑水肿　密切观察患儿的意识、瞳孔及呼吸节律，及时纠正缺氧及二氧化碳潴留。

（6）观察、处理腹部合并症　注意检查腹部体征，若出现腹胀，应查找原因并针对性进行处理。对于低钾引起的腹胀应给予 10% 的氯化钾口服或加入葡萄糖液中静脉缓滴；肠胀气明显者行肛管排气，必要时肌内注射新斯的明。

（7）密切观察病情及时发现并发症，并给予相应处理　对胸腔闭式引流者，在严格无菌技术操作下，每日更换水封瓶，观察并记录排出物颜色、量及性质，保持引流装置的密闭性。

（8）卫生宣教　对患儿家长进行肺炎护理知识教育，向家长介绍患儿饮食、休息、体位、个人卫生、服药及接受检查的配合方法，介绍观察病情（如体温、呼吸、脉搏、神志、缺氧及病情变化等）的方法及恢复期患儿的生活安排等。

>>· **护理评价**

呼吸困难是否缓解；体温何时恢复正常；营养需要是否得到满足；是否发生心力衰竭；是否发生脑水肿、腹部合并症及脓胸、气胸和肺大疱等并发症；如果发生并发症，是否能得到及时正确的处理；患儿家长是否掌握了肺炎患儿的护理知识。

第五节 造血系统疾病

一、小儿贫血

贫血是指末梢血中单位容积内红细胞数或血红蛋白量低于正常。血红蛋白值的低限 6 个月至 6 岁者为 110g/L；6～14 岁为 120g/L。新生儿＜145g/L，1～4 个月＜90g/L，4～6 个月＜100g/L 者为贫血。小儿各种贫血疾病中，以缺铁性贫血最常见。

（一）缺铁性贫血

（1）病史　了解患儿的喂养方法及饮食习惯，婴儿贫血应询问母亲孕期是否有贫血，有无早产、多胎、胎儿失血等引起先天储铁不足的因素；有无因生长发育过快造成铁相对不足，有无慢性疾病，如慢性腹泻、肠道寄生虫、反复感染使铁丢失、消耗过多及吸收减少等现象。

（2）身心状况　检查患儿有无皮肤黏膜苍白、头发枯黄、乏力、记忆力减退、烦躁、头晕、耳鸣等表现，贫血较重者要注意有无心率增快、心脏扩大、心力衰竭体征，了解患儿有无精神改变、异食癖等。

（3）辅助检查　了解血液检查结果，有无红细胞、血红蛋白、血清铁蛋白下降。

>>· **护理诊断**

（1）活动无耐力　与贫血致组织缺氧有关。

（2）营养失调（低于机体需要量）　与铁供应不足、吸收不良、丢失过多或消耗增加有关。

（3）知识缺乏　与家长及年长患儿的营养知识不足有关。

>>· **预期目标**

① 患儿的活动耐力逐步提高。

② 家长及年长患儿能叙述致病原因，并能主动配合治疗，纠正不良饮食习惯。

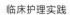

③ 家长能正确选择含铁较多的食品。

>>· **护理措施**

（1）注意休息，适量活动　本病病程较长，应根据其活动耐力下降程度制定休息方式、活动强度及每次活动持续时间。

（2）饮食护理　①指导合理搭配膳食。让家长了解动物血、黄豆、肉类含铁较丰富，是防治缺铁的理想食品；维生素 C、肉类可促进铁吸收；茶、咖啡、牛奶、蛋类、麦麸、植酸盐等抑制铁吸收，应避免与含铁多的食品同时进食。②婴儿应指导按时添加含铁丰富的辅食或补充铁强化食品。人乳含铁虽少，但吸收率高达 50%，一般食物铁的吸收率仅有 1%～22%，应提倡母乳喂养。③指导家长对早产儿及低体重儿及早（约 2 月龄）给予铁剂 ［元素铁 0.8～1.5mg/（kg·d）］。④鲜牛奶必须加热处理后才能喂养婴儿，以减少因过敏而致的肠道出血。

（3）应用铁剂的护理要点　①由于铁剂对胃肠道的刺激，可引起胃肠不适及疼痛、恶心、呕吐、便秘或腹泻，故口服铁剂从小剂量开始，在两餐之间服用。②可与稀盐酸和（或）维生素 C 同服，以利吸收；忌与抑制铁吸收的食品同服。③服铁剂后，牙往往黑染，大便呈黑色，停药后恢复正常，应向家长说明其原因，消除顾虑。④观察疗效。铁剂治疗有效者，于用药后 3～4 天网织红细胞上升，1 周后可见血红蛋白逐渐上升。如服药 3～4 周无效，应查找原因。⑤注射铁剂应精确计算剂量，分次深部肌内注射，每次应更换注射部位，以免引起组织坏死。偶见注射右旋糖酐铁引起过敏性休克，故首次注射应观察 1h。

（4）健康教育　贫血纠正后，仍应坚持合理安排小儿膳食、培养良好饮食习惯。因缺铁贫血而诱发的智商减低，应加强教育和训练。

>>· **护理评价**

患儿的血红蛋白、活动耐力是否逐渐增加，不良饮食习惯是否纠正，家长是否已能正确选择含铁丰富的食品。

（二）营养性巨幼细胞贫血

营养性巨幼细胞贫血是由于缺乏维生素 B$_{12}$ 和（或）叶酸所引起的一种大细胞性贫血，主要临床特点为贫血，用维生素 B$_{12}$ 和（或）叶酸治疗有效。

>>· **发病机制**

叶酸被吸收进入人体后，被叶酸还原酶还原成四氢叶酸，四氢叶酸是合成 DNA 过程中必需的辅酶，而维生素 B$_{12}$ 在叶酸转变为四氢叶酸过程中起催化作用，从而促进 DNA 的合成。维生素 B$_{12}$ 或叶酸缺乏均引起四氢叶酸减少，进而 DNA 合成减少，使红细胞的分裂和增殖时间延长，红细胞核发育落后于细胞质，红细胞的胞体变大，形成巨幼红细胞。由于红细胞的生成速度变慢，且这些异形红细胞在骨髓内易遭受破坏，进入血流中的成熟红细胞寿命也较短，故引起贫血。粒细胞的核也因 DNA 的不足而致成熟障碍，胞体增大，因而出现巨大幼稚粒细胞（常见为巨大的晚幼中性粒细胞和巨大带状核粒细胞）和中性粒细胞分叶过多现象。骨髓中巨核细胞亦常受累，而致核分叶过多。

维生素 B_{12} 缺乏时，可导致周围神经变性、脊髓亚急性联合变性和大脑损害，因而出现神经精神症状。还可使中性粒细胞和巨噬细胞吞噬细菌后的杀灭作用减退。

病因

（1）摄入量不足　单纯母乳喂养的婴儿未及时添加辅食者，特别是母亲长期素食或患有可致维生素 B_{12} 吸收障碍的疾病时，其乳汁中维生素 B_{12} 的含量极少，易导致婴儿发病。牛奶制品如奶粉、蒸发乳经加热等处理，所含叶酸被破坏，故单纯用这类乳品喂养婴儿而不及时添加辅食，则易发生本症。

（2）吸收和运输障碍　食物中的维生素 B_{12} 进入胃内，必须先与由胃底部壁细胞分泌的糖蛋白（内因子）结合，成为维生素 B_{12}-糖蛋白复合物，然后在回肠末端被肠黏膜吸收，进入血液循环，与转钴蛋白结合，运送到肝内贮存。其中任何一部分异常均可引起维生素 B_{12} 缺乏。结肠内细菌含有叶酸，可被吸收以供人体之需，长期服广谱抗生素者结肠内部分细菌被清除，因而影响叶酸的供应。

（3）婴儿期因生长发育较快，维生素 B_{12} 的需要量相应增加，如摄入量不足，则易致病。严重感染时因维生素 B_{12} 的消耗量高，亦可导致发病。

临床表现

维生素 B_{12} 和叶酸所致的巨幼细胞贫血多见于婴幼儿，且轻度或中度贫血者占大多数。

（1）贫血表现　患儿面色苍黄，疲乏无力，多呈虚胖，或伴轻度水肿，毛发稀疏发黄。常伴有肝、脾大。

（2）精神神经症状　患儿可出现烦躁不安、易怒等症状，维生素 B_{12} 缺乏者还可出现表情呆滞、嗜睡，对外界反应迟钝，少哭不笑，智力发育、动作发育落后，甚至退步。常出现肢体、躯干、头部和全身震颤。

（3）消化系统症状　有食欲缺乏、腹泻、呕吐和舌炎等。

护理评估

（1）病史　询问喂养情况，有无胃肠道疾病，近期是否使用抗生素。

（2）身心状况检查　患儿有无皮肤黏膜苍黄、肝脾大、全身震颤，并询问智力情况。

（3）辅助检查　了解血液红细胞数、血红蛋白量及维生素 B_{12} 值。

>> 治疗原则

（1）供给维生素 B_{12} 和叶酸　①肌注维生素 B_{12}，每日 $100\mu g$，每周 2～3 次，连用 2～4 周，或至血象恢复正常。如为单纯维生素 B_{12} 缺乏，不要加用叶酸，以免加重神经症状。②口服叶酸，每次 5mg，每日 3 次，连用 2 周后可改为每日 1 次，连用数周，至血象恢复正常。同时服用维生素 C，能增强疗效。③在恢复期应加用铁剂，防止红细胞增加时缺铁。④网织红细胞于用药后第 2 天开始上升，5～7 天后达高峰，2 周左右降至正常，大约需 1 个月以上，才能达到血象正常并使体内有足够的维生素 B_{12} 与叶酸的贮存量。

（2）对症治疗　肌肉震颤可用镇静药治疗；重度贫血者可予输血。

（3）加强营养，防止感染。

>> 护理诊断

（1）营养失调（低于机体需要量）　与维生素 B_{12} 和叶酸缺乏有关。

（2）生长发育阻碍　与营养性大细胞贫血、维生素 B_{12} 缺乏有关。

（3）舒适改变　由于全身震颤所致。

>> 预期目标

① 血清维生素 B_{12}、叶酸恢复正常。

② 生长发育开始恢复。

③ 震颤逐渐好转至消失。

④ 不发生自伤。

>> 护理措施

① 向家长进行营养卫生、合理喂养技术宣传和指导。无论是母乳和动物乳喂养的患儿，都应按时添加含维生素 B_{12} 和叶酸丰富的辅食。

② 较大儿童如偏食，仅吃植物性食物，要耐心说服他们克服不良的饮食习惯，制定合适的食谱。

③ 对震颤严重、不能吞咽者，可给予鼻饲。

④ 影响呼吸者应吸氧，上、下门牙间需垫人工气道，以防咬伤口唇及舌尖。必要时给镇静药。

>> 护理评价

患儿的贫血是否及时纠正，精神状态是否正常，震颤何时控制。

二、急性白血病

白血病是造血系统的恶性疾病。其特点为造血组织中血细胞的某一系统过度增生，进入血流并浸润到各组织和器官从而引起一系列临床表现。小儿的恶性肿瘤中以白血病的发病率最高，且90%以上为急性白血病，慢性白血病仅占5%。

临床表现

急性白血病不论何种细胞类型，其主要临床表现大致相似。任何年龄均可发病。主要表现为贫血、发热、出血和白血病细胞浸润所致肝、脾、淋巴结肿大及骨关节疼痛。早期症状有精神不振、疲乏、面色苍白、鼻衄和（或）牙龈出血、皮肤瘀点及瘀斑。随着病情发展，贫血、出血程度逐渐加重，肝、脾、淋巴结进行性肿大，骨关节疼痛明显，眶骨、颅骨、皮肤等组织出现白血病细胞浸润的肿块（绿色瘤）。病程中可有不规则发热，合并感染时，常伴持续高热。中枢神经系统受累者，有头痛、呕吐、嗜睡、惊厥甚至昏迷等颅内压增高的表现，脑膜刺激征阳性，脑脊液可发现原始细胞。实验室检查：外周血中血红蛋白减少，血小板减少，白细胞计数正常、减低或增高，成熟中性粒细胞减少，可见原始和（或）幼稚白细胞。骨髓涂片及活检可见大量原始细胞增生，骨髓检查是确诊白血病及判断疗效的根据。

护理评估

（1）病史 了解患儿既往疾病史，有无接触特殊的理化物质及药物，家庭成员有无患病等。

（2）身心状况检查 患儿面色、精神状况，全身有无出血倾向，有无肝脾大、骨关节痛，有无感染表现。

（3）辅助检查 了解血象、骨髓象等检查结果。

治疗原则

（1）急性白血病的治疗主要是以化疗为主的综合治疗。治疗原则为早诊、早治、严格分型、按型选方案，尽可能采用强烈诱导方案，争取尽快达完全缓解。

（2）采取多药如环磷酰胺（CY）、甲氨蝶呤（MTX）、巯嘌呤（6-MP）、阿糖胞苷（Ara-c）、长春新碱（VCR）、柔红霉素（DNR）等，用3~5种联合、足量、间歇、交替用药，坚持长期治疗的方针。

（3）重视支持疗法。

（4）早期预防髓外白血病复发。在化疗时依次进行诱导缓解，使白血病达完全缓解。

（5）巩固、早期强化，在白血病达完全缓解后进行，以最大限度杀灭白血病细胞。

（6）维持及加强治疗，一般在达完全缓解 1～2 个月后进行。急性淋巴细胞白血病保持完全缓解 3～4 年后停药，急性非淋巴细胞白血病保持完全缓解后 2～2 年半停药。停药后需继续追踪观察数年。

>>> 护理诊断

（1）活动无耐力　与贫血致组织缺氧有关。

（2）有感染的危险　与免疫功能下降有关。

（3）潜在并发症

① 出血：与血小板减少有关。

② 抗肿瘤治疗的副作用：与化疗药物及放疗的毒性作用有关。

（4）营养失调（低于机体需要量）　与疾病及化疗食欲下降、营养消耗过多有关。

（5）个人应对无效　与所患疾病有关。

>>> 预期目标

① 患儿能保持最佳活动水平。

② 减少感染危险、无发热、无感染病灶。

③ 病情稳定无出血，按计划进行化疗。

④ 患儿保持体重，皮肤弹性正常。

⑤ 患儿能通过与医务人员、家长及书信交流方式保持良好情绪。

>>> 护理措施

（1）休息　白血病患儿常有活动无耐力现象，需相对卧床休息。对长期卧床者，应常更换体位，预防压疮。

（2）预防感染　感染是导致白血病患儿死亡的重要原因之一。患儿免疫功能减低，化疗药物对骨髓抑制常致成熟中性粒细胞减少或缺乏，使免疫功能进一步下降。预防感染可采取以下措施。①保护性隔离：白血病病人应与其他病种病人分室居住，以免交叉感染。有条件者置于超净单人病室、空气层流室或单人无菌层流床。②注意个人卫生：保持口腔清洁，进食前后漱口。宜用软毛牙刷，以免损伤口腔黏膜引起出血和继发感染。勤换衣裤，勤沐浴，保持大便通畅，便后清洁以防止肛周脓肿形成。③注意感染先兆：每天检查口腔及咽喉部，注意皮肤、外阴、肛周有无异常改变等，发现感染先兆时及时处理。

（3）出血护理　出血是白血病患儿死亡的又一主要原因。对出血者应保持静卧，局部或全身应用止血药物及输新鲜血。

（4）使用化疗药物时应注意　①掌握化疗方案、给药途径，密切观察化疗药物的毒性反应。鞘内注射术后需平卧 4～6h 以减少不良反应。②熟练穿刺技术。化疗药多为静脉途径给药，且有较强的刺激性。药物渗漏会引起局部疼痛、红肿及组织坏死。注射时需确认静脉通畅后方能注入药物。

（5）输血的护理　骨髓暂时再生低下是有效化疗的必然结果。白血病在治疗过程中往往需输血液某些成分或输全血进行支持治疗。输注时应严格输血制度。一般先慢速滴注观察 15min，若无不良反应，再按患儿年龄、心肺功能、急慢性贫血及贫血程度调整滴速。输血过程中应密切观察输血引起的不良反应。

（6）增加营养，注意饮食卫生　鼓励患儿进食。食物、食具应消毒，水果应洗净、去皮。

（7）心理干预　①热情帮助、关心患儿。让年长患儿认识珍惜生命的重要意义，建立起战胜疾病的信心。②向家长及年长患儿介绍白血病有关知识。宣传儿童白血病的预后已有很大改善。③阐述化学药物治疗是治疗白血病的重要手段。让家长了解所用的化疗药物、剂量、副作用以及可能出现的不良反应。使患儿及家长能积极配合治疗，使治疗方案有效进行。

（8）缓解后护理　白血病完全缓解后，患儿体内仍有残存的白血病细胞，这是复发的根源，还需坚持化疗。化疗间歇期可出院，按医嘱给药及休养。已持续完全缓解 1～2 年者，化疗间歇期可上学，但应监测治疗方案执行情况，使家长掌握护理技术。

>>· **护理评价**

患儿血象、骨髓象改变何时控制，是否按计划实施化疗方案，有无感染、出血等并发症。

第六节　泌尿系统疾病

一、急性肾小球肾炎

急性肾小球肾炎简称急性肾炎，是一组不同病因所致的感染后免疫反应引起的急性弥漫性肾小球炎性病变，临床以血尿、少尿、水肿和高血压为主要表现。绝大多数为链球菌感染后所致，多见于 3～8 岁小儿。本病为 A 组 β 型溶血性链球菌引起的一种上呼吸道感染，或皮肤感染后的一种免疫反应。一般认为这些链球菌菌株的某些抗原与机体产生的相应抗体形成免疫复合物，沉积于肾小球，并激活补体，引起一系列免疫损伤和炎症。

本病病理特点是弥漫性、渗出性、增生性肾小球肾炎。此病变使毛细血管管腔变窄、甚至闭塞，结果是肾小球血流量减少，肾小球滤过率降低，体内水钠潴留，导致细胞外液容量扩张。临床上出现少尿、水肿、高血压，严重者有肺水肿、心力衰竭等症状。免疫损伤使肾小球基膜断裂，血浆蛋白和红细胞、白细胞通过肾小球毛细血管壁渗出到肾小球囊内，临床上出现血尿、蛋白尿、白细胞尿及管型尿。由于免疫反应激活补体产生毒素，使全身毛细血管通透性增加，血浆蛋白渗出到间质组织中，使间质蛋白含量升高，故急性肾炎的水肿多呈非凹陷性。

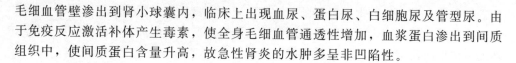

临床表现

本病常在前驱感染后 1～3 周起病。轻者仅尿检有镜下血尿，重者可在短期内出现循环充血、高血压脑病或急性肾功能衰竭而危及生命。

1. 一般病例

起病初可有低热、头晕、恶心、呕吐、食欲缺乏等症状，体检可在咽部、颈淋巴结、皮肤等处发现前驱感染未彻底治愈的残迹。

（1）水肿、少尿　最早出现的症状，先眼睑水肿，1～2 天内渐及全身，为非凹陷性。水肿时尿量减少甚至无尿。

（2）血尿　起病初均有血尿，多为镜下血尿，30%～50%患儿有肉眼血尿，酸性尿时呈浓茶色或烟灰水样，中性或弱碱性尿者呈鲜红色或洗肉水样。肉眼血尿多于数天或数周内消失。镜下血尿一般于 1～3 个月内消失，在感染及运动后血尿加剧。

（3）高血压　有 2/3 的患儿起病时有高血压，常在(16.0～20.0)/(10.7～14.4)kPa[(120～150)/(80～110)mmHg]。大部分患儿于病程第 2 周尿量增多后血压降至正常。

2. 严重病例

少数患儿在起病 2 周内可出现严重症状，应密切观察病情，早发现早治疗。

（1）严重循环充血　由于水钠潴留，血浆容量增加而出现循环充血，轻者有呼吸、心率增快，肝大；重者出现呼吸困难，端坐呼吸，颈静脉怒张，频咳，吐粉红色泡沫痰，心脏扩大，有时出现奔马律，水肿明显，可有胸腔积液、腹水。严重循环充血常发生在起病后第 1 周内，少数可突然发生，病情急剧恶化，如不及时抢救，可于数小时内死亡。

（2）高血压脑病　血压急剧增高时，可出现高血压脑病，原因是脑血管痉挛或脑血管高度充血扩张而致脑水肿，表现为剧烈头痛、恶心、呕吐、复视或一过性失明，严重者突然出现惊厥、昏迷。若能及时控制血压，上述症状迅速缓解。

（3）急性肾功能不全　严重少尿或无尿患儿可出现暂时性氮质血症、电解质紊乱和代谢性酸中毒。一般持续 3～5 日，在尿量逐渐增多后，病情好转。若持续数周仍不恢复，预后严重。

3. 实验室检查

（1）尿液检查　尿沉渣镜检均有红细胞增多，尿蛋白（＋）～（＋＋＋），可见透明、颗粒或红细胞管型，6～8 周尿常规可恢复正常。

（2）血液检查　常见轻度贫血，与血容量增加、血液稀释有关，利尿消肿后即可恢复。血沉增快，病后 2~3 个月恢复正常，如持续增快常表示肾炎仍处在活动期。大多数患儿急性期总补体及 C3 暂时性下降，多于病后 8 周左右恢复。

（3）有关链球菌感染的免疫学检查　链球菌感染后，机体对菌体抗原成分发生免疫反应，产生相应抗体以此间接证明链球菌感染。如抗链球菌溶血素"O"（ASO），一般于感染后 1~3 周开始出现，3~5 周达高峰，其后逐渐下降，3~6 个月恢复正常。有的患儿可延迟至 1 年才恢复。

>> 护理评估

（1）病史　发病前有无上呼吸道感染或皮肤感染史。

（2）身心状况　①评估患儿水肿的部位以及程度。②尿量是否减少，若每日尿量婴幼儿少于 200mL、学龄前小儿少于 300mL、学龄期小儿少于 400mL，为少尿。每日尿量少于 30mL 为无尿，如持续无尿，应注意发生肾功能不全。还应观察尿色是否茶色、烟灰水样、鲜红色或洗肉水样。③血压是否升高。④有无呼吸急促、心率加快以及烦躁不安等表现，学龄期小儿有无腹痛或胸闷不适表现。⑤了解患儿的心态，家长对病情的了解以及对治疗护理的要求。

（3）辅助检查　了解血常规、尿常规、有关链球菌感染的免疫学检查结果。如尿检查有蛋白、红细胞和管型，血清 C3 降低，ASO 升高即可确定诊断。

>> 治疗原则

本病为自限性疾病，无特异治疗方法。急性期主要是减轻或消除症状，预防或控制严重循环充血和高血压脑病，保护肾功能。

1. 抗生素的应用

为了彻底清除体内病灶中残存细菌，可给予青霉素 7~10 天，以减轻抗原抗体反应。

2. 对症治疗

（1）利尿　有明显水肿、少尿、高血压及循环充血者可给予利尿药，可口服氢氯噻嗪。少尿及明显循环充血者可选用呋塞米或依他尼酸静脉注射，每次 1mg/h，必要时 4~8h 可重复应用。

（2）降压　血压持续升高，舒张压高于 12.0kPa（90mmHg）时可首选硝苯地平口服或舌下含服，也可用肼屈嗪口服或肌注，与氢氯噻嗪联合应用。

（3）高血压脑病　出现高血压脑病症状时立即应用硝普钠降压，除了用抗高血压药外，还应注意辅以止痉、吸氧及脱水治疗。

（4）严重循环充血　限制水、钠的入量，及时给予利尿药如静脉注射呋塞米，有心力衰竭可用毛花苷 C，剂量宜小，注意其毒性反应，症状好转即停药。

（5）急性肾功能不全　主要保持水、电解质及酸碱平衡，供给一定热量防止并发症。

>>> **护理诊断**

（1）体液过多　与肾小球滤过功能降低有关。

（2）活动无耐力　与水钠潴留、血压升高有关。

（3）潜在并发症

① 严重循环充血：与水钠潴留、血容量增加有关。

② 高血压脑病：与脑血管痉挛或脑血管高度充血扩张而致脑水肿有关。

③ 急性肾功能不全：与肾实质损伤严重，使代谢产物潴留于体内有关。

>>> **预期目标**

① 患儿在 2 周内水肿消退、血压降至正常、肉眼血尿消失，可下床轻微活动。

② 患儿在住院 2 周内无严重循环充血、高血压脑病、急性肾功能不全等情况发生。

③ 患儿及家长能掌握饮食调整方法及控制活动量。

>>> **护理措施**

1. 休息

向患儿及家长宣教休息的重要性。起病 2 周内均需卧床休息，待水肿消退、血压降至正常、肉眼血尿消失，可下床轻微活动或户外散步。血沉接近正常可恢复上学，但避免剧烈活动，至尿液艾迪计数恢复正常才可正常活动。

2. 饮食

有水肿、高血压的患儿应限制钠盐的摄入，食盐每日 1～2g；有氮质血症时应限制蛋白质入量，每日 0.5g/kg；供给高糖饮食以满足小儿热量需要；除有严重少尿或严重循环充血，一般不必严格限制水。在尿量增加、氮质血症消除后应尽早恢复蛋白质供应，逐渐过渡到正常饮食。

3. 密切观察病情变化

（1）观察尿量、尿色，准确记录 24h 出入量，每周测体重 2 次，每周送尿常规检查 2 次。患儿尿量增加，肉眼血尿消失，说明病情有好转。如尿量持续减少，出现头痛、恶心、呕吐，应注意肾功能不全的发生。

（2）观察血压变化，每日测血压 1～2 次，如患儿血压突然升高出现剧烈头痛、呕吐、复视等情况，应考虑高血压脑病，应积极抢救治疗。

（3）严密观察患儿是否平静，有无烦躁不安，呼吸频率有无增快，有无胸闷等严重循环充血的发生。

（4）应用利尿药后是否有大量利尿，有无脱水及电解质紊乱发生。

4. 心理护理

护理人员应亲切地去接触患儿，关心、体贴患儿，消除患儿的紧张心理。并向家长及患儿宣教急性肾炎是一种自限性疾病，无特异疗法，主要是休息、注意饮食、对症处理。本病预后良好，发展为慢性肾炎极少见。使家长及患儿了解预防本病的根本方法是预防感染，一旦发生呼吸道或皮肤感染，应及早应用青霉素彻底治疗。病愈后，一般无需定期给予长效青霉素。

≫ 护理评价

①1～2周内水肿是否消退，肉眼血尿是否消失，血压是否降至正常；②活动耐力是否有增加；③起病1～2周内未发生高血压脑病、严重循环充血及肾功能衰竭；④家长是否掌握预防急性肾炎的知识。

二、肾病综合征

肾病综合征是由多种肾小球疾病所致肾小球滤过膜的通透性增高，导致大量血浆蛋白由尿中丢失而引起的一种临床症候群。临床上以全身高度水肿、大量蛋白尿、低蛋白血症及高胆固醇血症为特征。小儿时期绝大多数为原发性肾小球疾病所致，故本节重点介绍原发性肾病。病因及发病机制尚不十分清楚。应用免疫荧光检查，在单纯性肾病的肾小球内找不到免疫球蛋白沉积，但发现本病与T淋巴功能紊乱有关。肾炎性肾病小儿的肾小球中可发现IgG及补体C3的沉积，可能为免疫复合性疾病。

≫ 病理生理

（1）大量蛋白尿　由于肾小球基膜受免疫损伤后使基膜滤孔增大，通透性增加以致白蛋白大量漏出，一般每日丢失量＞2g，多可达10g。蛋白尿的形成与肾小球滤过膜的静电屏障作用受损有关，同时肾小管上皮细胞回吸收原尿中蛋白后，分解代谢也增加，导致肾小管上皮细胞功能受损，长时间持续大量蛋白尿，常伴继发性肾小管上皮细胞退行性变。

（2）低蛋白血症　是由于大量蛋白质由尿中丢失所致。导致血浆胶体渗透压下降，血容量减少，抗利尿激素与醛固酮分泌增加、肾小球滤过率下降，可发生水钠潴留；还可引起脂代谢的紊乱。

（3）高脂血症　肾病时血浆中胆固醇、甘油三酸酯、低密度脂蛋白和极低密度脂蛋白均增高，主要原因是由于肝代偿性合成增加，血脂与低蛋白血症呈负相关；其次是由于脂蛋白的分解代谢障碍所致。高脂血症的主要危害是增加心血管病的发病率。

（4）水肿　主要是由于低蛋白血症使胶体渗透压下降，血浆水分自血管渗入组织间隙而形成水肿。此后血容量减少，降低了肾的灌注量，刺激容量感受器，促使血管收缩的内分泌素分泌增加，利钠因子分泌减少，引起水钠潴留使尿量减少而加重水肿。

>> 临床表现

1. 单纯性肾病

多于2~7岁发病，男：女为2：1。全身高度水肿，呈凹陷性，逐渐加重并随体位变化。水肿以面部、下肢及阴囊最明显，并可有胸腔积液、腹水而致呼吸困难，水肿可反复出现，严重者可有少尿一般无明显血尿和高血压。

2. 肾炎性肾病

多发生于7岁以上儿童，水肿不太显著，可出现血尿和不同程度高血压，病程多迁延反复。

3. 辅助检查

单纯性肾病尿蛋白定性多为（＋＋）~（＋＋＋＋）；定量＞0.05~0.1g/kg，偶有少量红细胞。血浆总蛋白及白蛋白明显下降，后者常低至10~20g/L，胆固醇明显增高，血沉明显增快，多在100mm/h以上，α_2-球蛋白明显升高、γ-球蛋白减少，血清补体正常，肾功能一般正常，少尿时可有暂时性轻度氮质血症。

肾炎性肾病部分患儿有血清补体C3下降，肾功能不同程度降低并有持续性氮质血症。

4. 并发症

（1）感染　易并发呼吸道、皮肤、泌尿道等处感染和原发性腹膜炎。

（2）电解质紊乱　①由于长期禁盐或用利尿药过多以及感染、呕吐、腹泻等因素可引起低钠血症；②应用利尿药或激素后大量利尿，或食欲缺乏、热量不够而未及时补钾可导致低钾血症；③蛋白尿时钙常与蛋白质结合，同时由于服用激素肠道钙吸收不良，以及维生素D水平下降、骨骼对甲状旁腺素调节作用的敏感性降低等因素，均可发生低钙惊厥和骨质稀疏。

（3）血栓形成　肾病时的高凝状态易导致各种动脉、静脉血栓形成。①肝合成凝血因子增加；②尿中丢失抗凝血酶；③高脂血症血液黏稠、血流缓慢、血小板聚集增加；④利尿药的应用、血容量减少、血液浓缩；⑤激素应用促进高凝等均是易发生血栓的因素。临床上以静脉血栓最多见，患儿可表现为突发腰痛、血尿、少尿。血栓形成缓慢者的症状不明显。

>> 护理评估

（1）病史　眼睑、面部及全身有无凹陷性水肿，精神萎靡、食欲减退、腹痛、腹泻等表现。

（2）身心状况　评估患儿水肿的部位、性质及程度；尿量有否减少，家长对本病的了解以及对疾病治疗的态度。

（3）辅助检查　了解尿常规、血生化及免疫学检查结果，并具有前述四大特征，即可支持肾病综合征的诊断。

>>· 治疗原则

1. 激素疗法

（1）短程疗法　选用泼尼松每日 2mg/kg，最大量 60mg/d，分次口服，尿蛋白转阴后巩固 2 周，一般疗程 4～6 周，以后改为 1.4mg/kg 隔日晨服，再用 4～6 周，骤然停药。总疗程为 8～12 周。此法适用于初发的单纯性肾病。

（2）中长程疗法　泼尼松每日 1.5～2.0mg/kg，最大量 60mg/d，分次用药，尿蛋白转阴后巩固 2 周，一般不超过 6～8 周，按上述剂量改为隔日顿服，以后每 2～4 周减量一次，直至停药。总疗程 4～6 个月为中程疗法；9～12 个月为长程疗法。

2. 免疫抑制药

常和小剂量的激素联合应用，对复发多次及对激素依赖较大、激素耐药患儿均可加用免疫抑制药。常用药物有环磷酰胺、苯丁酸氮芥、长春新碱。

3. 冲击疗法

（1）甲泼尼龙冲击疗法　用于难治性肾病（包括激素无效和经过正规中长程治疗表现为频繁复发者）、急进性肾炎、重症狼疮肾炎等。方法：甲泼尼龙每日 15～30mg/kg（＜1.0g/d）溶于 10% 葡萄糖 100～250mL 中，1～2h 静滴完毕，连用 3 天为 1 个疗程，必要时隔 1～2 周重复使用 1～2 个疗程。

（2）环磷酰胺冲击疗法　环磷酰胺 0.5～0.75g/m² 加入适量生理盐水或 10% 葡萄糖液静滴，滴注时间不少于 1h，每月 1 次，连用 6 次，必要时再加 2～3 次。治疗日要给予水化疗法，按 20mL/kg 输液以减少副作用。

4. 辅助药物

①抗凝药如肝素静脉滴注或皮下注射。②抗血小板聚集药如双嘧达莫（潘生丁）。③促纤溶药如尿激酶等也广泛用于肾病特别是难治性肾病的治疗。可以防治血栓、减轻蛋白尿。④中药在一定程度上可减轻激素的副作用，巩固疗效和减少复发。

>>· 护理诊断

（1）营养失调、低于机体需要量　与摄入不足、大量蛋白尿自尿中丢失有关。

（2）体液过多　与低蛋白血症使血浆胶体渗透压下降，引起机体水钠潴留有关。

（3）有感染的危险　与免疫功能低下、蛋白质营养不良有关。

（4）皮肤完整性受损危险　与全身高度水肿有关。

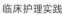

（5）潜在并发症（感染） 与长期应用肾上腺皮质激素及免疫抑制药有关。

（6）焦虑 与病情易反复及病程长，预后等有思想压力而产生。

① 4～6 周内水肿消退，体液分布正常。

② 住院期间未并发皮肤损伤及感染。

③ 患儿能摄入足够的营养物质。

④ 住院期间无高血压、电解质紊乱发生。

⑤ 家长对疾病有了较正确的认识，焦虑心情减轻。

>> · **护理措施**

（1）休息 严重水肿和高血压时需卧床休息，一般无需严格限制活动，但应避免过累。

（2）饮食 有高血压和水肿时，给予无盐或低盐饮食，时间不宜过长。蛋白质摄入控制在每日 2g/kg 左右为宜。

（3）预防皮肤损伤及感染 保持皮肤清洁干燥、避免擦伤和受压，定时翻身。臀部和四肢水肿严重时，可垫上橡皮圈或棉圈，在条件许可下可用气垫床，阴囊水肿可用丁字带将阴囊托起，局部保持干燥，有渗出时涂 2% 龙胆紫可减少渗出。皮肤破裂处应盖上消毒敷料，以防感染。

（4）严重水肿时应避免肌内注射，因严重水肿时，药物不易吸收，可从注射部位外渗，导致局部潮湿、糜烂、感染。

（5）观察水肿的变化 准确记录 24h 出入水量，隔日测量体重 1 次，有腹水时，每日测量腹围 1 次，了解水肿增减及治疗效果。

（6）观察药物的疗效及不良反应

① 应用利尿药期间应密切观察尿量；尿量多时及时与医生取得联系，利尿药应减量或停药。

② 使用免疫抑制药治疗：应观察脱发、胃肠道反应及出血性膀胱炎等；应鼓励患儿多饮水，定期复查血象。

③ 应用激素治疗过程中，应保证服药到口，注意药物不良反应。

（7）心理护理关心患儿，解决家长及患儿的需要。宣教本病的知识，使患儿增强治愈的信心。

>> · **护理评价**

①家长是否掌握激素治疗对本病的重要性；②家长及患儿是否掌握了感染是本病最常见的并发症及复发的诱因，并能采取措施积极预防；③住院期间未发生皮肤损伤及并发感染。

第七节 化脓性脑膜炎

化脓性脑膜炎是小儿时期常见的由各种化脓性细菌感染所引起的以脑膜炎症为主的中枢神经系统感染性疾病，以婴幼儿发病居多。临床以发热、头痛、呕吐、烦躁、抽搐、脑膜刺激征及脑脊液化脓性改变为特征。由脑膜炎双球菌引起的脑膜炎，因有其流行病学方面的特点，故在传染病学中介绍。

引起本病的病原菌种类与患儿年龄有关。新生儿时期以大肠埃希菌、金黄色葡萄球菌为主，婴幼儿时期以肺炎链球菌、流感嗜血杆菌为主，3岁以上儿童则以金黄色葡萄球菌为多见。小儿原发性免疫缺陷病或长期使用肾上腺皮质激素、免疫抑制药导致机体免疫功能低下，先天性或获得性神经与皮肤的解剖异常如皮肤窦道、脑脊膜膨出、头部外伤等均可使小儿机体防御能力减低而导致本病的发生。细菌可通过多种途径侵入脑膜，多数是由感染灶如上呼吸道或脐部感染的致病菌通过血行播散；少数由邻近组织感染直接扩散，如中耳炎、乳突炎或头部外伤后感染，致病菌直接侵入脑膜；细菌还可经先天畸形处侵入脑膜而致病。

早期炎症脓性渗出物在大脑表面、蛛网膜、软脑膜，以后蔓延至颅底及脊髓膜，还可进一步侵犯脑室而致脑室管膜炎。如侵犯到脑实质发生细胞浸润、充血、出血、坏死，可发生脑膜脑炎。若治疗不及时或不彻底，则可致广泛粘连而阻塞脑室孔或因大脑表面蛛网膜颗粒萎缩使脑脊液循环受阻及吸收障碍，导致脑积水。炎症侵犯脑神经时可引起视、听等功能的障碍。

>>· 临床表现

典型表现为起病急，发热、头痛、呕吐、烦躁、精神萎靡、嗜睡等，重者可出现惊厥或昏迷。体检可见面色苍白或青灰、两眼凝视、前囟紧张或隆起，出现脑膜刺激征包括颈项强直、克氏征和布氏征阳性。脑水肿严重者发生脑疝，出现两侧瞳孔大小不等，对光反射迟钝，呼吸不规则甚至发生呼吸衰竭。3个月以内的婴儿临床症状不典型，以全身中毒症状为主，新生儿期症状尤为不典型，体温可高可低、拒奶、吐奶、双眼凝视、尖叫和惊厥，由于颅骨缝及囟门未闭，对颅内压升高有一定缓冲作用，使脑膜刺激征不典型。

实验室检查如下。

(1) 脑脊液 压力增高，外观混浊甚至呈脓样，细胞数明显增加，多在 $1000 \times 10^6/L$ 以上，以中性粒细胞为主，糖含量降低，蛋白含量增高，涂片或培养可发现病原菌，培养阳性者，应同时做药物敏感试验以指导治疗。

(2) 外周血象 白细胞数明显增高，可达 $(20 \sim 40) \times 10^9/L$，分类以中性粒细胞为主，占80%以上；在感染严重时，有时白细胞总数反而减少。

(3) 血培养 化脓性脑膜炎大多数是血源性，故应早期做血培养寻找病原菌。新生儿化脓性脑膜炎的血培养阳性率甚高。

>>· **并发症**

（1）硬脑膜下积液　发生率约 30％，1 岁以内患儿多见。表现为：化脓性脑膜炎经有效治疗后，脑脊液好转，体温持续不退或退后又复升，腰穿放液后前囟仍隆起，一般症状好转后又发生不明原因的呕吐、惊厥、意识障碍、颅缝增宽和头围增大。颅骨透照试验光圈大于 2cm；B 超示硬脑膜下积液。

（2）脑室管膜炎　多见于革兰氏阴性杆菌感染且诊断治疗又不及时的婴儿脑膜炎患者，是造成严重后遗症的原因之一。患儿表现为在治疗中发热不退、惊厥频繁、前囟饱满，CT 可见脑室稍扩大，脑室穿刺检查脑脊液如白细胞数＞50×10^6/L、糖＜1.6mmol/L 或蛋白质＞400mg/L 时即可诊断。

（3）脑积水　由于炎症渗出物阻碍脑脊液循环，可导致交通性与非交通性脑积水。应仔细测量患儿头围，注意颅缝是否裂开，争取早期发现。

（4）脑性低钠血症　炎症累及下丘脑和垂体后叶，30％～50％患儿可发生抗利尿激素分泌过多而产生水中毒，临床表现低钠血症及血浆渗透压降低，可使脑水肿加重而产生低钠性惊厥和意识障碍加重，甚至昏迷。

（5）其他　脑神经受累可产生耳聋、失明等。脑实质病变可产生继发性癫痫及智力发育障碍。

>>· **护理评估**

（1）病史　询问患儿有无呼吸道、消化道或皮肤等前驱感染史，有无发热、烦躁不安、头痛、呕吐、畏光、尖叫、惊厥、嗜睡及昏迷等表现。

（2）身心状况　评估患儿生命体征、神志、前囟有无膨隆、有无脑膜刺激征及脑神经受损、肢体功能障碍。评估患儿的营养状况。了解患儿的生活习惯，家长对患儿病情的了解程度、对疾病治疗的态度以及有关治疗护理的知识。

（3）辅助检查　及时了解脑脊液检查、血象、血培养结果。

>>· **治疗原则**

① 根据病原菌选用敏感的可透过血脑屏障的抗生素。病原菌未明时选用氨苄西林与大剂量青霉素。

② 抗生素使用的同时应用肾上腺皮质激素。

③ 对症治疗。

④ 并发症治疗。

>>· **护理诊断**

（1）体温异常　体温过高或体温过低与各种化脓菌侵入脑膜引起炎症或全身中

毒症状有关。

（2）颅内压增高　与脑膜充血、水肿有关。

（3）营养失调（低于机体需要量）　与高热、呕吐、进食减少有关。

（4）感觉、知觉的改变　与炎症刺激感觉神经，使其敏感性增高有关。

（5）有水电解质紊乱的可能　与呕吐、进食减少、高热、使用脱水药和抗利尿激素异常分泌有关。

（6）有受伤的危险　与抽搐和昏迷有关。

（7）焦虑［患儿和（或）家属］　与对疾病的发生发展、预后、护理、随访等知识缺乏有关。

>>· 预期目标

① 患儿体温恢复正常。

② 患儿颅内压降至正常，无脑疝发生。

③ 患儿能获得足够的热量，体重不减或略有增加。

④ 患儿感觉神经的敏感性恢复到正常，如有永久性的视听功能障碍，能及时发现。

⑤ 患儿不发生水、电解质紊乱。

⑥ 患儿无意外受伤，并保持皮肤黏膜的完整性。

⑦ 患儿和（或）家属能讲述焦虑的原因，并懂得疾病的有关知识。

>>· 护理措施

（1）体温异常的护理　监测患儿体温；根据患儿年龄和体温情况调节病室的温度和湿度；正确使用抗生素；体温超过 39℃ 给予物理降温和（或）药物降温，减少大脑对氧的消耗，防止高热惊厥；保证足够的液体量摄入，必要时静脉补液；体温不升时，注意保暖。

（2）降低颅内压　卧床休息，保持安静、少动、头肩抬高 15°~30°，有利于静脉回流，避免颅内压进一步升高；正确使用脱水药如 20% 甘露醇、呋塞米；给予氧气吸入以降低脑毛细血管通透性，减少渗出，减轻脑水肿；密切观察血压、脉搏、呼吸、瞳孔及意识的变化，注意有无剧烈头痛、频繁呕吐等急性颅内压增高的表现，一旦有脑疝先兆，应立即通知医生进行抢救。

（3）保证足够的营养摄入　供给高热量、高蛋白、高维生素的流质、半流质饮食，不能口服者采用鼻饲。

（4）对感知觉异常的护理　评估患儿的意识水平、行为、烦躁程度；检查瞳孔大小、对光反射，眼外肌的运动，对声响的反应，肌肉的张力；评估生命体征；床旁备吸引器；治疗护理操作集中进行，避免声、光刺激；必要时给镇静、止惊药；评估视、听能力，若有感觉丧失，为患儿制定合适的康复训练计划。

（5）保持水、电解质平衡　评估患儿体液状态，观察有无脱水或水分过多的表现，监测血清电解质的变化；准确记录出入量；能口服时逐渐减少静脉补液量。

（6）防止并发症及意外受伤　患儿置于气垫床上，保持衣服、床单平整，擦洗患儿皮肤并保持干燥，做好口腔、眼部护理；抽搐时勿强行按压肢体，以防骨折；离开患儿时，拉起床栏，以防坠床。

（7）解除患儿和（或）家属的焦虑　鼓励患儿和（或）家属讲出内心的感受和疑问；向其解释病情及治疗护理方案；指导家属对患儿恢复期的护理，当患儿出现进食差、呕吐、嗜睡、烦躁、发热时及时报告医生；解释随访视、听力发展的必要性；讲解所用药物的名称、剂量、给药时间、副作用。评估家属对上述情况掌握的程度。

》》· 护理评价

①评价患儿体温何时降至正常；②营养是否满足患儿需要；③评价是否发生脑疝，患儿感、知觉的恢复情况；④水、电解质平衡是否得到保证；⑤有无继发感染及压疮发生，有无舌咬伤、骨折、坠床等；⑥患儿和（或）家属的焦虑心情是否减轻，家属是否掌握康复护理方法。